U0273785

中医师承学堂

平脉辨证经方时方案解

——我们常用方的理解和应用

李士懋　田淑霄　著

中国中医药出版社

·北　京·

图书在版编目（CIP）数据

平脉辨证经方时方案解/李士懋，田淑霄著．
—北京：中国中医药出版社，2012.9（2019.12重印）
（毕生中医求索路：溯本求源　平脉辨证）
ISBN 978 - 7 - 5132 - 1043 - 0

Ⅰ.①平…　Ⅱ.①李…②田…　Ⅲ.①脉诊 - 研究　Ⅳ.①R241.2

中国版本图书馆 CIP 数据核字（2012）第 150126 号

中国中医药出版社出版

北京经济技术开发区科创十三街 31 号院二区 8 号楼
邮政编码　100176
传真　010 - 64405750
保定市中画美凯印刷有限公司印刷
各地新华书店经销

开本 880×1230　1/32　印张 13.75　字数 319 千字
2012 年 9 月第 1 版　2019 年 12 月第 4 次印刷
书号　ISBN 978 - 7 - 5132 - 1043 - 0

定价　69.00 元
网址　www. cptcm. com

社 长 热 线　010 - 64405720
购 书 热 线　010 - 89535836
维 权 打 假　010 - 64405753

微信服务号　zgzyycbs
微商城网址　https://kdt. im/LIdUGr
官方微博　http://e. weibo. com/cptcm
天猫旗舰店网址　https://zgzyycbs. tmall. com

如有印装质量问题请与本社出版部联系（010 - 64405510）
版权专有　侵权必究

作者简介

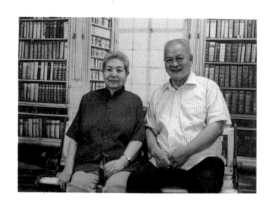

　　李士懋，男，1936 年生于山东省黄县，1956 年
毕业于北京 101 中学，1962 年毕业于北京中医学院
（现北京中医药大学）。任河北医科大学中医学院教
授、主任医师、博士生导师，第二、三、四批全国老
中医药专家学术经验继承工作指导老师。2008 年获
河北"大名医"称号。

　　田淑霄，女，1936 年生于河北蠡县，1956 年毕
业于北京实验中学，1962 年毕业于北京中医学院
（现北京中医药大学）。任河北医科大学中医学院教
授、主任医师、硕士生导师、中医临床博士导师。享
受政府特殊津贴。第三、四批全国老中医药专家学术
经验工作指导老师。2008 年获河北"大名医"称号。

　　夫妻二人合著，已出版《脉学心悟》、《濒湖脉
学解索》、《温病求索》、《相濡医集》、《冠心病中医
辨治求真》、《中医临证一得集》、《李士懋田淑霄脉
学心得》、《汗法临证发微》8 部专著。

前　言

方犹兵也，武器之精良，自是胜敌之法宝。方药是辨证论治的最终体现，关乎患者的疾苦与性命，处方用药当须格外慎重。因此，反复揣摩、体会自古传下来的经方、名方，自是每位中医业者的终生修炼。

中医历代留下来的方子，数以十万计，是中医宝库的重要组成部分。好的方子自然很多，我们临床五十年来，用过的方子约三四百首，常用的约百余首，而能有点心得体会的，不过一二十首。本书仅对我们窃有所悟的方子，分经方与时方写出来。经方部分，以伤寒六病主方为纲，非经方全部。

要掌握一个方子，必须理法方药相贯，在辨证论治的理论体系指导下来应用，才能用准、用活。我们将本着这一精神来写每首方子，并附列一些我们治疗的医案作为印证。是耶，非耶，敬请评曰。

李士懋　田淑霄

2012 年 4 月 20 日　书于相濡斋

内 容 提 要

本书作者河北医科大学中医学院教授李士懋、田淑霄夫妻具有十分独特的学术特色：

"平脉辨证"：以脉诊为中心进行辨证论治，"平脉辨证，以脉解舌，以脉解症"，脉诊占全部诊断的比重高达50%～90%。

本书作者临床五十年来，用过的方子有三四百首，常用的也有百余首。本书在"平脉辨证"基础上，对常用经方、时方的病机和使用指征进行了详细解析并附作者亲手诊治的案例。

本书作者对中医基本病机进行深入的"全面独立思考"：比如，到底什么是"表证"（或曰太阳病）、什么是"半表半里证（或曰少阳病，乃至厥阴病）"？……作者不但全面独立思考了"实证"、"虚证"、"寒证"、"热证"、"气证"、"血证"、"津液证"的内涵，而且给出基本病机和常用方证的"清晰、完整、量化的使用指征"。

本书适合中医院校学生、中医临床工作者、中医教学研究者阅读。

目 录

上篇◎经方

中篇◎时方

下篇◎医方　医案百例

上篇

经方

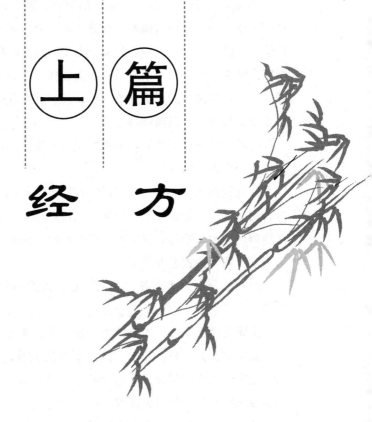

所谓经方，是指仲景之方，仲景之后诸方，概称时方。至于《内经》十三方，基本是某方治某病、某症，虽也属经典中的方子，但充其量属偏方、验方之类，并未形成完整辨证论治体系，故不列经方之中。温病学自 20 世纪 60 年代，列为中医四大经典之一，其中诸方虽也不乏佳作，且有理论体系的统辖，然与仲景之方的深邃精炼、奥义无穷、疗效确切相比，尚难企及，故经方，只限仲景之方。

既然谈经方，当然要对仲景学说有个梗概的认识，方能对经方有个深入了解。

仲景的伟大贡献在于创立了辨证论治体系。因而，谈经方，就必须深入领悟仲景是如何创立辨证论治体系的，是如何运用辨证论治体系的。只有对这两个问题能深刻领悟，方能登堂入室，逐渐把握经方的运用。

经方部分所论者，并非经方全部，而是以伤寒六病主方为纲。

太阳病两大主方，即麻黄汤、桂枝汤及其衍生方。

阳明病两大主方，即白虎汤、承气汤及其衍生方。清热，除辛甘寒之白虎汤类外，尚包括栀子豉汤、泻心汤、黄芩汤、白头翁汤等苦寒清热泻火诸方，皆属清法。泻下类，除承气汤泻热结者外，尚包括逐瘀、逐饮诸方，皆属下法。

少阳病主方为小柴胡汤及其衍生方。

少阴病主方为四逆汤及其衍生方。

太阴病主方为理中汤及其衍生方。

厥阴病为阴尽阳生，寒热错杂，主方为乌梅丸，三泻心汤类亦寒热并用，故一并论之。

所以，经方部分，是以《伤寒论》六病主方为纲，且窃有所悟者论之，并非经方之全部。

一、仲景之前的医学状态

（一）医经

据《汉书·艺文志》载，李柱国校医书，计经医七家，经方十一家，还有房中、神仙等。医经有《黄帝内经》《黄帝外经》《白氏内经》《白氏外经》《扁鹊内经》《扁鹊外经》。《难经》，基本是以问难的形式，对《内经》理论的发挥、补充。而《内经》，基本形式是论文汇编，是对古代中医理论集其大成。虽构建了中医以阴阳五行为纲的理论体系，但还未能与实践紧密结合，未能与经方派结合，未形成完整的辨证论治体系。

（二）经方

据《汉书·艺文志》载，仲景之前已有经方十一家，274卷，蔚为壮观，惜皆亡佚。我们今天所能见到的仲景之前的方书，只有《内经》十三方；仅仅记载了某方治某病、某证，方子也多是单味药，或二三味药组成，基本停留在经验方的水平。另据《马王堆五十二病方》《武威汉简》所载三十余方，其发展水平大致与《内经》十三方相近。这些方子，都是历经千百年的医疗经验结晶，像散落满地的珍珠，尚无一完整理论体系将其统辖起来，尚未与医经交融，医经与经方基本处于两大学派分立状态。

（三）临床

《内经》虽论述了逾百种疾病，但都是对单一病种的论述，尚未建立一个能对临床所有疾病统辖起来的辨证论治体系，彼此之间尚处于相对分离的状态。

总之，仲景之前的医学状态，医经、经方、临床各病基本处于一种相对分离状态，远未形成水乳交融的整体，其根本原因在于辨证论治体系尚未形成，缺乏一个将三者串起来的纽带。这好比盖一大厦，砖瓦木料已备，尚缺设计蓝图与施工。仲景的辨证论治体系，恰是这一蓝图，使砖瓦木料有机结合，终于建立起中医的巍峨大厦。

二、仲景时代具备了创立辨证论治体系的条件

一个新的学术体系的诞生，必然具备其基础条件。仲景之所以能创立辨证论治体系，因其具备了这些条件。

（一）勤求古训

仲景列出了五篇重要书目，即《素问九卷》《八十一难》《阴阳大论》《胎胪药录》《平脉辨证》。这些古代文献，奠定了中医理论基础。仲景汲取了古代经典的精华，纳入其辨证论治体系之中，是构建其辨证论治体系框架的理论根基。

（二）博采众长

博采众长，主要是仲景之前的圣人及名医。仲景于《伤寒论·序》中列出了一串名单，有上古的神农、黄帝、岐伯、伯高、雷公、少俞、少师、仲文；有中世的长桑、扁鹊，汉有公乘阳庆、仓公，对众人之长广收博采，集秦汉之前医学之大成，铸就了仲景渊博的医药知识。

（三）临床实践

据《伤寒论·序》载，其宗族素多，向余二百，犹未十稔，死者三分有二，计约150人左右。是仲景的宗亲，仲景当然要去看望或守候，清楚地了解这些亡者从发病到死亡的全过程。

再者，仲景拜师受业，公堂诊病，大量实践，识用精微过

其师。那时看病，是中医一统天下，各种疑难病及急危重症、濒死的病人，都须中医看。尤其仲景是颇负盛名的医生，自然求诊者盈门，实践的机会也就多，对各种疾病的全过程有深刻了解，掌握了疾病发生、发展、变化的普遍规律，为其创立辨证论治体系奠定了实践根基。

三、仲景是如何创立辨证论治体系的

前已述及，仲景时代已具备了创立辨证论治体系的条件，加之仲景本人勤求古训，博采众长，丰富的实践阅历，及其本人的颖悟睿智，因而创立了辨证论治体系。

首先仲景归纳并提出了临床所有疾病发生、发展、变化、衰亡的共同规律，汲取内经阴阳学说，将其分为阴阳两大类，以阴阳统辖诸病。如《金匮要略》云，阳病十八，阴病十八，五脏病各有十八，合为九十病。这就是以阴阳学说统辖诸病的明证。但阴阳两类之中，阴阳各有进退盛衰的变化，因而将阳证一分为三，阴证亦一分为三，从而形成了《伤寒论》的六大病，亦即疾病从发生到衰亡的六大阶段。这如同人的一生，随人的阴阳盛衰变化，可分为生长壮老已几个阶段；而疾病亦如此，随阴阳的盛衰进退而分为六大阶段，因而有三阴三阳病之划分。

而三阴三阳之中，又各有传变、兼证、虚实寒热之真假，千变万化，纷纭繁杂。如何把握阴阳之进退盛衰千变万化？仲景将脉诊引入其辨证论治体系之中，当据脉以断。《素问·调经论》曰："百病之生，皆有虚实"。《灵枢·经脉》云："其虚实也，以气口知之。"《难经·六十一难》曰："诊其寸口视其虚实。"仲景提出脉诊大法曰："脉当取太过与不及。"太过为实，不及为虚。景岳深悟经旨，曰："千病万病不外虚实，治病之法无逾攻补。欲察虚实，无逾脉息。"又曰："虚实之要莫逃乎脉。"以脉的虚实，判断阴阳的进退盛衰为纲，从而分三阴三阳六大病，以统辖诸病，所以《伤寒论》既包括外感，又涵盖内伤杂病。如何判断阴阳的盛衰进退？以脉平之。仲景于《金匮要略·妇人杂病》篇曰"三十六病，千变万端，审脉阴阳。"明确指出纷纭变化的诸病，当以脉之阴阳以决之。所以脉诊，是仲景辨证论治体系的核心、灵魂。

为什么阴阳有盛衰进退？仲景又引入《内经》阴阳五行、天人相应、整体观、脏腑经络、营卫气血等理论，对疾病的发生发展变化，直至衰亡，作出了精邃的理论诠释。那么如何治疗呢？仲景又采撷经方及众长，归纳出汗、吐、下、温、清、补、合、消八法。这样，就把医经、经方及临床百病捆在了一起，纳入了完整的辨证论治体系之中，水乳交融，构成了完整的理法方药具备的中医辨证体系。没有仲景这一体系，则医经、经方、各病之间，仍是散乱的砖瓦木料；有了仲景辨证论治体系，中医就建成了巍峨壮丽的大厦。

关于六经病的问题：仲景讲的是六大病，而不是六经病。而经络的命名亦分为三阴三阳，于是后世误以为仲景的三阳病、三阴病就是六经病，以讹传讹至今，言伤寒则称六经病，言仲景之辨证论治体系则称六经辨证。其实仲景讲的六病，而非六经病，这从《伤寒论》每篇的篇目上清楚可见。明明写的是太阳病、阳明病等，而非太阳经病、阳明经病等等。六病，即诸病发生、发展直至衰亡的六个阶段，每个阶段都包括了相应脏腑、经络、组织器官的病变，当然也包含了相应经络的病变。经络病变，只是六病的一部分而已。因沿袭已久，言六经病、六经辨证已成习惯，也不必强改，但要知其所误之处。

辨证论治体系的核心是"证"，法由证出，方依法立。凡证，必须包涵四个要素，即病机、病位、程度、病势，合称为四定，即定性、定位、定量、定势。四者之中，皆依脉诊为重，依脉定证，依脉解舌，依脉解症。

试观仲景全书，突显平脉辨证思想。开篇即设《辨脉法》与《平脉法》两篇。《伤寒论》每篇标题皆云辨某某病脉证并治。病，皆有大致相同的临床特征和传变规律，而每病皆有若干个证。证，是辨证论治的核心。而证，是如何确立的？仲景明确提出"脉证并治"，即以脉定证，或曰平脉辨证。每篇的题目，是全篇的旗帜、纲领，纲举才能目张。仲景把脉证列为各篇之纲，就突显了脉诊的重要性。

仲景《伤寒论》开篇即列《辨脉法》《平脉法》两篇，论述了脉学的理论及实践。全书398条中，论脉者135条，共述60余种脉象。《金匮要略》25篇，言脉者120余处，可见脉学在仲景全书中的重要位置。

仲景还提出了辨证论治的总纲，即"观其脉证，知犯何逆，随证治之。"证依脉定，法因证立，方依法立，再次突显脉诊的重要性。仲景还提出了诊脉总纲，曰"脉当取太过与不及。"太过者实也，不及者虚也，这就是诊脉当首辨虚实，以虚实为纲。至于仲景书中依脉定证的条文，俯拾皆是，如140条："太阳病下之，其脉促，不结胸者，此为欲解也；脉浮者，必结胸；脉紧者，必咽痛；脉弦者，必两胁拘急；脉细数者，头痛未止；脉沉紧者，必欲呕；脉沉滑者，协热利；脉浮滑者，必下血"，这充分体现了仲景平脉辨证的精神。诚如顾氏等所云："通过引入脉学来指导经方的临证施用，从而将医经与经方有机融为一体。"（顾漫等：汉代经方的源流及与医经的融合。《中医杂志》2011.8：633）有了这一体系，就使散落遍地的珍珠串了起来，亦使医经与经方融为有机整体，水浮交融，交相辉映。倘能领悟这一精神，就找到了学习《伤寒论》的途径，就可提纲挈领，步步深入。

由于《伤寒论》文法的特点，诸条皆前后关联、互见，必须前后互参，故不避冗赘，将每一经方所有条文列出，以便全面分析，探求其应用规律。

第一节 桂枝汤及其衍生方

【概述】开宗明义，对桂枝汤，我们提出如下观点：

1. 太阳篇两大证、两大方，即太阳表实证，主以麻黄汤类；主以桂枝汤的太阳表虚证，实则虚人外感。不必拘于用伤寒或中风、伤卫或伤营来解。

2. 桂枝汤应属补剂，双补阴阳，内伤者用之，补其阴阳；虚人外感用之，扶正以祛邪。

3. 桂枝汤既可为狭义发汗剂，又可为广义发汗剂。

4. 桂枝汤将息法提出辅汗三法。

5. 桂枝汤将息法提出发汗法的最佳标准。

6. 桂枝汤将息法提出正汗与邪汗的标准。

7. 桂枝汤将息法提出最佳药效标准。

8. 桂枝汤将息法提出外感病的最佳疗效标准。

9. 桂枝汤将息法奠定了测汗法理论基础。

10. 桂枝汤将息法提出外感热病的护理方法。

桂枝汤是《伤寒论》首方，也是群方之祖，《伤寒论》的113方，从一定意义上来讲，都是桂枝汤法的衍生方。因桂枝汤辛甘化阳，酸甘化阴，是调和阴阳之方，或曰轻补阴阳之方。所有的疾病，都是阴阳失调；所有的方子，都是调和阴阳，因此，从阴阳之个角度来说，所有方子都可看成桂枝汤法的衍生方。再者，中医将所有疾病分为外感内伤两大类，而桂枝汤，既可治外感，又可治内伤，所有的方子，无非是治疗外感或内伤，所以从一定意义来讲，所有的方子都可看成桂枝汤法的衍生方。另外，所有疾病都是邪正相争，或纯虚无邪，而桂枝汤既可祛邪，又可扶正，所以从邪正角度来讲，所有的方子无非是祛邪或扶正，由此可以说，所有的方子都是桂枝汤法的衍生方。据此，可以认为，桂枝汤不仅是《伤寒论》首方，也是所有方剂的祖方。本节所论之桂枝汤及其衍生方，仅限于仲景方中的桂枝汤衍生方。

一、桂枝汤

《伤寒论》第 12 条："太阳中风，阳浮而阴弱，阳浮者热自发，阴弱者汗自出，啬啬恶寒，淅淅恶风，翕翕发热，鼻鸣干呕者桂枝汤主之。"

《伤寒论》第 13 条："太阳病，头痛发热，汗出恶风，桂枝汤主之。"

《伤寒论》第 15 条："太阳病，下之后，其气上冲者，可与桂枝汤，方用前法；若不上冲者，不可与之。"

《伤寒论》第 24 条："太阳病，初服桂枝汤，反烦不解者，先刺风池、风府，却与桂枝汤则愈。"

《伤寒论》第 44 条："太阳病，外证未解，不可下也，下之为逆，欲解外者，宜桂枝汤。"

《伤寒论》第 45 条："太阳病，先发汗不解，而复下之，脉浮者不愈，浮为在外，而反下之，故令不愈。今脉浮，故在外，当须解外则愈，宜桂枝汤。"

《伤寒论》第 53 条："病常自汗出者，此为荣气和，荣气和者外不谐，以卫气不共荣气谐和故尔。以荣行脉中，卫行脉外，复发其汗，荣卫和则愈，宜桂枝汤。"

《伤寒论》第 54 条："病人脏无他病，时发热，自汗出而不愈者，此卫气不和也，先其时发汗则愈，宜桂枝汤。"

《伤寒论》第 56 条："伤寒不大便六七日，头痛有热者，与承气汤。其小便清者，知不在里，仍在表也，当须发汗。若头痛者必衄，宜桂枝汤。"

《伤寒论》第 91 条："伤寒，医下之，续得下利清谷不止，身疼痛者，急当救里；后身疼痛，清便自调者，急当救表。救里，宜四逆汤；救表，宜桂枝汤。"

《伤寒论》第 95 条："太阳病，发热汗出者，此为荣弱卫强，故使汗出。欲救邪风者，宜桂枝汤。"

《伤寒论》第 164 条："伤寒大下后，复发汗，心下痞，恶寒者，表未解也，不可攻痞，当先解表，乃可攻痞。解表宜桂枝汤，攻痞宜大黄黄连泻心汤。"

《伤寒论》第 234 条："阳明病，脉迟，汗出多，微恶寒者，表未解也，可发汗，宜桂枝汤。"

《伤寒论》第 240 条："病人烦热，汗出则解，又如疟状，日晡所发热者，属阳明也。脉实者，宜下之；脉浮虚者，宜发汗。下之，与大承气汤；发汗，宜桂枝汤。"

《伤寒论》第 276 条："下利，腹胀满，身体疼痛者，先温其里，乃攻其表。温里宜四逆汤，攻表宜桂枝汤。"

《伤寒论》第 387 条："吐利止而身痛不休者，当消息和解其外，宜桂枝汤小和之。"

《金匮要略·妇人妊娠》："师曰，妇人得平脉，阴脉小弱，其人渴，不能食，无寒热，名妊娠，桂枝汤主之。"

桂枝三两，去皮　芍药三两　甘草二两，炙　生姜三两，切　大枣十二枚，擘

右五味，㕮咀三味，以水七升，微火煮取三升，去滓，适寒温，服一升。服已须臾，啜热稀粥一升余，以助药力。温覆令一时许，遍身漐漐，微似有汗者益佳，不可令如水流漓，病必不除。若一服汗出病差，停后服，不必尽剂。若不汗，更服

依前法。又不汗，后服小促其间，半日许令三服尽。若病重者，一日一夜服，周时观之。服一剂尽，病证犹在者，更作服。若汗不出，乃服至二三剂。禁生冷黏滑肉面五辛酒酪臭恶等物。

（一）方义

桂枝、甘草，是一个基本方，或曰方根，辛甘化阳以补阳。

芍药、甘草，是一个基本方，或曰方根，酸甘化阴，以补阴。

二方相合，调和营卫。营属阴，卫属阳，调和营卫，即调和阴阳，轻补阴阳。姜、草、枣益胃气，故外感内伤皆调之。

桂枝汤是偶方，既补阳，又补阴。因桂枝汤证本身就是阴阳两虚，营卫皆不足之证，两个病机并存。两个病机虽有关联，但并无主次从属关系，故须两个病机并治。桂枝辛温通阳，芍药酸寒益阴，二者皆为君药，故称其为偶方。生姜辛温发散，助桂枝之解肌发汗，为臣；大枣滋营阴，助芍药益阴和营，为臣；甘草和中，调和诸药，为佐使，此即君二臣二之偶方。桂枝与芍药等量，一阴一阳，一开一合，一散一收，阴阳相济，营卫和合，阴阳双补。有外邪者，桂枝汤加辅汗三法，可扶正祛邪，安内攘外，可属汗剂、解表剂；若无外邪者，就是一个阴阳两虚，营卫不足的虚证，桂枝汤则双补阴阳，调和营卫，故属补剂。

中医方剂学有两次大的飞跃，由单味药到奇方，是一次大的飞跃；由奇方到偶方，又是一次大的飞跃。奇方犹下里巴人，易于掌握；而偶方则为阳春白雪，掌握尤难。仲景诸方，以偶方为多，往往补泻同施，寒热并用，阴阳互见，敛泄一炉，相反以相成，臻于完美，故有方书之祖的美誉。

（二）桂枝汤将息法的启迪

区区一将息法，提出了一连串重大问题，颇受启迪：

1. 正汗与邪汗的区分标准

桂枝汤证本有自汗，而仲景予桂枝汤，五次言汗，孜孜以求者亦汗也，二汗有何不同？

太阳中风的自汗，一般皆以风伤卫来解，营卫不和而自汗，我们不赞同这一传统解释。桂枝汤证之自汗出，是虚人外感，是营卫两弱，阴阳两虚，肌表失固而自汗。当感受风邪后，因风性轻扬，可使肌表开疏而为汗；若非外感，未受风邪，桂枝汤证因其营卫两虚，肌表不固，亦可自汗。《伤寒论》第53、54条两条，并未言太阳中风，仍常自汗出，仲景以荣卫不和解之，此之荣卫不和，非风邪外客所致，乃因营卫两虚所致。桂枝汤辛甘化阳，酸甘化阴，阴阳双补之轻剂，恰合病机。有外邪者，可扶正祛邪；无外邪者，可双补阴阳，固其正气。

太阳中风之自汗，乃邪汗也，邪汗的特点为：

（1）阵阵汗出，而非持续不断。往往身热汗出，汗后又冷无汗，继之又热汗出。

（2）局部汗出，而非遍身皆见。往往头部或上半身见汗，而非通体皆汗。

（3）汗出或多或少，而非微似有汗。

（4）汗出脉不静，身不凉，表证不解。

与邪汗相对的是正汗。正汗的标准，即仲景提出的"遍身絷絷，微似有汗。"其特点为：

（1）遍身皆见。头部、躯干、四肢皆见汗，而不是局部汗出。

（2）微似有汗。絷絷，谓小汗潮湿貌，非大汗或无汗。

（3）持续不断，"微似有汗"。似，《广雅·释诂》："似，续也"，即微汗持续不断，可持续二三小时乃至四五个小时。

（4）随汗出而脉静身凉。随持续微汗不断，脉渐静，身热渐退，邪退正复而愈。

以上即仲景所提出的正汗与邪汗的区分标准。

2. 最佳药效标准

服药治病，总有个度的问题。既不能盲目的没完没了地服，也不能病未愈而中断服药，这个度，就是最佳药效标准。未达此标准，就连续服药，"更服依前法"，"后服小促其间，半日许令三服尽"，"一日一夜服，周时观之"，"更作服"，"乃服至二三剂"；若已达此标准，则"停后服，不必尽剂"。

这个标准是什么？就是正汗。短短一将息法，仲景五次强调汗的问题，其孜孜以求者，正汗也。正汗，就是最佳药效标准。

3. 最佳疗效标准，即痊愈标准

服药后，太阳中风病好没好，如何判断？同样要有明确严格的标准。这个标准是什么？不是体温还高不高，不是还恶风寒否，不是头还痛不痛，也不是还鼻鸣干呕否，仲景独着眼于正汗。只要正汗出，就可判断病已愈，就可停后服；未现正汗，且病未传变，就未愈，仍须继续服药。

至于正汗出，其他症状是否都消除了呢？那倒未必，也许体温还高，还头痛，还有其他症状，皆不在话下，半日或一日，他症将随之而除。对此，笔者深有体会，外感热病见正汗且脉已趋和缓，则知病向愈，即使体温尚高，不出半日或顶多一日，必将降至正常；若为邪汗且脉尚躁数者，即使体温已不高，但不出半日，必将复热，甚至可据其躁数程度估计其体温升高的幅度。

4. 正汗的意义

最佳疗效、最佳药效，皆以正汗为标准，且仲景孜孜以求者，亦此正汗。正汗为何如此看重，其意义何在？

《素问·阴阳别论》："阳加于阴谓之汗"，这句话，是理解生理之汗、邪汗、正汗、发汗法，测法的理论渊源。

《素问·阴阳应象大论》曰："清阳为天，浊阴为地。地气上为云，天气下为雨。"《素问·六微旨大论》曰："升已而降，降者为天；降已而升，升者谓地。天气下降，气流于地；地气上升，气腾于天。故高下相召，升降相因，而变作矣。"人身的常汗、正汗，就是阴阳充盛，上下相召，升降不息的结果。

后世论汗者，皆遵《内经》之理论，如吴鞠通于《温病条辨》云："汗也者，合阳气阴精蒸化而出者也"；"汗之为物，以阳气为运用，以阴精为材料。"张锡纯曰："人身之有汗，如天地之有雨，天地阴阳和而后雨，人身阴阳和而后汗。"

人身的阴阳和，必须具备两个条件：一是阴阳充盛，二是阴阳出入道路通畅，方能高下相召，阴阳相因，阳加于阴而为汗。

阳之充盛：阳气根于肾，此为先天之阳，卫阳乃肾阳的一个分支，故曰卫出下焦；脾为后天之本，化生饮食精微，故又曰卫出中焦；卫阳赖上焦宣发，故又称卫出上焦。阳气又由心所主宰，肝的一阳升发疏达。所以，阳的充盛与运行，涉及五脏六腑及全身各组织器官、经络血脉的功能。

阴之充盛：阴根于肾，化生于中焦，敷布于上焦。关于后天水液的生成、输布、代谢，亦是一个复杂的过程。《素问·经脉别论》曰："饮入于胃，游溢精气，上输于脾，脾气散精，上归于肺，通调水道，下输膀胱，水精四布，五经并行"，水液方能正常代谢。

《难经·六十六难》云："三焦者，原气之别使也，主通行三气。"三气指宗气、营气、卫气，合而论之，即人体真元之气。

三焦通行元真之气的具体道路是什么？《金匮要略·脏腑经络先后病脉证》对三焦的具体通道作了明确的解释，曰"腠者，是三焦通会元真之处；理者，是脏腑肌肉之文理也。"文理者，即纹理也，是指脏腑、肌肉及皮肤的组织间隙形成的纹理。试观人体的皮肤，纵横交错，布满纹理。这种间隙，可大小粗细不等，小者，可微细至肉眼难以看见，直至细胞之间的间隙，皆为此纹理。人体的真元之气，就是通过这种密密麻麻、纵横交错的组织纹理来运行敷布，从脏腑至血脉、经络、肌肉、皮肤，直至毫毛，无处不到，以起到温肌肉、熏肤、充身、泽毛的作用。当阳化令行，阴气蒸腾，津液敷布于皮毛，此即汗。

三焦通行元气，布满纵横交错、密密麻麻的纹理。《灵枢·本藏》："经脉者，所以行气血而营阴阳。"经络系统，有经脉络脉，其支者，有孙络、浮络，也是大大小小、密密麻麻、纵横交错地布满全身上下内外。血脉主通行气血，其大者称血脉，其细小者称血络，亦密密麻麻、纵横交错、布满全身上下内外。腠理、经络、血脉，三者皆可至细、至微、至密，布满全身，直至深入到每个细胞，且都是阴阳升降出入的道路，气血运行的通道。这些物质的运行，都伴随着它们的功能的运行，则气与神昌达，此即《内经》所云："血气者，人之神。"当三者深入到每个细胞间隙时，还能分清哪个是三焦腠理、哪个是经络、哪个是血脉吗？经典中未将其强予区分，我们今天也没必要去画蛇添足地强予区分，余姑且称其为纹理网络系统。

河间创玄府学说。玄府之名首见于《黄帝内经》。《素问·水热穴论》云："所谓玄府者，汗空也。"刘完素于《素问玄机原病式》中曰："皮肤之汗孔者，谓泄气液之孔窍也；一名气门，谓泄气之门也；一名腠理者，谓气液出行之气道纹理也；一名鬼神门者，谓幽冥之门也；一名玄府者，谓玄微之府也。然玄府者，无物不有，人之脏腑、皮毛、肌肉、筋膜、骨髓、爪牙，至于世之万物，尽皆有之，乃气出入升降之道路门户也。"汗空，即汗孔也。汗孔本是肌肤上密布微细的出汗孔隙，人体的肌肤、筋骨、爪牙，直至人体的腑腑，皆密布此微细幽冥之孔隙，这一理论恰与纹理网络系统是一致的，皆为阴阳升降出入的道路。

通过上述分析可知，人体的正汗出，绝不是水液渗出皮肤那么简单，必须阴阳充盛，且阴阳升降出入道路通畅，才能阳加于阴而正汗出。这是一个极为复杂的过程，是全身脏腑、组织、器官、经络血脉，直至肌肤毫毛都协同参与的复杂过程，其中任何一个环节的障碍，都可能影响正汗的出现。

5. 测汗法

发汗法的最佳标准是什么？是正汗。若予发汗法后，汗不出、不彻、或局部出汗，大汗，皆非汗法的最佳标准。

测汗法，就是据正汗以判断病情转归的一种方法，称测汗法。

测汗法之理论，肇端于《内经》。《素问·评热病论》："今邪气交争于骨肉而得汗者，是邪祛而精胜也。"此言强调，只有人的精气胜，才能正汗出。《素问·阴阳别论》云："阳加于阴谓之汗"，强调正汗出，必阴阳充盛，且阴阳升降出入道路通畅。《素问·阴阳应象大论》曰："地气上为云，天气下为雨。"张锡纯将这一理论概括为："人身之有汗，如天地之有雨。天地阴阳和而后雨，人身阴阳和而后汗。"正汗出，标志人身之阴阳已然调和。

测汗法之辨证方法乃仲景所创。在桂枝汤将息法中不仅提出了正汗的标准，而且始终以正汗出没出，来判断病情的转归。在临床实践中，仲景已广泛应用测汗法，如《伤寒论》第49条："脉浮数者，法当汗出而愈，若下之，身重心悸者，不可发汗，当自汗出乃解。所以然者，尺中脉微，此里虚。须表里实，津液自和，便自汗出愈。"当视其阴阳所虚之处而调补之，待表里实，津液自和，阳加于阴，自然而汗出者，此即正汗。据此正汗，推知阴阳已和矣，病当愈，此即测汗法。第109条："自汗出，小便利，其病欲解。"自汗出，是指正汗而言，见此正汗，可知阴阳已和，病欲解也。"小便利"，亦必"津液藏焉，气化则能出矣"，与正汗同理，可称为"测尿法"。

测汗法，首见于《吴医汇讲·温热论治》，曰："救阴不在补血，而在养津与测汗。"王孟英未解测汗之奥义，于《温热经纬》中改为"救阴不在血，而在津与汗"，将测字删除，后世沿袭王氏所改，致测汗法这一重要学术思想几被湮灭，亦使原文"晦涩难明"。

测汗法，不是治则，更非汗法，而是判断病情转归的一种客观方法。正如章虚谷所云："测汗者，测之以审津液之存亡，气机之通塞也。"

测汗法，是一个普遍法则、标准，适用于外感病的各个阶段，亦适用于部分内伤病而汗出异常者，包括不当汗而汗的邪汗症，当汗而不汗的内伤病。

风寒外袭的太阳病，不仅太阳表虚的桂枝汤证，以正汗为判断病情转归的标准；太阳表实的麻黄汤证，亦"覆取微似汗，不须啜粥，余如桂枝法将息。"葛根汤亦"覆取微似汗，余如桂枝汤法将息及禁忌，诸汤皆仿此。"

"诸汤皆仿此"的诸汤，是指哪些方子？伤寒有 113 方，汗吐下温清补和消诸法，皆包括其中，是否所有方子皆仿此桂枝汤将息呢？一般理解是指辛温发汗的麻桂剂诸方，实则涵盖了八法的全部 113 方。

发汗法有广义与狭义之分。狭义发汗法，是指服发汗剂或灸熨针熏等，必令其正汗出的一种方法。广义发汗法，是指用八法令阴阳调和，可使正汗出者，称广义发汗法。

以麻桂剂为代表的汗法诸方，如桂枝加葛根汤、桂枝加附子汤、桂枝去芍药汤、桂枝去芍药加附子汤、桂麻各半汤、桂二麻一汤、桂枝加厚朴杏子汤、麻黄汤、葛根汤、大青龙汤等，皆将息如桂枝汤，覆取微似汗。太阳腑证的五苓散证，多饮暖水，汗出愈；阳明证的大承气汤，下后气机通畅，可阳施阴布而为汗；白虎汤清透里热，亦可转为正汗；大病差后劳复的枳实栀子豉汤，透达胸膈郁热，亦可覆令微似汗而愈；少阳病小柴胡汤证，调其阴阳，疏达枢机，可蒸蒸而振，溅然汗出而解；柴胡桂枝干姜汤，"复服汗出便愈"。三阴病，调其阴阳，扶其正气，亦可阳蒸津化而为汗，如 302 条："少阴病，得之二三日，麻黄附子甘草汤，发微汗。"推知麻黄附子细辛汤，当亦可微汗而愈。

对温病各个阶段，测汗法尽皆适用。叶氏云："在卫汗之可也。"多误以为叶氏所云是卫分证治则，当发其汗。可是很多温病学家皆云"温病忌汗，汗之不唯不解，反生他患。"杨栗山斥以汗法治温病为大谬，为抱薪救火。"在卫汗之可也"，既非治则，亦非汗法，而是测汗法，意即使汗出来就可以了，所出者乃正汗也。这是宣透肺郁，卫可布、津得敷之正汗。见此正汗，可推知肺郁已解，邪退正复而安。此与桂枝汤将息法，孜孜以求正汗出，理出一辙。

气分证，当热结胃肠而灼热无汗，用承气逐其热结，往往可遍身漐漐汗出，脉起厥回。当热陷营血而灼热无汗时，清营凉血，养阴透邪，亦可见正汗出。据此可推断气机已畅，营血郁热已然透转。当阴液被耗而身热无汗时，养阴生津后，亦可见正汗出，据此汗，可知阴液已复。

正如张锡纯所云："发汗原无定法，当视其阴阳所虚之处而调补之，或因其病机而利导之，皆能出汗，非必发汗之药始能汗也"。"白虎汤与白虎加人参汤，皆非解表之药，而用之得当，虽在下后，犹可须臾得汗。不但此也，即承气汤，亦可为汗解之药，亦视乎用之何如耳。""寒温之症，原忌用黏腻滋阴，而用之以为发汗之助，则转能逐邪外出，是药在人用耳"。这就是"调剂阴阳，听其自汗，而非强发其汗也。"

正汗出，是阴阳调和，且阴阳升降出入道路通畅的标志，故测汗法广为应用，这是中医判断疾病转归的客观标准。

很多人误以为中医缺乏标准，非也。标准，即规矩，无规矩，则不成方圆。中医的所有病证诊断、方药运用、疗效判断等，都有严格的标准，倘无标准，中医根本无法诊治。只不过中医标准，不像西医那样清晰规范，或隐或显，每位中医掌握的标准并不统一，尚须发掘整理研究，以建立符合中医理论体系的各项标准。

6. 辅汗三法

仲景在桂枝汤将息法中提出温覆、啜粥、连续服药，吾称其为"辅汗三法"。当用汗法以求汗时，此三法有很强的助汗作用，且有调节汗量的功能。

连服：俗在中医临床，习以一日一剂，煎两次，早晚服。其实中医对服法，根据病证及方药作用不同，服法大有讲究。所以医者应注意中药的许多特殊服法，否则因服法有误而功亏一篑。

桂枝汤服法为"半日许令三服尽"。一昼夜 24 小时，半日为 6 小时。半日许令三服尽，当为 2 小时服一次，连续服药，以使药力相继。且其他汗剂，皆将息如桂枝汤法，当亦二三小时服一次。《温病条辨》之银翘散，病重者二时一服，约 4 小时服一次，亦连续服药，以使药力相继。

温覆：即盖厚点，保暖，促其汗出，民间称为捂汗。

啜热稀粥：应以小米粥为上，益胃助药力。

三者合称辅汗三法，欲求汗时，吾常三法皆用，若不加此三法，虽为辛散发汗剂，亦未必汗出；加此三法，一般皆可汗出。所以辅汗三法，是发汗剂不可或缺的方法。若汗已出，或汗较多，则暂停三法，以调节汗量。

（三）桂枝汤的临床应用

1. 治外感表证

何谓外感表证？太阳为一身之藩篱，主一身之表，所以皆把太阳病的提纲证——"太阳之为病，脉浮，头项强痛而恶寒"，作为表证的特征。征之于临床，必须脉浮、头痛、项强、恶寒四症皆见才算表证吗？

（1）脉浮，皆云表证脉浮，浮脉主表，未必见得。

外感表证，是指六淫之邪侵袭人体所出现的表证。但六淫，依其属性，分阴阳两大类，寒湿属阴邪，风暑燥火属阳邪。阴邪袭表，可引起表证。而阳邪自口鼻而入，首先犯肺，也可引起表证，但温邪引起的表证与阴邪引起的表证，有着本质的不同。

阴邪者，寒主收引凝泣，气血亦收引凝泣，脉不仅不浮，反以沉者为多见。正如《四诊抉微》所云："表寒重者，阳气不能外达，脉必先见沉紧。"又云："岂有寒闭腠理，营卫两郁，脉有不见沉者乎。"当然，寒邪袭表，并非始终不见浮脉，当寒渐化热而热盛时，脉可渐转浮数；热进一步亢盛，脉亦可转洪大而数，此时已然由太阳渐转阳明。

（2）项强，太阳表证必须项强吗？未必。因风寒客表，膀胱经腧不利，可以见项强不舒，但非必见。

（3）头痛，太阳表证，多数有头痛症状，但头痛原因众多，并非头痛皆为太阳表证；反过来，无头痛者也不见得不是太阳表证。所以头痛，也不能作为太阳表证的金指标。

（4）恶寒，这是太阳表证的特征性指标，张仲景在许多条文中都一再重申恶寒是判断太阳表证的必见指标。

《伤寒论》第1条："太阳之为病，脉浮，头项强痛，而恶寒"。为什么不写成脉浮，头项强痛恶寒，而在恶寒之前加一"而"字呢？加一而字，意在强调恶寒一症的重要性，特征性。

《伤寒论》第3条："太阳病，或已发热，或未发热，必恶寒，体痛呕逆，脉阴阳俱紧者，名为伤寒"。必恶寒，强调恶寒是太阳病必见之症，且先于发热最早出现，这与临床是一致的，外感表证最早出现的症状就是恶风寒。另外，脉阴阳俱紧，并未加浮字，可见寒袭于表者，脉未必浮，所以仲景并未加浮字。

《伤寒论》第120条："太阳病，当恶寒发热"。恶寒乃太阳病当然之症。

《伤寒论》第121条："太阳病吐之，但太阳病当恶寒"。

当者，当然之症，没有丝毫含糊。

《伤寒论》第164条："伤寒大下后，发汗，心下痞，恶寒者，表未解也"。此乃太阳病屡经误治，致出现心下痞的坏证，但表证尚在否，如何判断？仲景云，恶寒者，表未解也。只要有恶寒一症存在，就标志表证未解。由此可见，恶寒乃表证特异性指征。

《伤寒论》第234条："阳明病，脉迟汗出多，微恶寒者，表未解也"。太阳病已传阳明，且脉迟汗多，但只要恶寒不除，则表证仍在，这再次说明恶寒存在与否，是判断表证存在与否的特异性指征。

《伤寒论》第152条："汗出不恶寒者，此表解里未和也"。太阳病已转成悬饮。表证尚在否，据何以断？仲景云，汗出不恶寒者，此表已解。汗出，太阳中风的表证亦可汗出，不因汗出而否定表证的存在，关键在恶寒之有无。有恶寒则有表证，无恶寒则无表证。再次说明，恶寒是表证的必有之症。

但恶寒亦非表证所特有，温病初起邪犯于肺者，可见恶风寒；湿伤于表者，可见恶风寒；白虎汤证汗出伤阳时，可有恶风寒；邪伏募原，表里不通时，可有恶寒，甚至寒战；火郁阳遏不达，可有恶寒；三小汗证可恶寒。热入血室可恶寒，小柴胡证可恶寒；阳虚者可恶寒；大气下陷者可恶寒等。当然不能把这些恶寒皆属表证而汗之。

温病初起，邪犯于肺，虽也可出现较轻而短暂的恶寒，但此之恶风寒，非邪在肌表，而是由于肺气膹郁，卫阳不得敷布而恶寒。邪不在表，自当禁汗，故温病禁汗，而伤寒表证则当汗，二者恶寒之病机不同，故治亦异。

湿犯肌表可恶寒，但湿邪是以脾胃为中心，内湿招至外湿，当芳香疏化，微微汗出者佳。

温疫邪伏募原者，因戾气阻隔募原，募原乃内近胃腑，外迫肌肉，属半表半里之间，表里之气不通而恶寒。当溃其募原之伏邪，主以达原饮，非麻桂剂汗法所宜。

火郁而寒者，乃因火邪郁闭，阳气不得外达而恶寒，法宜清透，祛除壅塞，展布气机，透热外达。

小柴胡证寒热往来，其寒热仍邪正交争使然。血弱气尽乃正虚，邪气因入而少阳微结，邪正交争，正馁而寒，当疏解少阳之郁结，自非汗法所宜，故少阳禁汗。热入血室初起之寒热，亦属少阳。

至于阳虚无力温煦而寒者，乃畏寒也，此寒，厚表而缓，向火而减，不同于太阳表实之恶寒、憎寒，得衣向火而不解。

恶风者，有风才恶，无风则不恶。其所恶之风，乃户牖缝隙之风，而室外旷野之风所恶程度尚差。

太阳病之恶寒，有别于上述各病之恶寒者，太阳病之恶寒，尚须具备下述特征：

第一，初起即见：太阳病始发即见恶寒。若在疾病演变过程中，由于阳伤或阳郁等原因，中途出现的恶风寒，则不属表证的恶风寒。表证的恶风寒，必须初起即见。

当然，表证的恶风寒，程度上可有很大差别。重者可寒战，轻者略觉有拘束之感，或仅背微恶寒，或怕缝隙之风，怕电扇空调，甚至有的因症状轻微而忽略之。

第二，寒热并见：除虚人外感可恶寒不伴发热者外，凡属表实证者，皆寒热并见，当然程度可有很大差别。

必须说明，中医所说的热，是一组特异的病理反应而出现的症状，如口渴，烦躁，身热、口秽，气粗，溲赤便结，舌红苔黄，脉数等。而西医所说的热，是以体温高低为标准，二者表现虽有重叠，但不能混淆等同，不可一见体温高就寒凉清热，或清热解毒等，易误诊误治。

第三，持续不断：只要表证不解，恶寒就不除，故曰"有一分恶寒，有一分表"，恶寒伴随表证的始终。若表证已解或内传，表证已无，则恶寒即除。即使内传，若恶寒未解，则表证仍未尽。有的病人，恶寒，发热、自汗往复交替出现，因毕竟恶寒未解，故仍有表邪。

第四，伴有表证：恶风寒的同时，往往伴见不同的表证，如头痛、身痛、咽痛、鼻塞、流涕、喷嚏等。

只要有具备上述四个特点的恶风寒，就可断为外感表证，至于脉浮、头痛、项强，以及咽痛、咳嗽、鼻塞、流涕等，皆或然之症，不属外感表证的特异指征。这是诊断外感表证的金指标，而不是太阳提纲证的四症具备。

我所以不厌其烦地讲表证的特征，因常发生误诊误治。有的病人自认为感冒，连续服感冒药达五年之久。有的说自己经常感冒，其实就是个打喷嚏流鼻涕。有的医生一见咽红，或一见发热等，就诊为外感，致屡见误诊误治者，本书既然要谈麻桂剂，就必须把什么叫表证搞清楚。

2. 桂枝汤所治的外感表证

桂枝汤治虚人外感。

太阳篇，主要伤寒中风两大证；太阳篇主要麻黄汤、桂枝汤两大方。上篇讲桂枝汤证及其传变、类方，中篇讲麻黄汤及其传变、类方，下篇讲太阳误治的坏证。六经皆可相互传变、转化，其传变规律主要在太阳篇揭出，故整部《伤寒论》，太阳独占三篇，占全书近半篇幅。

太阳篇的中风与伤寒两大证，对其所感受的邪气，从来都以风与寒论之；对其发病机理，都是以风伤卫、寒伤营论之，吾却有疑焉。

如甲乙同在一处，一阵凉风吹过，二人都得了外感，甲为麻黄汤证，乙为桂枝汤证，则甲为感寒，乙为中风。二人同处同一环境，感受的是同一阵凉风，何以甲为感寒，为阴邪；乙为中风，为阳邪，寒何不犯乙，风何不伤甲？其实中医的病因，不着重直接致病因素，而是"审证求因"，有麻黄汤证就称感寒，有桂枝汤证就称受风，至于是否真的受寒或受风，并不重要。

对解释伤寒与中风的病机，从来都以风伤卫寒伤寒论之，并以中医同性相求的理论解释，曰阳邪犯人身之阳，阴邪伤人身之阴，风为阳邪而犯卫，寒为阴邪故犯营。果如此吗，寒邪仅伤营而不伤卫吗？风邪仅伤卫而不伤营吗？那是不可能的。《内经》讲，"阳胜则阴病，阴胜则阳病。"受风阳胜则不仅卫病，营阴亦病；受寒阴胜，既伤营亦伤卫。《伤寒论》是以寒伤阳为主线展开的，处处以护阳为务，留得一分阳气，便有一分生机。若寒仅伤营而不伤阳，则伤寒论就无法讲了。温病是感受温邪，为阳邪，若依上述理论，阳邪只能伤阳而不能伤阴，则温病就无法讲了。温病恰是以阳胜阴伤为主线，所以温病以顾护阴液为核心，"留得一分津液，便有一分生机"。由此可见，风伤卫，寒伤营的说法，是站不住脚的。

其实太阳病的两大证型，麻黄汤证讲的表实证，营卫皆伤；桂枝汤讲的是虚人外感，营卫皆虚，这在伤寒论诸多条文中已有鲜明的体现。

《伤寒论》第3条："太阳病，发热汗出，恶风脉缓者，名为中风"。此条是太阳中风之提纲证，脉缓，缓则为虚。卫气虚则恶风自汗，营虚而卫气浮则热。从提纲证中，已明确揭示太阳中风的本质是虚人外感。

《伤寒论》第12条："太阳中风、阳浮而阴弱。阳浮者，热自发；阴弱者，汗自出，啬啬恶寒，淅淅恶风，翕翕发热，鼻鸣干呕者，桂枝汤主之"。这是典型的桂枝汤证。阳浮而阴弱，此乃虚脉。脉之阴阳有二解，一是寸为阳，尺为阴；一是浮为阳，沉为阴。此脉轻取浮，沉取弱，此即虚脉。脉之虚实，以沉候为准，因沉为根。沉取有力者为实，沉取无力者为虚，故此脉为虚。脉实证实，脉虚证虚，所以典型的桂枝汤证，其本质为虚，乃虚人外感。既为虚人外感，则卫不足而恶风、恶寒、自汗，营不足而卫浮发热，肺气不和则鼻鸣，胃气不和而干呕。既然证属虚人外感，就不必囿于外感之邪是风还是寒，也不必囿于是伤卫还是伤营，一切症状皆可以正虚解之。此时用桂枝汤，辛甘化阳以扶阳，酸甘化阴以益阴，更加姜草枣及啜粥温覆以益胃气，遂成一扶正祛邪之剂，恰用于正虚感邪之人。

若以营弱卫强来解桂枝汤证，则病机与方药是矛盾的。若果为卫强，何以还用桂枝甘草，辛甘化阳以助阳，岂不实其实耶？所以桂枝汤证不是卫强，而是卫弱营亦弱，故属虚人外感。

《伤寒论》第44条："太阳病，先发汗不解，而复下之，脉浮者不愈。浮为在外，而后下之，故令不愈。今脉浮，故在外，当须解外则愈，宜桂枝汤。"本条提出桂枝证脉当浮，浮乃举之有余，按之不足，沉取力逊，虽未至沉无力，正虚未甚，亦露正虚之端倪。

桂枝汤具双向调节功能，扶正气益营卫，又加辅汗三法，则有邪者可解肌发汗，无邪而营卫不和自汗者，先其时发汗，又可止汗。

桂枝汤不仅治太阳中风，若正虚而无邪者，亦可用其轻补阴阳，调和营卫，所以气血不足，阴阳两虚者，皆可酌而用之，此时则不必加辅汗三法。

《伤寒论》第42条："太阳病，外证未解，脉浮弱者，当以汗解，宜桂枝汤。"浮弱，当然是正虚之脉，再次说明桂枝汤本质是正虚。

《伤寒论》第240条："脉实者，宜下之；脉浮虚者，宜发汗。下之与大承气汤，发汗宜桂枝汤。"浮虚乃虚脉，脉虚则证虚，再次说明桂枝汤证是虚人外感。

《金匮要略·妇人妊娠病篇》："妇人得平脉，阴脉小弱，其人渴，不能食，无寒热，名妊娠，桂枝汤主之。"本条无外感表证，轻取脉平，阴脉指脉位，即沉取。沉取则小弱，此亦虚脉，予桂枝汤，非为解表者设，乃是扶正以调和营卫、阴阳。

除上述诸条所引之脉象主虚以外，还有洪、迟、浮数三脉，是否亦主虚？既皆予桂枝汤？当亦属虚。

《伤寒论》第57条："伤寒，发汗已解，半日许复烦，脉浮数者，可更发汗，宜桂枝汤。"此汗后余邪未尽而热欲萌，仍予桂枝汤，则本质未变，仍属虚人外感邪未净也。

《伤寒论》第25条："服桂枝汤，大汗出，脉洪大者，与桂枝汤如前法。"洪大本是白虎汤证之脉，何以用桂枝汤，而不用白虎汤？因其内热不著，无烦渴、壮热、烦躁、溲黄、便结、舌红苔黄等，故不用白虎。概服桂枝汤，"不可令如水流漓，病必不除。"今大汗出，故病不解。何以脉洪大？此即15条所云："其气上冲者，可与桂枝汤。"所谓气上冲，并非如奔豚状，而是正气奋力外达以与邪争之势，故脉洪大。洪脉本为来盛去衰之脉，既为虚人外感，其脉虽洪亦按之减。

《伤寒论》第234条："阳明病，脉迟，汗出多，微恶寒者，表未解也，可发汗，宜桂枝汤。"脉迟可见于阳虚、热结、寒凝者。阳虚者，迟而无力；热结者，迟而动实；寒凝者，迟而紧。本条脉迟且汗多微恶寒，阳气已馁，其迟按之必减，亦属正虚。恶寒乃表未解，此寒必须符合前述的表证恶寒四个特点，才算表未解，否则，阳弱亦可微恶寒，却非解表所宜。

综上所述，桂枝汤诸脉，皆主正气不足，故桂枝汤本质为虚人外感，当无疑。

3. 服桂枝汤后表未解仍须服桂枝汤者

（1）《伤寒论》第 15 条："太阳病，下之后，其气上冲者，可与桂枝汤，方用前法。"

本太阳病，或为麻黄汤证，或为桂枝汤证。若本为桂枝汤证，误下后表未解，仍予桂枝汤、当无疑虑。若本麻黄汤证，误下后表未解？何以不用麻黄汤而用桂枝汤？因误下后，正气已伤，正伤表未解，当然应予桂枝汤，扶正祛邪。若下后正未伤，仍现麻黄汤八症，则仍应予麻黄汤，未必定予桂枝汤。至于究竟下后用桂枝汤还是麻黄汤，关键在于脉之虚实以别之。

"其气上冲"，非气自下上冲至胸咽，如奔豚状，而是正气尚强，邪未内陷，可外达与邪相争，呈现发热头痛、干呕、脉浮等拒邪之状，称"其气上冲"。

（2）《伤寒论》第 25 条："服桂枝汤，大汗出，脉洪大者，与桂枝汤，如前法。"大汗出，脉洪大，即其气上冲之体现，故予桂枝汤。

脉洪大，本属白虎汤脉，何以不用白虎，仍予桂枝汤？必因其表证未解，恶风寒，头身痛仍在，故仍予桂枝汤。

（3）《伤寒论》第 24 条："太阳病，初服桂枝汤，反烦不解者，先刺风池、风府，却予桂枝汤则愈。"何以按证予桂枝汤不解？乃表邪盛，桂枝汤尚不足以驱散外邪，徒增内热，致反烦不解。针风池、风府，挫其邪势，复予桂枝汤则愈。

（4）《伤寒论》第57条："伤寒发汗已解，半日许复烦，脉浮数者，可更发汗，宜桂枝汤。"

此明言伤寒发汗，当为麻黄汤类汗之。汗后见解，半日后出现"烦、脉浮数"。若临床见此二症，可有多种原因：一是表解后，里热未靖，致烦而脉浮数；一是表解后津液不足，阴分亏，致烦而脉浮数，当予竹叶石膏汤为宜。然仲景复予桂枝汤，可能认为邪气复聚，表证未除，所以仍用桂枝汤解肌发汗，调和营卫，以解表之余邪。但征之于临床，仅见烦与脉浮数，能诊为表证吗？因表证的主要特征是恶寒，无此症，则不能称表证。仲景之所以仍用桂枝汤发汗，可能省略语，他症未说；也可能不是表证。若不是表证，此时用桂枝汤，意不在解表，而是开达玄府，使余热透达于外而解。既为余热未尽，何不用竹叶石膏，而用桂枝汤？因其余热，仍在肌表，未至入里，故予桂枝汤宣透之。

4. 桂枝汤所治的内伤杂病

桂枝汤为轻补阴阳之补剂，故在内伤杂病中应用颇广。

《伤寒论》第53条："病常自汗出者，此为荣气和，荣气和者外不谐，以卫气不共荣气谐和故尔。以荣行脉中，卫行脉外，复发其汗，荣卫和则愈，宜桂枝汤。"此条未冠太阳病，亦未言及太阳中风表证，只是常自汗，属内伤杂病的汗证范围。用桂枝汤微发其汗，使阴阳调和，亦即营卫和谐则愈。可见此条之桂枝汤，非治外感表证，而是治内伤杂病中经常自汗的汗证。

《伤寒论》54条："病人脏无他病，时发热自汗出而不愈者，此卫气不和也。先其时发汗则愈，宜桂枝汤。"此条未冠太阳病，且明确指出脏无病，非外感可知，是阴阳不和的内伤发热，此时用桂枝汤，目的不在于祛邪，而在调阴阳以治内伤发热。

《伤寒论》第 372 条："下利腹胀满，身体疼痛者，先温其里，乃攻其表。温里宜四逆汤，攻表宜桂枝汤。"吐下之后，定无完气，脾胃戕伤，因而下利腹满。营卫生于中焦，脾胃气伤，营卫不足，营卫不通而身痛。四逆温里以建中阳，中阳建而营卫未充，故仍身痛，予桂枝汤益其营卫。此时用桂枝汤，其意不在解肌发汗驱风，而在于双补营卫，故本条桂枝汤服法中，仅言啜热稀粥一升，未言连服、温覆、发汗。桂枝汤既可用于外感，亦可用于内伤。用于外感者，意在祛其表邪，故辅汗三法皆用，务求正汗出；用于内伤者，不以汗出为目的，故辅汗三法未必皆用，本条即此，亦可佐证本条之桂枝汤是用于内伤者。

《伤寒论》第 387 条："吐利止，而身痛不休者，当消息和解其外，宜桂枝汤小和之"。吐利，内伤外感皆可见。吐利止，里已和；身痛不休，表未和。《金匮要略·水气病》："阴前通则痹不仁。"前者，剪也，引申为断也，阴气不通则骨疼。方用桂枝汤，仅云"温服一升"，未言将息如前法，意不在发汗，而在通营卫，营卫通则痛止。此亦桂枝汤用于内伤杂病者。

《金匮要略》妇人妊娠："其人渴，不能食，无寒热"，证非外感，乃妇人妊娠，亦主以桂枝汤，调阴阳以安内。

至于桂枝汤衍生方用于杂证者更多，如虚劳八方，其中四方皆为桂枝衍生方，由此可见一斑。

由于桂枝汤调营卫，补阴阳，故虚人外感者用之，内伤正虚者亦广泛用之。

5. 桂枝汤临床应用指征

（1）脉象。凡脉略细略弱者，即用桂枝汤。其兼脉，可浮，可缓，可略数，可弦，只要有略细弱者，即可用之。

（2）症状不定。有表者，可发热、恶风、自汗；内伤者，或身痛，或胃不和，或心悸，或乏力，或寐欠安，或精力不济，或月经不调，皆可用之。见上一二症，脉略细弱者，即可用桂枝汤。

二、桂枝汤衍生方

桂枝汤应用甚广，其衍生方亦多，大致可分为五类：

一类是表郁轻者；二类是有兼证，予桂枝汤加减，相兼而治者；三类是服桂枝汤后阳热盛者；四类是服桂枝汤后阳衰者；五类是服桂枝汤后阴衰者。

（一）表郁轻者

桂枝麻黄各半汤，桂枝二麻黄一汤、桂枝二越婢一汤，合称三小汗法，皆桂枝汤衍生方，用之于表郁轻证。

桂麻各半汤

《伤寒论》第23条："太阳病得之八九日，如疟状，发热恶寒，热多寒少，其人不呕，清便欲自可，一日二三度发，脉微缓者，为欲愈也；脉微而恶寒者，此阴阳俱虚，不可更发汗、更下，更吐也；面色反有热色者，未欲解也，以其不得小汗出，身必痒，宜桂枝麻黄各半汤。"

桂枝 一两十六铢，去皮　芍药　生姜切　甘草炙　麻黄各一两，去节　大枣四枚，擘　杏仁二十四枚，汤浸，去皮尖及两仁者

上七味，以水五升，先煮麻黄一二沸，去上沫，内诸药，煮取一升八合，去滓，温服六合。本云，桂枝汤三合，麻黄汤三合，并为六合，顿服，将息如上法。

按：本条论太阳病日久未愈，仍发热恶寒，热多寒少，一日二三度发，如疟状。然不呕，无少阳证；清便欲自可，无阳明证，邪仍在太阳。

何以寒热如疟，一日二三度发？此因病已多日，邪已挫，正亦弱，虽余邪未尽，然已无力持续久战。仿佛两人打架，已应战多日，皆已疲惫，只能歇歇再打，故一日二三度发。

余邪未尽，可有三种转归：

一是欲愈。脉微缓者，为欲愈也。此即第3条所云："脉静者为不传。"脉贵和缓，是正气来复；微缓，是正气稍弱，正气复尚未充盛，待蓄而强，必自愈。

二是"脉微而恶寒者，此阴阳俱虚。"脉微，是少阴阳虚之脉，其恶寒乃阳虚不能温煦，正虚岂可再汗吐下，伐其生气，虚其虚也。

三是"面色反有热色者，未欲解也，以其不能得小汗出，身必痒，宜桂枝麻黄各半汤。"面红乃热拂郁不得宣泄，身痒乃表邪未解，营卫通行不利。《金匮要略·中风》："邪气中经，身痒而瘾疹。"《金匮要略·水气病》："风气相转，风强则为瘾疹，身体为痒，痒者为泄风。"本条之身痒，与《金匮要略》之痒同，皆表邪未解。

桂枝麻黄各半汤，是针对第三种情况而设。第一种是欲愈，再汗则过之；第二种情况已是阴阳两虚，再汗则虚其虚；所有只有第三种表邪未靖者宜之。小邪郁表，自当麻黄汤减其量，小发其汗，故云："将息如上法"。然正气已弱，"阴阳俱虚"，故以桂枝汤轻补阴阳，扶正以祛邪，此即麻桂合用的原因。

《伤寒论》第16条云："桂枝汤本为解肌，若其人脉浮紧，发热汗不出者，不可与之也，常须识此，勿令误也。"仲景叮嘱后人千万注意，太阳伤寒不可用桂枝汤，何也？因伤寒，寒邪袭表，卫气被郁而热，而桂枝汤双补阴阳，发汗力弱，不足以祛在表之寒，反助其热，故不用之。致后人有"桂枝下咽，阳盛则毙"。必须用麻黄汤汗解，二方不可混。既然麻黄汤证不可用桂枝汤，为什么本条却二方相合，用了桂枝汤呢？本条用麻黄汤，"以其不能得小汗出"，则本证无汗可知，故予麻黄汤小发其汗。为什么又用桂枝汤呢，岂不与"发热汗不出，不可与桂枝汤"相矛盾吗？概纯为太阳表实者，桂枝汤诚不可与；若病日久，表实未解，正已略虚者，麻黄汤与桂枝汤相合而用则可。因方中有麻黄之辛散解表、开达玄府，郁热外散之路已开，此时再用桂枝汤，有助麻黄通阳辛散之利，已无辛甘化阳助热之弊，故可用之。且虽无汗，然病日久，正气已虚，已然"阴阳俱虚"，当须扶正以祛邪。桂枝汤恰为双补阴阳，调和营卫，故予之，成扶正发汗之方，相辅相成，并行不悖。

麻桂二方相合，又出了一个问题：传统讲法都是寒伤营，以麻黄汤主之；风伤卫，以桂枝汤主之。那么本条是受风还是伤寒，是伤卫还是伤营？伤风应恶风自汗，伤寒应恶寒无汗，依据传统理论，是不大好解释的。吾在前边论桂枝汤时已阐明，桂枝汤所治乃虚人外感；麻黄汤所治乃伤寒表实，不必拘于风伤卫、寒伤营来解。本条表实未解，故用麻黄汤，又因病久正气已弱，故用桂枝汤扶正。以这种观点来看待太阳病的麻桂二方合用，也就好理解了，也不必囿于发热无汗不可用桂枝汤的戒律了。

本条当见何脉？余度之，表寒未除，脉当浮紧；然正气已虚，脉又当减或无力，故本方脉当浮紧而减。

桂二麻一汤

《伤寒论》第25条云："服桂枝汤，大汗出，脉洪大者，与桂枝汤如前法。若形似疟，一日再发者，汗出必解，宜桂二麻一汤。"

桂枝一两十七铢，去皮　芍药一两六铢　麻黄十六铢，去节　生姜一两六铢，切　杏仁十六个，去皮尖　甘草一两二铢，炙　大枣五枚，擘

上七味，以水五升，先煮麻黄一二沸，去上沫，内诸药，煮取二升，去滓，温服一升，日再服。本云，桂枝汤二份，麻黄汤一份，合为二升，分再服。今合为一方，将息如前法。

按：本条言服桂枝汤后出现的两种不同情况：一是服后大汗出而非正汗，表未解，脉见洪大，乃"其气上冲"，仍有驱邪外出之势，故仍予桂枝汤。二是出现寒热如疟状，乃大汗伤正，正伤无力与邪持续相争，因而见一日再发。表未解，自当予麻黄小其剂，汗而解之；正已虚，自当予桂枝汤扶正以祛邪。剂量小于麻桂各半汤，因症轻于前者。

桂枝二越婢一汤

《伤寒论》第27条："太阳病，发热恶寒，热多寒少，脉微弱者，此无阳也，不可发汗，宜桂枝二越婢一汤。"

桂枝去皮　芍药　麻黄　甘草炙，各十八铢　大枣四枚，擘　生姜一两二铢，切　石膏二十四铢，碎，绵裹

上七味，以水五升，煮麻黄一二沸，去上沫，内诸药，煮取二升，去滓，温服一升。本云，当裁为越婢汤、桂枝汤合之，饮一升。今合为一方，桂枝汤二份，越婢汤一份。

按：此表郁兼里热之轻证。表邪未净，尚有寒热表证。若脉微弱者，阳气虚，虽有表证，亦不可汗，此与大青龙汤禁忌

同，曰"若脉微弱，汗出恶风者，不可服之。"那么，什么情况下可用本方呢？乃表未解，而里热乍起，则当解表清里双解之。

解表清里的双解之方，有麻杏石甘汤、越婢汤、大青龙汤、小青龙加石膏汤等，各方有何异同？

麻杏石甘汤，是表已解，然肺之郁热未清，"汗出而喘无大热者，可与麻黄杏仁甘草石膏汤。"此无大热者，乃表无大热，而热在肺。麻黄四两、石膏半斤、二者之比为1∶2。麻黄配石膏，则麻黄重在宣肺平喘，而不在于解表发汗；石膏配麻黄，则清热作用上提，重在肺而不胃。

越婢汤为麻黄六两，石膏半斤，生姜三两，甘草二两，大枣十五枚，治"风水恶风，一身悉肿，脉浮不渴，续自汗出，无大热者"。麻黄与石膏之比为6∶8，麻黄宣肺解表通利三焦以治肿，石膏清内热。

大青龙汤治表实内热烦躁者，方用麻黄六两，约合80克，石膏如鸡子大，约合45克，麻黄比石膏约为2∶1。

小青龙加石膏汤证，治"肺胀，咳而上气，烦躁而喘，脉浮者，心下有水"。麻黄三两，石膏二两，二者之比为3∶2。

各方均为解表清里的双解之方，然表里轻重不同，因而麻黄与石膏比例不同，作用各异。

小汗法三方，皆桂枝汤衍生方，治表邪日久，失于汗解。桂麻各半汤发汗之力大于桂二麻一汤，桂二麻一汤扶正之力大于桂麻各半汤。桂二越婢一汤，是表邪已挫而未解，正气已弱，寒乍化热。仲景于大同中求小异，以使辨证论治丝丝入扣，示人辨证之细致入微。

（二）桂枝汤兼邪者

桂枝加葛根汤

《伤寒论》第14条："太阳病，项背强几几，反汗出恶风者，桂枝加葛根汤主之。"

葛根四两　桂枝二两，去皮　芍药二两　生姜三两，切　甘草二两，炙　大枣十二枚，擘　麻黄三两，去节

上七味，以水一斗，先煮麻黄、葛根，减二升，去上沫，内诸药，煮取三升，去滓，温服一升，覆取微似汗，不须啜粥，余如桂枝法将息及禁忌。

按：宋本伤寒论中，此方有麻黄。若有麻黄，则与葛根汤同。林亿按：仲景本论，太阳中风自汗用桂枝，伤寒无汗用麻黄。今证云汗出恶风，而方中有麻黄，恐非本意也。第三卷有葛根汤证云，无汗恶风，正与此方同，是合用麻黄也。此云桂枝加葛根汤，恐是桂枝中但加葛根耳。征之《金匮要略玉函经》，本方无麻黄，故林亿之说为是。

几几乃中原之方言，音 shū，有轻微之意，如痛几几，酸几几等，乃略痛，略酸之意。

此方乃桂枝加葛根而成，桂枝汤调和营卫，解肌祛风；葛根宣通经气，助桂枝汤发表解肌。

桂枝加厚朴杏子汤

《伤寒论》第 18 条："喘家，作桂枝汤，加厚朴杏子佳。"

《伤寒论》第 43 条："太阳病，下之微喘者，表未解故也，桂枝加厚朴杏子汤主之。"

桂枝三两，去皮　甘草二两，炙　生姜三两，切　芍药三两大枣十二枚，擘　厚朴二两，炙，去皮　杏仁五十枚，去皮尖

上七味，以水七升，微火煮取三升，去滓，温服一升，覆取微似汗。

按：第 18 条为素有喘疾，又感外邪而呈太阳中风证者，新感夙疾可交相为患，予桂枝汤疏肌表之邪，加厚朴、杏仁理肺气以治喘，表里同治，新感夙疾兼顾。第 43 条乃表证误下

邪陷表未解而喘者。虽下，表未解，正未伤，仍有气上冲之势，故以桂枝汤解表；邪入里而肺气逆为喘，加厚朴、杏仁降逆平喘，亦表里兼治之法。

（三）太阳腑证

太阳表证不解，或误治失治，因经腑相通，表邪可随经入腑，形成太阳腑证。太阳腑证，包括膀胱蓄水与膀胱蓄血两大证，蓄水者，主以五苓散；蓄血者，主以桃仁承气汤。

五苓散

《伤寒论》第71条："太阳病，发汗后，大汗出，胃中干，烦躁不得眠，欲得饮水者，少少与饮之，令胃气和则愈。若脉浮，小便不利，微热消渴者，五苓散主之。"

猪苓十八铢，去皮　泽泻一两六铢　白术十八铢　茯苓十八铢　桂枝半两，去皮

上五味，捣为散，以白饮和服方寸匕，日三服，多饮暖水，汗出愈，如法将息。

《伤寒论》第72条："发汗已，脉浮数，烦渴者，五苓散主之。"

《伤寒论》第73条："伤寒汗出而渴者，五苓散主之；不渴者，茯苓甘草汤主之。"

《伤寒论》第74条："中风发热，六七日不解而烦，有表里证，渴欲饮水，水入则吐者，名曰水逆，五苓散主之。"

《伤寒论》第141条："病在阳，应以汗解之，反以冷水潠之，若灌之，其热被劫不得去，弥更益烦，肉上粟起，意欲饮水，反不渴者，服文蛤散；若不差者，与五苓散。寒实结胸，无热证者，与三物小陷胸汤。"

《伤寒论》第156条："本以下之，故心下痞，与泻心汤；

痞不解，其人渴而口燥烦，小便不利者，五苓散主之。"

《伤寒论》第244条："太阳病，寸缓、关浮、尺弱，其人发热汗出，复恶寒，不呕，但心下痞者，此以医下之也。如其不下者，病人不恶寒而渴者，此转属阳明也。小便数者，大便必鞕，不更衣十日，无所苦也。渴欲饮水，少少与之，但以法救之。渴者，宜五苓散。"

《伤寒论》第386条："霍乱，头痛发热，身疼痛，热多欲饮水者，五苓散主之。寒多不用水者，理中丸主之。"

《金匮要略·痰饮》篇："假令瘦人脐下有悸，吐涎沫而颠眩，此水也，五苓散主之。"

《金匮要略·消渴》篇："脉浮，小便不利，微热消渴者，宜利小便发汗，五苓散主之。"

《金匮要略·消渴》篇："渴欲饮水，水入则吐者，名曰水逆，五苓散主之。"

按：纵观五苓散证诸条，主要有两组症状，一组是外感表证不解，发热不除；一组是水饮不化，渴而小便不利，水饮内停而拒水，水入则吐，或吐涎沫颠眩。

热在何处？可在表，而表证不解，脉浮身热，身痛等；热亦可离表而入于里，出现烦躁不得眠。

水热互结，仅限于膀胱吗？未必，水热可结于膀胱，恐更多的是水热结于三焦及肺脾胃肠。水热互结，如同温病湿热搏结者，湿遏热炽，热蒸湿横，单纯清热则表不解。还是叶天士说得明白，曰"渗湿于热下，不与热相搏，势必孤矣。"五苓散就是渗水于热下，使热孤而易清。观三仁汤湿热相合，重在宣上、畅中、渗下，分消走泄，湿去热清。若热在表，泻水的同时，发汗解表；若热已离表而入里，亦应发汗透热外达。前已述及，必阴阳充盛且升降出入道路通畅，方能正汗出，所以，五苓散之水热在表，在膀胱、在三焦者，皆可予之。若无热无表，单纯水饮内停者，如《金匮要略·痰饮》篇之脐下悸，吐涎沫而颠眩，五苓散可通阳化饮，亦可用之。倘能跳出太阳腑证之局限，抓住通阳化水之本旨，就可大大拓展五苓散的应用。

桃核承气汤

《伤寒论》第106条："太阳病不解，热结膀胱，其人如狂，血自下，下者愈。其外不解者，尚未可攻，当先解其外；外解已，但少腹急结者，乃可攻之，宜桃核承气汤。"

桃红五十个，去皮尖　大黄四两　桂枝二两，去皮　甘草二两，炙　芒硝二两

上五味，以水七升，煮取二升半，去滓，内芒硝，更上火，微沸下火。先食，温服五合，日三服，当微利。

按：本条论述了下焦蓄血的病因及证治。太阳表证不解，热邪随经入腑，与血相结，遂血热互结膀胱。

关于血结部位，争议较多，有血结膀胱、血室、少腹、子宫、肠间等。关键是有无蓄血证，至于部位，可不必拘泥，笼统地称血蓄下焦，亦未尝不可。

何以知其有热？若表证未解者，当身热；若表证已解，热邪入里者，当有里热的表现，但仲景语焉不详。以方测证，本方中含调胃承气汤，由此推知，本证当有阳明里实热的表现，如但热不寒、胸腹热、烦躁口渴、溲赤便结或利、舌红苔黄、脉数实等。

何以知有蓄血？见少腹急结，小便自利，其人如狂，或舌暗，脉沉滑数或涩数。

"血自下"，血从何道而下？阴道、尿道、魄门？可不拘，只要血自下，亦如太阳证之得衄而解同意。若血结膀胱，当尿

血。若见尿血，当提高警惕，不可盲目以为自愈，应结合西医检查是必要的。

此热与血结乃轻者，若重者，则脉沉结，少腹硬满，其人发狂，当取抵当汤、丸主之。

此与热入血室者如何区别？热入血室者，与月经乍行乍断有关，乃妇人病。主以小柴胡汤提取下陷之热邪，有逆流挽舟之意。重者亦可酌用桂枝茯苓丸、桃核承气汤、抵当汤、下瘀血汤等，如叶天士《温热论》曰："若热邪陷入，与血相结者，当从陶氏小柴胡汤去参、枣，加生地、桃仁、楂肉、丹皮或犀角等。若本经血结自甚，必少腹满痛，轻者刺期门，重者小柴胡汤去甘药加延胡、归尾、桃仁。"

本方由调胃承气汤合桃仁、桂枝而成，桃仁、桂枝行停蓄之血；调胃承气泻内陷之热，血下热除，病即愈。

瘀热互结，可引起广泛病变，如发热、腹病、头痛、高血压、冠心病、胃肠病、神志病、月经病等，只要符合瘀热之病机，皆可酌而用之，当与温病热入血分相参，不必拘于太阳之邪随经入府云云。

（四）桂枝汤证兼阳虚者

桂枝加附子汤

《伤寒论》第20条："太阳病，发汗遂漏不止，其人恶风小便难，四肢微急，难以屈伸者，桂枝加附子汤主之。"

方：桂枝三两，去皮　芍药三两　甘草三两，炙　生姜三两，切　大枣十二枚，擘

附子一枚，炮，去皮，破八片

右六味，以水七升，煮取三升，去滓，温服一升。本云，桂枝汤，今加附子，将息如前法。

按：此条，有一系列问题可深入讨论：

1. 本方病机。本桂枝汤证，然过汗伤阳，而见上症。

何以汗漏不止？仲景云，桂枝汤发汗，当"遍身漐漐，微似有汗者益佳，不可令如水流漓，病必不除。"不仅病不除，反生他患，或伤阳，或伤阴，或助热，或内传，过汗变证不一。本条是过汗伤阳，阳伤不能固摄津液而汗漏不止。

2. 何以恶风？有两种可能。

一种是大汗表证未解，仍然恶风，本方加附子扶正助阳解表；加炙甘草一两，培中且监附子之毒，亦扶正解表，且将息如桂枝汤法，故此方阳虚外感者可用。

一种是并无表邪，乃因阳虚。肌表失护而恶风寒，此方可用。若阳虚不在肌表，而在经、脉、筋、骨，或阳虚在五脏六腑及其所联属的组织官窍者，则病变更为广泛，则此方皆可用之。可以说，倘能悟透此意，并能灵活加减，拓展应用，则对整部《伤寒论》思过半矣。

3. 何以小便难？《素问·灵兰秘典论》云："膀胱者，州都之官，津液藏焉，气化则能出焉。"阳虚，气化不利，则小便难，甚至尿闭，水肿鼓胀，水饮泛溢，又可干于脏腑，溢于肌肤，为病亦广。

4. 何以四肢微急，难以屈伸？急乃拘急，筋挛而急，难以屈伸。筋之柔，必"气主煦之，血主濡之。"本证阳既已虚，则筋失温煦而拘，难以屈伸。亦可挛痹痿厥转筋。阳虚不煦，不仅引起肢体的筋挛，亦可引起脏腑的筋挛，而导致脏腑经脉的广泛病变，此方亦可用之。

5. 当见何脉？仲景虽未明言，然据方测证，知为阳漐漐虚，其脉当见阴脉。脉或浮或沉，或数或徐，或弦或细，必沉取无力或减。其舌当淡或嫩，若暗红或晦或绛，亦因阳虚血泣使然，不以热看。

6. 应用指征。临床见此阴脉，再见上述一症即可使用。若有表邪者，可遵桂枝汤将息法，取正汗；若无表邪，可不加辅汗三法，温阳扶正即可。温阳扶正后，若见正汗出者，属阴阳调和，不汗而汗者，为广义汗法。

桂枝去芍药汤

《伤寒论》第21条："太阳病，下之后，脉促胸满者，桂枝去芍药汤主之。"

桂枝三两，去皮 甘草二两，炙 生姜三两，切 大枣十二枚，擘

上四味，以水七升，煮取三升，去滓，温服一升。本云，桂枝汤，今去芍药，将息如前法。

按：此条病机，乃误下后，胸阳不振，出现脉促胸满。取桂枝汤，去其阴柔、酸寒之芍药，只留温振阳气桂枝甘草及姜枣，以复胸阳。

促，作促急解，是气上冲的表现，正气有驱邪外出之势。葛根芩连汤证即有"脉促者，表未解也。"若作数而止的促脉讲亦可，因下后心阳不足而脉有歇止。吾临床见有心阳不振而出现心律不齐者，常用此方，或用桂枝甘草汤。

胸满，满，音 mēn，即胸闷之意。亦可因胸阳不振，气机不利所致，以此方主之。

此方有表证吗？有表无表皆可用。有表者，加辅汗三法，取正汗；无表者，亦可用此方，勿须加辅汗三法以求汗。

使用指征：见上症，或兼气短、心悸、胸痛、背沉、呼吸不畅者，其脉或浮或沉，

或数或徐，或弦或濡，或促或结，只要脉沉而减或寸弱者，即可用上方。

桂枝去芍药加附子汤

《伤寒论》第 22 条："若微寒者，桂枝去芍药加附子汤主之。"

桂枝三两，去皮　甘草二两，炙　生姜三两，切　大枣十二枚，擘　附子一枚，炮，去皮，破八片

上五味，以水七升，煮取三升，去滓，温服一升。本云，桂枝汤，今去芍药，加附子，将息如前法。

按：本条是在 21 条的基础上，阳虚程度更进一步，出现微寒一症，于桂枝去芍药汤方的基础上，更加附子一枚而成。

附子辛热纯阳，回阳救逆，补命门之火。本方增附子，必是阳虚进一步加重，而出现寒象。其寒，可为全身畏寒，或腰冷、肢冷、腹冷、胸冷，脉当见阴脉。据此脉、此病机，该方可广为应用。

桂枝附子汤

《伤寒论》第 174 条："伤寒八九日，风湿相搏，身体疼烦，不能自转侧，不呕不渴，脉浮虚而涩者，桂枝附子汤主之。若其人大便鞭，小便不利者，去桂加白术汤主之。"

桂枝附子汤方：

桂枝四两，去皮　附子三枚，炮，去皮，破　生姜三两，切　大枣十二枚，擘　甘草二两，炙

上五味，以水六升，煮取二升，去滓，分温三服。

按：本方与桂枝去芍药加附子汤有何不同？本方治风湿痹痛，较桂枝去芍药加附子汤多附子二枚，桂枝多一两，少甘草一两，且服法未云"将息如前法"，即未用辅汗三法取汗。二方药味相同，分量殊异；病机相同，轻重有别，临床可权衡轻重缓急而互用，即桂枝去芍药加附子汤，可用于阳

虚寒痹轻者；桂枝附子汤亦可用于阳虚寒痹心脉而胸满脉促之重者。

桂枝附子汤、白术附子汤、甘草附子汤，合称三附子汤，皆主风湿痹痛。三方的区别，尤在经曰："白术附子汤，则是补阳以为行者也；表虚无热者，不可遽发其阳，则有桂枝附子汤温经散湿之法；而甘草附子汤，则兼补中以为散者也。"

抵当乌头桂枝汤

《金匮要略·腹满寒疝》："寒疝腹中痛，逆冷，手足不仁，苦身疼痛，灸刺诸药不能治，抵当乌头桂枝汤主之。"

乌头

上一味，以蜜二斤，煎减半，去滓。以桂枝汤五合解之，令得一升后，初服五合，不知，即服三合，又不知，复加至五合，其知者如醉状，得吐者为中病。

按：阳衰阴寒盛，寒凝而腹痛起疱，如山突起，如石之硬而曰疝。阳虚阴盛而逆冷身痛不仁，脉当沉迟紧滞。乌头辛热温阳疏风除寒痹止痛，合桂枝汤以通营卫，营卫通而寒痹除，痛即止。凡阳虚寒痹，气血不通而痛者，皆可用之。其知者如醉，即药不瞑眩，其疾痹瘳。乌头的最佳药效与中毒剂量接近，为防毒副作用，可小量多次饮服。

桂枝甘草汤

《伤寒论》第64条："发汗过多，其人叉手自冒心，心下悸，欲得按者，桂枝甘草汤主之。"

桂枝四两，去皮　甘草二两，灸

上二味，以水三升，煮取一升，去滓，顿服。

按：患者心悸，脉减，心阳不振轻者，余恒用桂枝甘草汤，不囿于是否汗多，亦不拘于动悸部位在心下还是心胸。该方疗效确切，既合经旨，又符合简便验廉的特点。

桂枝汤有两个方根，一为桂枝甘草汤，一为芍药甘草，阴阳双补，调和营卫。但桂枝汤证亦有寒化伤阳，热化伤阴两途。寒化轻者，即可用本方。桂枝温通心脉，振奋心阳；甘草甘温，益气补心益血脉，缓心急，二药相合，温振心阳。此方服法为顿服，异于一般分三次服者，盖取药力集中，其一战而胜。若心阳虚再进一步，则可用桂枝去芍药汤，桂枝去芍药加附子汤，甚至桂枝附子汤等，随证化裁，以意变通，不必拘于原文所限，守绳墨而废绳墨，随心所欲不逾矩，诸方都可以活起来。

桂枝甘草龙骨牡蛎汤

《伤寒论》第118条："火逆下之，因烧针烦躁者，桂枝甘草龙骨牡蛎汤主之。"

桂枝一两，去皮　甘草二两，炙　牡蛎二两，熬　龙骨二两

上四味，以水五升，煮取二升半，去滓，温服八合，日三服。

按：本条应于桂枝甘草汤心悸的基础上，又增神志不安的烦躁一症。以桂枝甘草振奋心阳，以龙牡安神，以治烦躁。

桂枝甘草汤，桂枝四两，且顿服；本方桂仅一两，且分三次服，可见二者心阳虚的程度有轻重之别。增龙牡重在安神，至于是否误下，火针，可不必拘泥。

何以烦躁？多以烦从火，以火扰心神解之。火扰固可烦，然正虚心无所持，同样可心神不安而烦。正虚者，阴阳气血之虚皆可令人烦躁，本条乃因心阳虚而烦。桂枝甘草汤用桂枝四两且顿服，显然温振心阳的力量远胜于本方，而桂枝甘草汤未言烦躁，且无龙牡，然本方却增烦躁且加龙牡，何也？盖因心阳本虚，又以烧针迫劫之，扰动虚阳，虚阳浮而烦躁，故用龙

牡潜敛浮阳以安神。

在脉上二方有何不同？桂枝甘草汤当按之减，或心脉无力；本方当脉浮数按之减，或寸浮而减，有阳浮与末浮之别。

桂枝去芍药加蜀漆龙骨牡蛎救逆汤

《伤寒论》第112条："伤寒脉浮，医以火迫劫之，亡阳必惊狂，卧起不安者，桂枝去芍药加蜀漆龙骨牡蛎救逆汤主之。"

桂枝三两，去皮　甘草二两，炙　生姜三两，切　大枣十二枚，擘　牡蛎五两，熬　蜀漆三两，去腥　龙骨四两

上七味，以水一斗二升，先煮蜀漆，减二升，内诸药，煮取三升，去滓，温服一升。本云，桂枝汤，今去芍药，加蜀漆牡蛎龙骨。

按：桂枝去芍药汤，因心阳虚见脉促胸满，故去芍药之阴柔，独留桂枝甘草姜枣之阳刚，以振心阳。此脉促，当为脉有歇止，且按之减。而本条开首即明示脉浮，本为心阳虚而脉却浮，乃虚阳已然浮动，故有桂枝甘草加龙骨牡蛎汤。虚阳已浮，又误以火迫劫之，则虚阳更浮，阳浮而脱，致亡阳，故予桂枝汤去芍药之酸寒阴柔，更重用龙骨牡蛎以重镇潜敛其浮阳，救阳脱之逆，故名救逆汤。桂枝甘草龙骨牡蛎汤，龙牡仅二两，而本方却龙骨四两，牡蛎五两，皆倍增之，重在潜敛收摄浮阳以救逆。

蜀漆消痰行水，因心阳虚，水饮泛而为痰，故用之。

桂枝龙骨牡蛎汤

《金匮要略·血痹虚劳》："夫失精家，少腹弦急，阴头寒，目眩发落，脉极虚芤迟，为清谷亡血失精。脉得诸芤动微紧，男子失精，女子梦交，桂枝龙骨牡蛎汤主之。"

桂枝　芍药　生姜各三两　甘草二两　大枣十二枚　龙骨牡蛎各三两

上七味，以水七升，煮取三升，分温三服。

按：本条乃虚劳之甚者，失精之重，竟以"家"相称。经云："夫精者，生之本也。"人之生长壮老已，皆取决于肾精之盛衰，肾精衰，五脏堕，虚劳诸证迭起。脉极虚芤迟，与芤动微紧，皆精气极衰之脉。桂枝汤虽有轻补阴阳，调和营卫之功，但终归力薄，何不用参茸卫生丸之类峻补之？盖大虚久虚之人，不宜峻补，恐脾不能运，反生壅滞，过犹不及。李东垣乃补土派鼻祖，其代表方为补中益气汤，脾虚已重，气虚而浮，予补中益气汤主之。试观补中益气之用量，黄芪仅五分，热甚者才一钱；人参仅三分，他药皆二三分。现代临床大夫，动辄参芪30克，甚者以量大而炫耀，岂不知久虚之人，虚不受补，当因势利导，徐图之，切忌孟浪。刘渡舟老师曾讲过一个案例，一人久利，诸医或用香砂六君，或补中益气等，皆未效。后从营口请一老医，检点前方皆正确，唯药量欠当。老医予人参面，每日像撒芝麻盐似的，撒在粥中，竟愈。量大，脾虚不运，故虚不受补；少量徐图反愈，此善补者。本条乃极虚之人，仲景反用桂枝汤轻补之，诚善补者也。

极虚之人，五脏皆衰，何从着手？当取之于中，健后天之本。人以胃气为本，脾胃健，自可进食，而化生精微，奉养五脏六腑。仲景以黄芪建中汤治"虚劳诸不足"，即取之于中，着眼于后天。民以食为天，不能进食，补亦枉然。

本方以桂枝汤加龙骨牡蛎，实乃开源节流之法。桂枝汤调营卫，重在胃气，以使化源不竭，此即开源；龙牡敛涩精气，此即节流。

桂枝加桂汤

《伤寒论》第 117 条："烧针令其汗，针处被寒，核起而赤者，必发奔豚，气从少腹上冲心者，灸其核上各一壮，与桂枝加桂汤，更加桂二两也。"

桂枝五两，去皮　芍药三两　生姜三两，切　甘草二两，炙　大枣十二枚，擘

上五味，以水七升，煮取三升，去滓，温服一升。本云，桂枝汤，今加桂满五两。所以加桂者，以能泄奔豚气也。

按：发汗后复又烧针逼汗，汗后阳气重伤，外寒从针孔而入。君火不明，亦属上虚不能制下，肾气乘外寒而上冲于心，奔豚迺作。桂枝汤本为平补阴阳，今增桂，振心阳而伐肾气。

肾寒厥气上逆，何不用真武以镇之，而用桂枝加桂？盖此证乃重汗伤心阳，君火不明而肾气动，故重用桂枝通心脉，振心阳以安下，止厥气上逆。

心阳虚而发奔豚者，此方固可治；若心阳虚而表现为心悸、胸闷、胸痛、憋气等，此方亦可用。重者尚可加附子、干姜、茯苓、白术等温阳培土以制水，称桂枝真武汤亦未尝不可，药在人用耳。

桂枝新加汤

《伤寒论》第 62 条："发汗后，身疼痛，脉沉迟者，桂枝加芍药生姜各一两，人参三两新加汤主之。"

桂枝三两，去皮　芍药四两　甘草二两，炙　人参三两　大枣十二枚，擘　生姜四两

上六味，以水一斗二升，煮取三升，去滓，温服一升。本云，桂枝汤，今加芍药、生姜、人参。

按：本太阳表证，汗后表邪解，身痛当除，然虽汗，身痛

未已，是表未解耶，还是营卫虚耶？何以别之，当以脉断。表未解者，当有表脉，今脉沉迟，知非表证。脉沉迟，有力者，当为里寒；无力者，当为里虚。本条加参芍姜，以方度之，脉当沉迟无力，乃气阴两虚，脉行迟泣而沉迟，筋骨失荣而身痛。方取桂枝汤调和营卫，加芍药为四两，其量大于桂枝，意在滋养阴血；加生姜，意在宣通阳气；加人参益气，补汗后之虚，诸药合之，调营卫，益气血，气血旺，筋骨得荣而痛止。

此方，若正虚外感者可用，产后受风而气血虚者可用；气血不荣而诸痹者可用。诸痹，包括五体痹、脏腑痹。《金匮要略》以黄芪桂枝五物汤治血痹，其理与此相通，会其意，可广而用之，随证加减，可衍生出众多方剂。学仲景，不可死拘经文和方药，关键在于领悟其思辨方法，明其理，全盘皆活，即可导演出威武雄壮、波澜壮阔的诗卷，从而发皇古义出新知，奥妙无穷。

桂枝人参汤

《伤寒论》第163条："太阳病，外证未除，而数下之，遂协热而利，利下不止，心下痞鞭，表里不解者，桂枝人参汤主之。"

桂枝四两，别切　甘草四两，炙　白术三两　人参三两　干姜三两

上五味，以水九升，先煮四味，取五升，入桂，更煮取三升，去滓，温服一升，日再夜一服。

按：本条之下利，与葛根芩连汤下利，皆曰协热下利，有何不同？葛根芩连汤证乃表证误下，表未解而热入里，里热上攻喘而汗出，里热下迫则下利，故重用葛根解表且提取其下陷之热邪，以芩连清其在里之热，清透并举。而本条之协热下利，乃误下表热未解而脾阳已虚，阴寒内盛，故以理中汤温中

散寒，合桂枝以解表。

此方温中解表，乃双解法。里寒重者亦可加附子，即附子理中丸，亦含四逆汤意。对里虚寒而兼表者，仲景有解表用桂枝汤，回阳用四逆汤，表里先后分治之法，吾看亦可二方合用，不妨称为桂枝四逆汤，权衡其表里缓急即可，本方即是。据仲景表里双解之旨，后世双解法大为拓展，里有里热、里寒、里湿、痰饮、瘀血、热结、阳虚、阴虚、痰热、水热等，外有风、湿、寒、温邪等等，两方面交叉配伍，衍生出众多表里双解之方。写温病学史者，皆云以伤寒方治温病，谓"古方今病不相能也"，推崇河间双解散，开辛凉法治温病之先河。其实仲景之麻杏石甘汤、越婢汤、大青龙汤等皆辛凉双解，谓经方不能治今病者，只怪自己未能领悟仲景之学术思想，自己不懂反怪仲景，更没必要抬河间而抑仲景。

黄芪桂枝五物汤

《金匮要略·血痹虚劳》篇："血痹，阴阳俱微，寸口关上微，尺中小紧，外证身体不仁，如风痹状，黄芪桂枝五物汤主之。"

黄芪三两　芍药三两　桂枝三两　生姜六两　大枣十二枚

上五味，以水六升，煮取二升，温服七合，日三服。

按：血痹，乃气血俱微，风气直入而痹不仁者。脉见阴阳俱微，寸口关上微，乃阴阳俱虚而营卫行泣；尺中小紧者，风寒乘虚而袭，遂痹不仁。本方乃桂枝汤去甘草、倍生姜、加黄芪而成。桂枝汤阴阳双补，调和营卫，通血脉；加黄芪益气固表；倍生姜者，辛温而散。此方营卫虚而风气入致痹者可用，无外邪而痹不仁者亦可用之。若非痹不仁，属阴阳两虚，气血不足而见心悸、气短等症者，亦可用之。

桂枝加黄芪汤

《金匮要略·水气病》："黄汗之病，两胫自冷，假令发热，此属历节。食已汗出，又身尝暮盗汗出者，此荣气也。若汗出已反发热者，久久其身必甲错；发热不止者，必生恶疮。若身重汗出已辄轻者，久久必身瞤，瞤即胸中痛，又从腰以上汗出，下无汗，腰髋弛痛，如有物在皮中状，剧者不能食，身疼重，烦躁，小便不利，此为黄汗，桂枝加黄芪汤主之。"

《金匮要略·黄瘅病》："诸病黄家，但利其小便，假令脉浮，当以汗解之，宜桂枝加黄芪汤主之。"

桂枝　芍药各三两　甘草　黄芪各二两　生姜三两　大枣十二枚

上六味，以水八升，煮取三升，温服一升，须臾饮热稀粥一升余，以助药力，温服取微汗，若不汗，更服。

按：本方乃桂枝汤，桂枝、芍药各减一两，加黄芪二两而成。

本方与黄芪桂枝五物汤的区别，桂枝、芍药、黄芪各少一两，生姜少三两，加甘草二两。

黄芪桂枝五物汤，治血痹，阴阳俱微，故予黄芪益气固表，桂枝汤补阴阳、和营卫、通血脉；正虚风寒外客而尺中小紧，重用生姜温散之；且将息法中未言取汗。本方虽减桂芍芪姜之量，然增甘草，益气培中，且加辅汗三法以取汗。二方相似，功效相近。因本条所述病证复杂，难于理解，故取以方测证法，从讨论桂枝加黄芪汤之功效入手。

既然本方是益气固表，补阴阳调营卫之方，且加辅汗三法以取汗，当属扶正祛邪法。则本条之病机，当为阴阳两虚而外邪乘虚客之所致。黄汗乃"汗出入水中浴，水从汗孔入得之"。正虚而水入，水遏阳郁化热，水热互蒸发黄汗。汗出、发热、身疼重、腰髋弛痛、烦躁、不能食、小便不利，皆水热蕴蒸也；如有物在皮中状者，营卫不通也；久生恶疮、甲错者，水热蕴蒸腐败气血为恶疮；荣气耗，肌肤失荣而甲错；久久伤阳而筋惕身𬌗，胸阳伤而胸痹胸痛。予桂枝加黄芪汤扶正通营卫；加辅汗三法，扶正以祛水湿之邪，正复水祛人自安。

又云，诸病黄家脉浮，乃邪气近表，宜从汗解，予桂枝加黄芪汤，亦助正以逐邪气。

本方与黄芪桂枝五物汤，皆扶正祛邪，临床凡正虚而夹邪者，皆可仿而用之，不必拘于彼为血痹，此为黄汗。正虚而兼邪者，其脉当虚，不论浮弦紧数濡滑涩等，凡按之不足者，皆正虚，扶正兼以祛邪即可。至于方中各药用量之增损，临证斟酌、权衡可也；二方当互参，不必拘泥。

芪芍桂酒汤

《金匮要略·水气病》："问曰，黄汗之为病，身体肿，发热汗出而温，状如风水，汗沾衣，色正黄，如檗汁，脉自沉，何从得之。师曰，以汗出入水中浴，水从汗孔入得之，宜芪芍桂酒汤主之。"

黄芪五两　芍药　桂枝各三两

上三味，以苦酒一升，水七升相合，煮取三升，温服一升，当心烦，服至六七日乃解。若心烦不止者，以苦酒阻故也。

按：黄汗特点为汗出沾衣色正黄，如柏汁，脉沉。乃水气内遏热气，水热交蒸而汗黄。以桂芍芪酒汤，益气固表调营卫，散水湿而透郁热。苦酒即米醋，《别录》："散水气"。

（五）桂枝汤证阳虚兼水饮者

桂枝汤证阳虚兼水饮者，主要以苓桂为主的方剂，包括苓桂术甘汤、苓桂枣甘汤、桂枝去桂加茯苓白术汤、五苓散等。五苓散已述于前，此略。

苓桂剂的主要作用是治疗水饮上冲者。水饮其性阴寒，其气上冲，与心脾肾关系密切。心阳虚，坐镇无权，水饮上泛；脾虚不能制水，可水饮上泛；肾虚不能摄纳，气化不利，水饮亦可上泛。

其脉当沉弦而减，沉主里，弦主饮，减为阳虚。

茯苓桂枝白术甘草汤

《伤寒论》第67条："伤寒若吐、若下后，心下逆满，气上冲胸，起则头眩，脉沉紧，发汗则动经，身为振振摇者，茯苓桂枝白术甘草汤主之。"

《金匮要略·痰饮》："心下有痰饮，胸胁支满，目眩，苓桂术甘汤主之。"

"夫短气有微饮，当从小便去之，苓桂术甘汤主之；肾气丸亦主之。"

茯苓四两　桂枝三两，去皮　白术　甘草炙，各二两

上四味，以水六升，煮取三升，去滓，分温三服。《金匮要略》有"小便则利"一语。

按：仲景云："病痰饮者，当以温药和之"，此治痰饮之大法。吐下之余，定无完气，阳气伤，气化不利，津停为饮，或肾虚水泛为痰饮。痰饮可内干脏腑，引发各脏腑之病变，如水饮射肺则喘咳，水饮凌心则心悸，饮留于胁而胁痛不能转侧，饮犯胃肠则心下坚满，吐利不食，水饮侮脾则腹胀满浮肿，水饮伤肾则腰酸膝软、溲不利，水饮上凌则眩冒，水饮外溢隧道筋瞤惕，振振欲擗地，变症多端。方以桂枝甘草温阳化饮，苓术培土以制水。气化行，小便利，水饮自除。阳虚饮泛重者，可加干姜、附子温阳，如真武汤。

本条明确提出"脉沉紧"。沉紧有力为寒凝，寒可在表，亦可在里。在表者，见太阳表实证；在里者，可见由寒邪引起的各脏腑广泛见症。不论在表在里，皆是寒主凝泣收引而致脉紧，皆应以辛温发汗法驱寒外出。若沉紧无力或减者，乃阳虚阴寒偏胜，此阴寒，乃阳虚内生之寒。阳虚气化无权，水饮泛滥，可予苓桂术甘汤主之。

茯苓桂枝甘草大枣汤

《伤寒论》第 65 条："发汗后，其人脐下悸者，欲作奔豚，茯苓桂枝甘草大枣汤主之。"

茯苓半斤　桂枝四两，去皮　甘草三两，炙　大枣十五枚，擘

上四味，以甘澜水一斗，先煮茯苓，减二升，内诸药，煮取三升，去滓，温服一升，日三服。

按： 汗后心阳衰，不能制下而水寒之气上冲，自少腹上至心胸咽喉，发作欲死，此为奔豚已成。脐下悸，仅欲作奔豚，当见微知著，桂枝甘草温振心阳，以制下，重用茯苓以制水之泛溢；大枣健脾补中，合甘草之温中补虚，四药合用，振心阳，培脾土，治水寒气上冲。

本方与苓桂术甘汤相比，桂枝、甘草各增一两，茯苓增一倍，为半斤，去白术，易大枣 15 枚，以甘澜水煮之，且先煮茯苓。吾惯用苓桂术甘汤，各药分量并不拘于经文所限，随证加减。而苓桂枣甘汤吾未尝用过。水饮上逆，白术非得去掉吗？白术健脾化湿，无去掉的充分理由。加大枣 15 枚就一定合适吗？水饮盛时，大枣甘腻碍脾，加之未必恰当。至于桂枝、甘草多一点或少一点，当随证化裁，亦不必死拘于原量。用甘澜水，我看也没什么特殊意义，以勺扬之，水上有气泡五六千颗，无非是使水中含气体多些，可是一经煎煮，水中气都跑掉了，剩下的只有水，还不是跟普通水一样，没什么玄妙。

至于彼治水气已上冲，此治水气未上冲，其实病机一也，程度不同，予苓桂术甘汤随证加减可也。基于上述认识，我惯用苓桂术甘汤，而未曾使用苓桂枣甘汤。读仲景书，重在学其思辨，学其法，不必死于句下，反倒成了死读书，是耶非耶，以俟明者。

桂枝去桂加茯苓白术汤

《伤寒论》第28条："服桂枝汤，或下之，仍头项强痛，翕翕发热，无汗，心下满微痛，小便不利者，桂枝去桂加茯苓白术汤主之。"

芍药三两　甘草二两，炙　生姜切　白术　茯苓各三两　大枣十二枚，擘

按：此水饮内停而表证不解。心下满痛、小便不利，乃水饮内停；头项强痛、翕翕发热、无汗，乃经腧不利，表证不解。因其有表证，医以桂枝汤发汗解表而表不除；又以心下满痛、小便不利，误以下法治之，而里证不解。何也？此水停三焦，水聚心下而满痛，小便不利；经气不利，营卫不行而表不解。

既然表里同病，当表里双解，如《伤寒论》74条："中风发热，六七日不解而烦，有表里证，渴欲饮水，水入则吐者，名曰水逆，五苓散主之。"

表里双解，并未去桂，若本方不去桂，那就是桂枝汤合苓桂术甘汤，解表化饮，也是表里双解之方，何以偏偏去掉桂枝呢？

理解本条的关键，在于对本条表证的理解。表证形成的原因，可有多种：

一是寒邪袭表，表气闭郁，形成太阳表实证。

二是虚人外感风邪，形成太阳表虚证。

三是湿邪袭表，营卫不和，出现寒热自汗、胸痞的湿郁肌

表的表证。

四是温邪上受，肺气膹郁，营卫不得敷布，而形成寒热、自汗的表证，虽有表证，实无表邪。

五是气虚阴火上冲，形成气高而喘，身热而烦，寒热头痛等表证。

六是水饮内停，三焦不通，营卫不和，经腧不利，而形成寒热身痛的表证，如《金匮要略·痰饮》篇："膈上病痰满喘咳唾，发则寒热，背痛腰疼，目泣自出，其人振振身𥆧剧，必有伏饮。"

七是湿热秽浊之气阻隔募原，现头身痛、寒热等表证。

八是太阳中暍之身热疼重。

九是宿食阻遏营卫而现表证，如《金匮要略·宿食病》篇："脉紧头痛风寒，腹中有宿食不化也。"

他如少阳证之往来寒热、大气下陷之往来寒热，热入血室之往来寒热，火郁之寒热身痛等等，皆见表证，而原因各异，不可一见表证就认为是邪客太阳。

本案之表证，乃水饮内蓄，营卫不和，经腧不利所致。关键是水饮内停，虽有表证，实无表邪，故去桂枝之解肌发汗。且表气闭郁者，虽热亦不宜用桂枝。《伤寒论》第16条云："桂枝本为解肌，若其人脉浮紧，发热汗不出者，不可与之也，常须识此勿令误也。"本条即是无汗发热，倘用桂枝，徒增其热，亦非所宜。

本方去桂加茯苓白术，重在利水饮，通利三焦。水饮除，经腧自利，营卫自和，表证自除。所以本方的最佳药效标准和痊愈标准，不是汗出否，而是小便利否。小便能够通利的条件，必须三焦畅，气化行，水精布，方能小便利。因此，可将此小便利，称之谓测尿法，与前桂枝汤之测汗法同理。看叶天士《温热论》云："通阳不在温，而在利小便。"注家皆以利尿法解利小便，实则此利小便，不是治法，而是测尿法，当分消走泄以除湿，或通阳气化，三焦通，气化行，小便方利。反过来，据此小便通利，可推知湿邪已化，三焦畅，气化行，水精布，病已愈矣，此即测尿法。

三仁汤治湿温初起，见头痛恶寒，身重疼痛、午后身热等表证，方中皆化湿之品，并无辛散解表之味；再者，达原饮，因邪伏募原，表里阻隔，憎寒发热，头痛身痛，以槟榔、厚朴、草果燥烈之品溃其伏邪，开达募原，方中并无表散发汗之品，与桂枝去桂加茯苓白术汤同理。自古以来，对本方有去桂与芍之争，倘能正确理解本方，首先要明白水饮形成表证的机理，则去芍与去桂之争则冰释。

（六）桂枝汤证兼阴虚者

桂枝汤由两个方根组成，一为桂枝甘草汤，辛甘化阳；一为芍药甘草汤，酸甘化阴，故桂枝汤有双补阴阳的作用。桂枝汤证在运动变化中，可偏阴虚，可偏阳虚、气虚，随证调整两个方根的比例，则衍生出许多偏于补阳或补阴的方剂。

桂枝加芍药汤

《伤寒论》第279条："本太阳病，医反下之，因尔腹满时痛者，属太阴也，桂枝加芍药汤主之。"

桂枝三两，去皮　芍药六两　甘草二两，炙　大枣十二枚

上五味，以水七升，煮取三升，去滓，温分三服。本云桂枝汤，今加芍药。

按：太阳病误下，出现桂枝加芍药汤证。

问题一："本太阳病"，误下后，表证还在吗？

仲景未言表未解，或寒热身痛自汗脉浮，且明确指出

"属太阴也"；在将息法中，亦未言将息如前法，可见表证已解。

问题二：为什么"腹满时痛"？

一种解释是误下表邪内陷，是表寒内陷，还是表热内陷。寒当温散，不应加白芍；热当清的亦非芍药所宜，故知非邪陷所致。那么，下后表邪那儿去了？所谓邪正相争，是以正气强为前提条件的，是机体的反应而已。倘正气已衰，既使有邪，也表现不出来。如人已死，正已亡，给他灌一斤邪气也毫无反应。再如感染性休克，休克前往往高热烦躁，一旦衰竭休克了，体温马上掉了下来，形成亡阳证，这时你还能说热邪亢盛吗？本条下后，正气已衰，无力奋与邪争，邪也无从表现，即不在表也不在里，邪已失存在的前提，皮之不存，毛将焉附？所以邪已不存在了。

那么，为什么"腹满时痛"？因下后太阴已伤。伤阴还是伤阳？桂枝汤双补阴阳，既然用桂枝汤，就是阴阳皆伤，倍芍药，就是阴伤重，故用芍药养阴血、通血脉、止腹痛。后世有些学者云，叶天士创脾阴虚的学说。观此条，即是治脾阴虚者，首创脾阴虚者，乃仲景也。

脉当为何？里虚脉当沉，阴血不足脉当弦细数，阳气伤脉当减，所以此证脉当沉弦细数减。腹满痛见此脉，即可以此方主之。

小建中汤

《伤寒论》第100条："伤寒，阳脉涩，阴脉弦，法当腹中急痛，先予小建中汤，不差者，小柴胡汤主之。"

《伤寒论》第102条："伤寒二三日，心中悸而烦者，小建中汤主之。"

《金匮要略·虚劳》篇："虚劳里急、悸、衄、腹中痛，梦失精、四肢酸疼、咽干口燥、小建中汤主之。"

《金匮要略·妇人杂病》："妇人腹中痛，小建中汤主之。"

桂枝三两，去皮　甘草二两，炙　大枣十二枚，擘　芍药六两

生姜三两，切　胶饴一升

上六味，以水七升，煮取三升，去滓，内饴，更上微火消解，温服一升，日三服。呕家不可用建中汤，以甜故也。

按：桂枝汤倍芍药加饴糖，一改而为小建中汤，成治虚劳之主方。《金匮要略》虚劳篇中八方，其中四方皆为桂枝汤衍生方，充分说明，桂枝汤属阴阳双补剂，当虚人外感时，可扶正祛邪；若无外邪，则调补阴阳。此方倍芍药，乃侧重补阴；加饴糖以安中，故称建中汤，治疗虚劳中的广泛病变。

综合上述四条，提出小建中汤所治的症状，共有八症：里急、腹中痛、心悸、烦、衄、梦失精、四肢酸痛、咽干口燥。脉为阳脉涩，阴脉弦。腹中急痛应属里急范畴。但里急，除腹痛之外，尚应包括胸痛、胁痛等。

究竟什么原因引起如此广泛的病变呢？仲景是以脉定证，仲景对小建中汤证的病机，首先提出了脉诊——阳涩而阴弦。

何谓阳，何谓阴？诊脉部位之阴阳有两种，一是浮为阳，沉为阴；一是寸为阳，尺为阴。诊脉大法是以沉取有力无力定虚实，浮取时，脉可浮、可大、可数、可弦，但沉取无力时皆为虚，沉取有力皆为实，不可能一种脉象，仅浮取而不沉取，或仅沉取而不浮取。三部九候，每一部脉都要有浮中沉，而且沉为本，沉为根，此脉的阴阳，应是寸阳尺阴。

何谓涩脉？关于涩脉的脉象，较难把握，历代都加了很多限定词，列举了很多比喻，本想把涩脉说得更清楚，反倒滋生出许多冗词蔓语，使涩脉模糊难识。

涩脉的本意是往来涩滞，正如王冰在《素问·脉要精微

论》中所说："涩者，往来不利而蹇涩也。"王叔和改为"涩脉细而迟，往来难且散，或一止复来。"提出了涩脉的五个条件，即细、迟、止、散、往来难，后世多宗此说。《脉诀汇辨》曰："涩为迟细而短，三象俱足。"李濒湖曰："参伍不调名曰涩。"在细迟短三个条件上，又加上了至数不齐的"参伍不调"。又曰："散止依稀应指间，如雨沾沙容易散。"在细迟短止的四个条件上，又加上了散与虚软无力。综合起来，涩脉的条件是细、迟、短、止、散、虚、往来难七个要素。可是《素问·调经论》载："其脉盛大以涩"，由句意可知，此涩非指尺肤之涩，而是言脉象之涩。涩脉与盛大脉并见，就不会细而短，涩脉的条件起码三缺二，可见细短并非涩脉的必备条件。《灵枢·胀论》曰："其脉大坚以涩者，胀也。"《难经·五十八难》曰："伤寒之脉，阴阳俱盛而紧涩。"涩当细迟短无力，而盛紧坚大皆长大有力之脉，何能与涩并见？《伤寒论》336条云："寸脉反浮数，尺中自涩者"，涩脉兼迟，何能与数并见？《伤寒论》274条："阳微阴涩而长者"，涩脉当短，何以与长并存？涩脉的细迟短散虚，与上述的数长盛大坚紧是不可能并见的。可见，涩脉未必迟短虚散，涩脉只剩下"往来蹇涩"这唯一特征了。

"往来蹇涩"，若是指脉的来去艰难，这与迟脉的往来迟慢是一个意思，迟涩二脉就无从分辨。所以，涩脉的"往来蹇涩"，是指脉搏起的振幅小。这是由于气血滞涩，不能畅达以鼓荡的原因，或邪阻气血滞涩，或正虚无力充盈鼓荡，二者一虚一实。虚者，当沉涩无力，实者当沉涩有力。

本条之阳脉涩，当寸脉细涩无力，为阳虚血弱。阴脉弦者，弦为减、为寒。所以，本条之脉象，乃气血虚于上，阴寒上乘。这就是本条的证，亦即以脉定证。

证既明，则以此病机来解释上述诸症。腹痛里急，乃阴阳
气血皆虚，经脉失于温煦濡养而脉细急，外引小络则猝然而
痛。心悸、烦，乃心神不宁，邪扰于心可悸而烦；正虚心无所
持，亦可悸而烦忧。脉虚则证虚，故此悸而烦，乃正虚所致。
衄者，可鼻衄，亦可齿衄、目衄、耳衄、肌衄，亦可咯血、呕
血、便血、溲血，阴道出血等，皆正虚不摄所致。四肢酸痛
者，筋脉不荣也。咽干口燥者，阴液失润，兼气化不利。诸
症，皆依脉来解。治法当益气养阴，调补阴阳，以益阴偏重，
小建中汤恰合病机。推而广之，凡阴阳两虚而阴虚为重者，如
头痛、耳鸣、目痛、转筋、筋挛等等，皆可酌用本方以治之。
只要明其病机，就可守绳墨而废绳墨，广为应用。

黄芪建中汤

《金匮要略·虚劳》："虚劳里急诸不足，黄芪建中汤主
之"。

黄芪建中汤方，即小建中汤内，加黄芪一两半，余依上
法。气短胸闷者，加生姜；腹满者去枣，加茯苓一两半；及疗
肺虚不足，补气，加半夏三两。

按：虚劳诸不足，概指阴阳气血、心肝脾肺肾俱虚者。人
以胃气为本，有胃气则生，无胃气则死。所以诸不足者，取之
于中，健其中洲，饮食得进，精微化生，以灌四旁，诸脏皆得
脾阴，则正气渐复。

黄芪建中汤，即小建中调营卫、补阴阳而侧于营阴者，再
加黄芪补脾肺之气。方后之加减，气短胸满者，乃脾虚阴浊上
干，予生姜温散之；腹满者，乃脾虚湿浊中生，去枣之腻，加
茯苓健脾渗利；肺虚者当补气，加人参配黄芪以益肺气，加半
夏祛阴浊之窒塞。

芍药甘草汤

《伤寒论》第 29 条："伤寒脉浮，自汗出，小便数，心烦微恶寒，脚挛急，反与桂枝汤欲攻其表，此误也，得之便厥，咽中干，烦躁吐逆者，作甘草干姜汤与之，以复其阳，若厥愈足温者，更作芍药甘草汤与之，其脚即伸；若胃气不和，谵语者，少与调胃承气汤；若重发汗，复加烧针者，四逆汤主之。"

芍药甘草汤方：

白芍药　甘草各四两，炙

上二味，以水三升，煮取一升五合，去滓，分温再服。

按：脚挛急，即脚抽筋也。筋之柔，须气以煦之，血以濡之，二者缺一不可。脉浮、自汗、微恶寒，乃表阳虚；小便数、心烦乃里阳虚。阳虚筋失温煦则筋拘，故脚拘挛予甘草干姜汤复其阳。若厥愈足温阳已复，仍脚拘挛者，则为阴血不能濡润筋脉而脚挛急，予芍药甘草汤，酸甘化阴且缓其急，其脚即伸。

芍药甘草汤，为桂枝汤的两个方根之一，功能益营阴、缓挛急。

我使用芍药甘草汤治头痛、胸痛、胁痛、腹痛、肢节痛、目抽痛、转筋、痉挛、心悸等，其脉当弦细，或弦细数劲。

芍药甘草附子汤

《伤寒论》第 68 条："发汗，病不解，反恶寒者，虚故也，芍药甘草附子汤主之。"

芍药　甘草炙，各三两　附子一枚，炮，去皮，破八片

上三味，以水五升，煮取一升五合，去滓，分温三服。

按：此为汗后阴阳两虚证。桂枝汤本阴阳双补之方，何以

去桂枝甘草辛甘化阳的一半，保留芍药甘草配甘化阴的一面？既去扶阳的一面，为什么又加附子以回阳，区别何在？

用芍药甘草，因有营阴虚的一面，症可见头痛、胸痛、胁痛、腹痛、肢节痛、目抽痛、转筋、痉挛等，其脉当弦细或弦细数。又加附子者，必是阳虚重，桂枝甘草虽亦温振心阳，但力薄，且主要作用于心经；而附子回阳，大补命门之火，主要作用少阴肾经，其力雄。阳虚者，可见畏寒、肢冷、踡卧、萎靡，或心悸、吐利等，其脉当在弦细或弦细数的基础上，又见沉取无力。

桂枝加附子汤，芍药甘草附子汤，有何异同？同者，皆阴阳双补。异者，桂枝加附子汤，侧重阳虚表不固，汗漏不止，且四肢拘急，温肾阳且振心阳；芍药甘草附子汤，无桂枝、生姜、大枣，振心阳、通血脉之力减，重在肾阳虚。

炙甘草汤

《伤寒论》第177条："伤寒脉结代，心动悸，炙甘草汤主之。"

甘草四两，炙　生姜三两，切　人参二两　生地黄一斤　桂枝三两　阿胶二两　麦门冬半升，去心　麻仁半斤　大枣三十枚，擘

上九味，以清酒七升，水八升，先煮八味，取三升，去滓，内胶烊消尽，温服一升，日三服。一名复脉汤。

按：心动悸，即心中慌乱不宁，有虚实两类。实者，邪扰于心而动悸；虚者，心无所倚而动悸。从病位来分，有病位在心者，亦有五脏六腑相干者，如厥心痛然，亦可动悸。

结脉，乃缓中一止，亦有虚实两端。实者，邪阻血脉，气血不能相继而歇止；虚者，气血无力相继而歇止。

代脉，俗皆以止有定数论之，非也。代乃乍大乍小，乍疏

乍数、乍强乍弱，诸脉相互更代者，乃为代脉。一般皆云"结生代死自殊途"，亦不尽然。代分四季之代、生理之代、病代、死代。四季之代，乃春弦、夏钩、秋毛、冬石，四季更迭；生理之代，乃孕三月，一时气血不能相继而代者；病代，乃一时气血挥霍撩乱，气血不得相继而代，如《四言举要》云："霍乱，脉代勿讶。"若久病正虚又见代脉者，乃死代。

炙甘草所治者，乃气阴两虚而脉细数减，或伴脉律不齐的歇止，或参伍不调，或几种脉象相互更代，症见心中动悸、慌乱、气短而喘、悸怵不安者。

一名复脉汤者，因心藏神、主血脉，血脉须血以充盈、气以鼓荡。今气阴两虚，神无所依，脉失充盈鼓荡，致神不安且脉结代，益气养阴以宁神复脉。吴瑭乃善学仲景者，以炙甘草汤化裁，一变而为加减复脉汤，温病后期，肝肾阴伤之总司，进而化出三甲复脉，大小定风珠等，填补了仲景热病后期肝肾阴虚、阳浮风动之空白，堪称仲景之功臣，后人之楷模。

瓜蒌桂枝汤

《金匮要略·痉湿暍》："太阳病，其症备，身体强几几，然脉反沉迟，此为痉，栝楼桂枝汤主之。"

栝蒌根二两　桂枝三两　芍药三两　甘草二两　生姜三两
大枣十二枚

上六味，以水九升，煮取三升，分温三服，取微汗。汗不出，食顷，啜热粥发之。

按：太阳证备，脉当浮数，而脉沉迟，故曰反。何也？概因太阳病，发热自汗而津伤，脉失充而沉迟，筋失濡而身体强几几，此欲作柔痉。桂枝汤解肌调营卫，更加栝楼根以清热生津益阴气，筋则柔而身强除，脉得充而浮起。取微汗者即正汗也。正汗出，阴阳得充，且升降出入通畅，阴阳和而病已。

（七）桂枝汤证兼热者

阳旦汤

《金匮要略·妇人产后病》："产后风，续续数十日不解，头微痛，恶寒，时时有热，心下闷，干呕汗出，虽久，阳旦证续在者，可与阳旦汤。"

阳旦汤，即桂枝汤加黄芩。

按：阳旦汤有二说，一谓桂枝汤加黄芩；一谓桂枝汤增桂加附子，云从《伤寒论》第30条中悟出，细品30条之语，证象阳旦而非阳旦证，且厥逆两胫拘急，与本条所云之"阳旦证续在者"有别，故阳旦汤为桂枝汤加黄芩为是。此风久夹热者，以桂枝散表邪，以黄芩清里热。加减之法，全在灵活变通，观其脉证，随证治之。

桂枝加大黄汤

《伤寒论》第279条："本太阳病，医反下之，因而腹满时痛者，属太阴也，桂枝加芍药汤主之；大实痛者，桂枝加大黄汤主之。"

桂枝加大黄汤

桂枝三两，去皮　大黄二两　芍药六两　生姜三两，切　甘草二两，炙　大枣十二枚，擘

上六味，以水七升，煮取三升，去滓，温服一升，日三服。

按：此论太阳病误下，邪陷太阴腹痛的证治。

大实痛，大者，言其势也，即腹之胀满疼痛俱重；实者，言其性也，实为邪实而痛，非脾虚之腹满时痛。大实痛何来？缘太阳病误下后邪陷入里。所陷之邪为寒耶，热耶？以方测之，方用桂枝汤倍芍药加大黄，乃热陷伤阴，以芍药养营和

阴，以大黄行瘀导滞，理脾家血滞而止痛。大黄仅用二两，量少则清热活血，非为泻下去实。

同一太阳表证误下，既可为营阴伤而用桂枝加芍药汤；亦可形成热陷脾血滞之大实痛，用桂枝加大黄汤，皆因人而异，观其脉证，随证治之。

桂枝芍药知母汤

《金匮要略·中风历节病》："诸肢节疼痛，身体尪羸，脚肿如脱，头眩短气，温温欲吐，桂枝芍药知母汤主之。"

桂枝四两　芍药三两　甘草　麻黄　附子各二两，炮　白术　知母　防风各四两　生姜五两

上九味，以水七升，煮取二升，温服七合，日三服。

按：该病两组症状：一组是外证，身痛、足肿、尪羸；一组是里证，头眩、短气、欲吐。

因何而得？以方测证，麻、桂、防、姜、辛散以祛寒，并通玄府，使阳气升，三焦通，玄府开，阴霾散，合芍药以通营卫。术、附走十二经，搜寒湿于里；和麻、桂、防之散寒湿于表。寒湿阻遏阳郁化热，可寒湿痹而局部热而红肿，知母清其郁热且监附子。

以方测证，知本证为寒湿痹阻，阳郁化热，寒湿痹则身痛，营卫不行肌肉失荣而尪羸；湿气下注肿如脱，湿热上冲而头眩、短气、欲吐。

脉当如何？脉当弦紧濡数。寒痹而弦紧，湿热而濡数。弦紧与濡可并见乎？可。濡即耎也，主湿，弦紧之中可兼濡象。

三、桂枝汤及其衍生方小结

通过上述论述，可得出如下结论：

1. 桂枝汤由两个方根组成。桂枝甘草辛甘化阳，以补阳；

芍药甘草酸甘化阴，以补阴；姜枣益胃气。所以桂枝汤应定位为阴阳双补之轻剂。

2. 桂枝汤既然为阴阳双补之剂，故内伤外感之阴阳两虚者皆可用之。

若见外感表证者，则此外感乃虚人外感，用桂枝汤加辅汗三法，扶正以祛邪。外感表证的主要指征是恶风寒，正虚的主要指征是脉浮虚。

若内伤阴阳两虚者，症见心悸惊怵、胸闷气短、头昏目眩、精力不济、肢体僵痛酸麻不温、转筋拘挛、脘腹痞满胀痛，畏风自汗，月经不调等等，脉见减或虚者，皆可酌而用之。

3. 伤寒太阳病有太阳伤寒、太阳中风两大证，有麻黄汤、桂枝汤两大方。对其机理，从来都是用风伤卫、寒伤营来解释。这种解释，不仅未揭示伤寒与中风两大证、两大方的本质，而且也造成了理论上的混乱。

其一：中医病因学的特点是"审证求因"，病因，是根据审证的结果推断出来的，而不着眼于直接致病的外因，因为起决定因素的是内因，如甲乙丙丁四人同在一处，一阵凉风袭来而病，甲可表现为太阳伤寒，乙可表现太阳中风，丙可表现为温邪上受，丁可表现为湿邪伤表，各不相同。所以，太阳表证的两大证，不必拘于直接感受是的是风还是寒。

其二：寒伤营，不伤卫吗？卫属阳，整本《伤寒论》的核心思想是研究阳的进退盛衰，处处着眼于固护阳气，"留得一分阳气，便有一分生机。"若说寒只伤营而不伤卫，这与《伤寒论》的主旨是相悖的。

若说风仅伤卫而不伤营，也不对。风为阳邪，阳邪主要是伤阴。温病的核心思想是研究温邪伤阴的问题，处处着眼于固护阴液，"留得一分津液，便有一分生机"。若认为风只伤卫，而不伤阴，则温病学就没法讲了。

其三：若为风伤卫而卫强营弱，卫为阳，卫强即阳热盛，而桂枝甘草辛甘化阳，阳既盛，何以又用桂枝甘草来助阳？于理难通。

4. 既然蠲除风伤卫、寒伤寒的传统理论，那么太阳两大证如何理解呢？当以太阳表实与太阳表虚分之。桂枝汤证就是虚人外感，桂枝汤的功用在于扶正以祛邪；麻黄汤证就是表实证，寒袭肌表，正气亦强，故迳予发汗散寒。

二者如何区分呢？关键在脉，桂枝汤脉浮虚，因正虚脉亦虚。表证见脉虚，就应扶正祛邪，桂枝汤宜于阴阳两虚轻者。麻黄汤则邪强正实，脉亦实，其脉或浮或沉皆紧而有力。此即太阳两大证的区别点，至于其他症状，都不是鉴别的要点。

5. 测汗法。桂枝汤将息中提出了最佳药效标准和最佳疗效标准，即正汗出。这是测汗法的理论渊源，不仅适用于外感病，也适用于内伤杂病。

6. 因桂枝汤轻补阴阳，凡阴阳不足之外感内伤皆可用之，因而应用广泛，其衍生方剂也甚多，本节列举了桂枝汤衍生方35首，其中柴胡桂枝汤、桂甘姜枣麻辛附汤、当归四逆汤等，本亦可列入本节，但改列它节更好，故未计。

百病之生，无非阴阳失调，而桂枝汤调阴阳、和营卫，因而百方皆可看成桂枝汤法的衍生方，偏阳虚的可在桂枝汤的基础上加附子、干姜，减去阴柔之芍药；兼气虚者，加生芪、人参；兼阴虚者加重芍药用量，或去辛温之桂枝，亦可加冬地等；夹饮者，加茯苓、白术、泽泻等，渗利化饮之品，如五苓散、苓桂术甘剂；兼热者加清热之品，如阳旦汤、桂枝大黄汤；兼瘀者，加活瘀之品，如桃核承气等；气阴两虚者，加益气养阴之品，如炙甘草汤；进而化裁出加减复脉汤、三甲复脉汤等。心神不安，真气耗散者，加龙骨牡蛎等镇摄之，如桂枝龙骨牡蛎汤等；兼他经病者，相兼而治，如柴胡桂枝汤、桂枝加葛根汤等。总之，桂枝汤衍生方甚多，应用极广，故桂枝汤为群方之冠。

第二节　麻黄汤及其衍生方

【概述】

因麻黄汤是发汗法的代表方，所以在讨论麻黄汤及其衍生方之前，应对汗法有个扼要了解。

汗法，是驱邪外出的大法之一。汗法的理论源自《内经》，其辨证论治体系奠基于仲景。河间将法法推至顶峰，认为中医治病应以攻邪为先，邪气去而元气自复。驱邪之法有汗吐下，三法可以兼众法，无第四法也。晚近对汗法已渐荒疏、萎缩，为继承发扬中医学这重要学术思想，我们曾著《汗法临证发微》一书，对汗法相关问题进行探讨，此处仅扼要谈两点：

一是汗法应用范围；一是汗法应用指征。

一、汗法应用范围

自《内经》《伤寒》、河间至今，凡谈汗法，基本上限于表证。《素问·阴阳应象大论》："其在皮者，汗而发之"；《素问·玉机真脏论》："今风寒客于人，使人毫毛毕直，皮肤闭而为热，当是之时，可汗而发之"；《素问·热论》："三阳经络皆受其病，而未入于脏者，故可汗而已。"《伤寒论》论汗法，主要在太阳表证。刘河间："凡在表者皆可汗式"。《医学心悟》论汗法，亦局限于表证，曰"皮毛受病，法当汗之"，"邪在皮毛者，汗而发之是也。"

我们提出：以麻黄汤为代表的发汗法及其衍生方，不仅用于太阳表证，凡寒邪在表、在五体、在五脏、在六腑者，尽皆用之。

以麻黄汤为代表的发汗法，不仅用于在表或在里之寒实证，对正虚夹寒者，表里相兼者，随证加减，亦皆用之。

《素问·缪刺论》云："夫邪之客于形也，必先合于皮毛；留而不去，入舍于孙络；留而不去，入舍于络脉；留而不去，入舍于经脉，内连五脏，散于肠胃，阴阳俱感，五脏乃伤。此邪之从皮毛而入，极于五脏之次也"。所谓邪，此处指外邪而言，当然包括寒邪。寒邪可由表及里逐步传变，另一途径是寒邪直入五脏六腑。由于邪客部位不同，因而临床表现亦颇繁杂。寒客心经者，可见心痛、憋气、心悸、惊怵、动辄喘喝，唇舌青紫等；寒客于肝，则胸胁痛、头痛晕眩、痉厥转筋、阴痛囊缩等；寒客胃肠则吐利不食、脘痞胀痛等；寒客于肺者，咳喘不得卧、痰涎涌盛等；寒客于肾则畏寒肢厥、委靡踡卧、下利洞泄、阴痛囊缩、腰痛膝软、小便不利、水肿等；寒客五体者，则经脉筋骨疼痛、拘挛、酸麻僵、不仁、萎废瘫痪等。包括现代医学的呼吸系疾病、心脑血管病、消化系统病、泌尿系统病、风湿免疫病等等，尽皆有之。既然有寒邪，当然就要去邪，在表者当汗而散之，在里者亦当汗而散之，兼正虚者，可扶正散寒，故汗法尽皆用之。

二、汗法应用指征

汗法应用指征可概括为痉、寒、痛。

痉脉的特征就是沉弦拘紧，这种脉摸起来有种呈痉挛状态的感觉，故称为痉脉。寒主收引凝泣，气血收引故脉沉。寒客于血脉则脉踡缩绌急，正如《素问·举痛论》所云："寒气客于脉外则脉寒，脉寒则缩踡，缩踡则脉绌急，绌急则外引小络，故猝然而痛。"《金匮要略·脏腑经络》篇："寒令脉急"。

脉之踡缩细急，即痉脉。若邪胜正强者，脉痉有力；若邪客正虚者，则痉而减。寒凝，则气血收引凝泣而不通，不通则痛；气血凝泣，阳气不得外达而为寒。

寒邪不论在表在里，只要具痉、寒、痛三个指征，即可断为寒邪袭人，而予汗法治之，驱邪外出。

但在三项指征中，权重不同，痉脉占80%，疼痛占10%，恶寒占5%，其他舌征、体征、症状可占5%，此乃约略之言。

三、麻黄汤

《伤寒论》第35条："太阳病头痛发热，身疼腰痛，骨节疼痛，恶风无汗而喘者，麻黄汤主之。"

《伤寒论》第36条："太阳与阳明合病，喘而胸满者，不可下，宜麻黄汤。"

《伤寒论》第37条："太阳病，十日已去，脉浮细而嗜卧者，外已解也。设胸满胁痛者，与小柴胡汤。脉但浮者，与麻黄汤。"

《伤寒论》第46条："太阳病，脉浮紧，无汗发热，身疼痛，八九日不解，表证仍在，此当发其汗。服药已微除，其人发烦目瞑，剧者必衄，衄乃解。所以然者，阳气重故也，麻黄汤主之。"

《伤寒论》第51条："脉浮者，病在表，可发汗，宜麻黄汤。"

《伤寒论》第52条："脉浮而数者，可发汗，宜麻黄汤。"

《伤寒论》第59条："伤寒脉浮紧，不发汗，因致衄者，麻黄汤主之。"

《伤寒论》第232条："脉但浮，无余证者，与麻黄汤。若不尿腹满加哕者，不治，麻黄汤。"

《伤寒论》第 235 条："阳明病，脉浮，无汗而喘者，发汗则愈，宜麻黄汤。"

麻黄三两，去节　　桂枝二两，去皮　甘草一两，炙　杏仁七十个，去皮尖

上四味，以水九升，先煮麻黄，减二升，去上沫，内诸药，煮取二升半，去滓，温服八合，覆取微似汗，不须啜粥，余如桂枝汤法将息。

按：

1. 方义

皆知麻黄有辛温解表散寒发汗、宣肺、利尿的作用，但麻黄还可解寒凝，发越鼓舞阳气通达之作用。《金匮要略·痰饮》篇："麻黄发其阳故也。"寒袭而营卫俱郁，必发汗以散寒。汗何以出？经云："阳加于阴谓之汗。"必阴阳充盛，且阳施阴布的道路通畅，方能阳蒸阴布而为汗。阳气之敷布，赖麻、桂辛温之品以鼓舞，阳方敷布，方能阳加于阴而作汗，故方以麻黄为君。桂枝解肌发汗，温通经脉，与麻黄相伍，则发汗之力更胜，为臣。杏仁利肺气，止咳平喘，与麻黄相伍，一宣一降而咳喘止，为佐。炙甘草调和诸药，缓麻桂之慓悍，使无过汗伤正之弊，为使。四药合用，共凑散寒解表发汗之功。若寒邪在里而无表证者，则麻黄汤亦用之，其功用在于发汗，宣通阳气解寒凝。

2. 脉象问题

《伤寒论》第 3 条："太阳病，或已发热，或未发热，必恶寒，体痛呕逆，脉阴阳俱紧者，名为伤寒。"这是太阳伤寒的提纲证，也是辛温发汗法的提纲证。阴阳俱紧，是典型太阳伤寒的脉象。

在这一提纲中，仲景提出了使用汗法的标准，即脉紧、恶

寒、疼痛。我们在《汗法临证发微》一书中提出的狭义汗法的三个标准，即痉、寒、痛，就是依据此条提出的。脉拘紧，即痉脉；寒，即恶寒；痛，即身疼或某一部位痛。三者之中，以痉脉为重。其病位，可在肌表，亦可在五体，亦可在五脏，亦可在六腑，出现广泛纷繁的病变，只要见脉痉，即可断寒邪收引凝泣所致，若再有寒、痛或其他可用寒凝解释的症状、体征，寒客的诊断就可确立，就可用以麻黄汤为代表的汗法来发汗散寒治之。这就是汗法的诊断及应用标准。

3. 应用问题

（1）第36条"喘而胸满"，不论是新病还是久病，不论是外感太阳表寒所引发，还是客寒伏肺，也不论是否太阳阳明合病，若见此症，只要脉紧，皆以寒邪束肺解之，皆可用以麻黄汤为代表的发汗诸方加减用之，宣肺散寒发汗即可。

（2）第37条，外已解，若胸满胁痛脉弦数减者，当予小柴胡汤；若脉浮紧者，乃寒邪束肺，肺失宣降而胸满，金囚则胁痛，当予麻黄汤散汗宣肺。此条示，虽无表证，胸满胁痛脉紧者，亦可用麻黄汤，而不拘于表证之有无。

（3）第46条，本麻黄汤证，然汗未彻而烦、瞑、衄者。何也？麻黄汤证亦属火郁范畴。寒束而恶寒，卫阳被郁而为热，故属火郁。药后微除，郁热未解，郁火内扰而烦，郁火上灼而衄瞑，故仍予麻黄汤发汗散寒，透达郁热。

（4）第232条"脉但浮，无余证"，是指虽无表证，既予麻黄汤，则脉当浮紧可知。寒凝何处？病不在表而在里也，出现不尿、腹满而哕。不尿，是三焦不通，气化不行；腹满是脾失健运，哕乃胃气逆，似成关格，本属不治之例，但仍予麻黄汤，何也？因脉浮紧，此邪实之脉，知此不尿、满哕非脾肾之败，乃阴浊蔽塞使然，予麻黄汤散寒通阳，开达玄府，使大气转而阴霾散。三焦通而尿自利，脾运健而满哕止。

联系水饮，水气病等篇，水肿常伴小便不利、不尿、腹满而哕等症，发汗乃一大法门，如大小青龙、越婢汤等皆是。此处用麻黄汤，亦在散寒通阳，开达玄府、通利三焦，大气一转，其气乃散。

（5）第235条：症见无汗而喘，若见脉浮紧，此喘而无汗，即属寒痹使然，不拘于是否为阳明病，见此脉此症，即可用麻黄汤。

统观上述所引诸条来看，第35条，是典型麻黄汤证，具备寒、痛，这些特点，但未言脉。因提纲证已明确太阳伤寒的脉象，也就不必每条皆重复了。虽省略不予重复，但一定要知道此脉应阴阳俱紧！

第51、232、235诸条仅言脉浮，此浮亦必紧。46、59条言脉浮紧，诚是，虽浮紧，但重在紧而不在浮，浮紧主表，沉紧主里亦主表。37条言脉浮细，亦当浮细而紧，因紧为寒邪收引凝泣之象；细从紧，乃邪束所致，而非血虚。52条言浮数，虽未言紧，但紧在不言中，此数从紧，乃寒束阳郁而数。

能从太阳伤寒提纲证来理解各条的脉象，诸条之脉有略者，有兼象者，则知各脉皆当紧，即吾所言之痉脉，可以说痉脉是判断寒邪凝痹的金指标，在表者可紧，在里者亦紧。只要见此脉，寒客的诊断就可以肯定80%。

四、麻黄汤衍生方

葛根汤

《伤寒论》第31条："太阳病，项背强几几，无汗恶风，葛根汤主之。"

《伤寒论》第32条："太阳与阳明合病者，必自下利，葛根汤主之。"

《金匮要略·痓湿暍》:"太阳病,无汗而小便反少,气上冲胸,口噤不得语,欲作刚痓,葛根汤主之。"

葛根四两　麻黄三两,去节　桂枝二两,去皮　生姜三两,切　甘草二两,炙　芍药二两　大枣十二枚,擘

上七味,以水一斗,先煮麻黄、葛根,减二升,内诸药,煮取三升,去滓,温服一升,覆取微似汗,余如桂枝法将息及禁忌。诸汤皆仿此。

按:

1. 葛根汤由桂枝汤加麻黄、葛根而成。葛根解肌发表散风寒,入阳明经,能鼓胃气上行,生津止渴。配麻桂生姜,开达玄府,解肌发汗;配芍药、甘草、大枣,生津和营濡筋脉。

合观葛根汤三条方证,31 条为太阳伤寒经腧不利,项背强几几;32 条,为太阳阳明合病下利;《金匮要略》为太阳表实欲作刚痓。三条,症虽不同,病机一也,皆为寒闭太阳,经腧不利,则项背强几几;经腧不利加重,则筋脉拘而为痓;即西医所称之外感高热惊厥;客邪盛,既犯太阳,又犯阳明,故称太阳阳明合病。于是出现太阳表证加下利,或伴有恶心、不食、腹痛等,此即西医所说的胃肠型感冒。三者病机同,故治亦同,皆以葛根汤解表散寒。既然共同的病机都是太阳表实,用麻黄汤不就可以了吗?何必另立葛根汤?缘葛根入阳明,可散阳明之邪,且升阳生津,以濡筋脉,故加之。

2. "诸汤皆仿此",有两个问题须要搞清,一是"诸汤",包括哪些汤?二是"皆仿此",仿什么?

第一:"皆仿此",仿什么?前已述及,仲景于桂枝汤将息法中阐述了一系列重要问题,包括煎药法、辅汗三法、邪汗与正汗标准、最佳药效标准、最佳疗效标准、饮食禁忌等,这

些内容皆属仿此之例。

第二: "诸汤" 问题: 伤寒共计 113 方, 汗吐下温清补和消, 八法皆备, 是否 113 方皆须仿此? 发汗法诸方肯定仿此, 而其他非发汗剂, 虽非桂枝汤将息法所有内容皆仿, 然测汗法却须皆仿。何也? 发汗法, 有狭义汗法与广义汗法之分。狭义汗法者, 是药后必令其汗出者; 广义汗法是指药后令阴阳调和而正汗出, 乃不汗而汗者也。经调和阴阳而见正汗者, 皆标志阴阳已充, 且升降出入道路通畅, 阴阳已和, 病已向愈矣。测汗法, 广泛用于外感内伤及汗剂与非汗剂诸方。故曰 113 方皆仿此。当然, 调和阴阳未见正汗者, 则不在此例。仲景 "诸汤皆仿此", 实寓深意。

葛根加半夏汤

《伤寒论》第 33 条: "太阳与阳明合病, 不下利但呕者, 葛根加半夏汤主之。"

葛根四两　麻黄三两, 去节　甘草二两, 炙　芍药二两　桂枝二两, 去皮　生姜二两, 切　半夏半升, 洗　大枣十二枚, 擘

上八味, 以水一斗, 先煮葛根麻黄, 减二升, 去白沫, 内诸药, 煮取三升, 去滓, 温服一升, 覆取微似汗。

按: 此亦太阳阳明合病, 出现不下利但呕。下利者, 主犯大肠; 呕吐者, 主犯于胃, 胃气逆而呕。该方以葛根汤发汗, 散太阳阳明之寒, 加半夏以降逆止呕。

小青龙汤

《伤寒论》第 40 条: "伤寒表不解, 心下有水气, 干呕发热而咳, 或渴、或利、或噎、或小便不利、少腹满、或喘者, 小青龙汤主之。"

《伤寒论》第 41 条: "伤寒心下有水气, 咳而微喘, 发热

不渴，服汤已，渴者，此寒去欲解也，小青龙汤主之。"

《金匮要略》痰饮："病溢饮者，当发其汗，大青龙汤主之，小青龙汤亦主之。"

"咳逆依息不得卧，小青龙汤主之。"

《金匮要略·妇人杂病》："妇人吐涎沫，医反下之，心下即痞，当先治其吐涎沫，小青龙汤主之。"

麻黄去节　芍药　细辛　干姜　甘草炙　桂枝各三两，去皮

　五味子半升　半夏半升，洗

上八味，以水一斗，先煮麻黄减二升，去上沫，内诸药，煮取三升，去滓，温服一升。若渴，去半夏，加栝楼根三两；若微利，去麻黄，加荛花，如一鸡子，熬令赤色；若噎者，去麻黄，加附子一枚，炮；若小便不利，少腹满者，去麻黄，加茯苓四两；若喘，去麻黄加杏仁半升去皮尖。且荛花不治利，麻黄主喘，今此语反之，疑非仲景意。

按：

1. 小青龙汤证之病机为"伤寒表不解，心下有水气"。方由麻黄配桂枝，宣肺解表，且通阳利水；干姜配半夏，温化寒饮；甘草以守中扶正；芍药、五味以护阴，温散而不伤正。此为表里双解之方。

2. 内有寒饮，无表证者，小青龙汤可用否？可用，但寒饮当属实者。此时用麻桂，目的不在于解表，而在于激发阳气，细辛启肾阳，麻黄发越阳气，桂枝通阳，阳气升腾，阴霾自散。

里之水饮盛，何不用苓桂术甘剂；何不用真武汤？此皆止虚水泛者，而小青龙汤乃寒实且水盛者。

3. 既为水饮，当温化之，何以又用芍药、五味酸敛阴柔之品？注家皆以反佐解之，固是，然未中肯綮。水饮皆湿类，

湿盛则燥化。人身之水饮痰湿，皆津液所化，邪水盛一分，则真水少一分。小青龙汤证乃水饮内盛，水饮盛则真水少，芍药五味乃护其阴也。真武汤亦水泛而加芍药，后世注家皆引《本经》芍药利小便解，未能中鹄。后世名方龙胆泄肝汤，本为肝胆湿热，方中却加生地；甘露饮治胃中湿热，方中却加二地、二冬与石斛。吴鞠通于《湿温篇》中曰："润之则病深不解。"致后人视湿盛加润药为禁忌，孰知邪水盛则真水亏之理。如浇地，水从水沟中溢出则为邪水，田中无水则少津而禾枯。路志正老师云"湿盛则燥"，确有至理。

4. 水饮内盛，或然之症何其多也？缘水蓄变动不居，到处流窜，外可达肌肤、经脉、筋骨，内可干于脏腑，故变症颇多。《伤寒》、《金匮要略》中所列小青龙汤证诸条，病机一也，皆为水饮流窜所致。如第 40 条之诸或然症，寒饮犯胃则干呕；寒饮射肺则咳喘，重则不得卧；气化不利而渴，小便不利；水饮下注大肠则下利；痰饮痹结二阳而为噎；水阻气机而少腹满；外证未解而发热；肿乃水饮溢于肌肤；饮聚肺胃而吐涎沫，心下痞，症虽繁而其理一。

悟清这一机理，临床可广而用之。寒饮凌心则心悸、胸闷、疼痛等，与循环系统疾病相关；寒饮射肺而噎、咳喘多痰，与呼吸系统相关；小便不利等，与泌尿系统有关；呕、利、痞满等，与消化系统相关；水饮浸淫经脉筋骨，引起酸麻胀痛、拘挛痿痹等，又与风湿免疫相关；表证不解，又与外感相符。总之，寒饮可引发多系统、多靶点的诸多病变，因而，小青龙及其衍生方，应用广泛。

如何用？关键在于掌握寒饮的指征。指征掌握了，就可用活了，加减变化也就活了。其指征有二：

一是脉弦紧：弦主饮，紧主寒。浮否？虽有表，亦未必浮，浮不是重要特征。数否？可数可不数，有热当数，然此数从紧，不以热看。有力否？当有力，尤以沉取有力，因此寒饮属实，若无力为虚，当加温补之品。

一是症：有此脉，且有以寒饮可解的一二症，即可诊为寒饮，予小青龙主之。

至于舌，可淡可胖，可红可暗，因寒凝血泣而红暗。苔可滑可厚，然亦可因气化不利，不能蒸腾而无苔。舌症皆以脉解。

用小青龙汤及其衍生方，余恒加辅汗三法令汗。有表者可汗，无表而纯为里证者，亦可汗。因汗法不仅解表，关键在于汗法可开达玄府，使阳气通达升发，"离照当空，阴霾自散。"

悟透机理，掌握指征，就可守绳墨而废绳墨，随心所欲不逾矩。这就是学仲景，要钻得进，要跳得出，别有洞天之感则油然而生，何其快哉。

桂苓五味甘草汤

《金匮要略·痰饮》："青龙汤下已，多唾口燥，寸脉沉，尺脉微，手足厥逆，气从小腹上冲胸咽，手足痹，其面翕热如醉状，因腹下流阴股，小便难，时复冒者，与茯苓桂枝五味甘草汤，治其气冲"。

桂枝　茯苓各四两　五味半升　甘草三两，炙

上四味，以水八升，煮取三升，去滓，分温三服。

按：《金匮要略·痰饮》小青龙之后的四个变方，实质是一个完整的医案，记载了服小青龙后的一些变证、变方。充分体现了"观其脉证，知犯何逆，随证治之"这一辨证论治的总纲精神。

本寒饮迫肺，咳逆依息不得卧，予小青龙温散寒饮。服后出现了一系列变症，见多唾、口燥、小便难、气从小腹上冲胸

咽、手足厥逆、手足痹、面翕热如醉状。

上述变症，从望闻问三诊可知，但这些症状是什么原因造成的，我看后觉心中茫然，更不知如何处措。但诊其脉，则病机昭然，此即以脉定证，即平脉辨证，亦即仲景辨证论治理论体系的灵魂。

何脉？寸脉沉，尺脉微。尺微，肯定是阳衰于下。寸脉沉，沉仅是脉位，应进一步描述寸沉有力否、细否、弦否、紧否、滑否、数否等等，惜仲景语焉不详，未进一步说清。但据尺微，尺为肾所居，是人身元阴元阳之根。肾阳已微，必上焦之阳亦虚，无力鼓荡而沉，当沉而无力。从脉象分析，可知此病的病机当为阳弱阴盛，水饮上犯。阳衰阴盛就是证。

以此脉此证来解诸症。多唾乃饮泛，口燥小便不利乃气化不行，阳虚不达四末而手足厥、痹，阴盛厥气上逆而作奔豚，清阳不升而冒。何以面热如醉？缘阳虚，虚阳上浮而如醉。这种阳虚之虚阳上浮，可因多种原因而面红。一是肾阳虚、阴盛格阳于上而面红，主以通脉四逆汤；一是上虚不能制下，而阴火上冲致面红。上虚，包括心、肺、脾。经云，"君火以明，相火以位。"心阳虚，即君火不明，坐镇无权，相火起而代之则面红；肺虚不能制下，相火动而面红；脾为土，肾为水，土虚不能制水，不仅指水饮泛滥，亦包括阴火上冲，东垣之甘温除大热即据此理。故土虚阴火上冲亦可面红。

本条之面如醉，因何使然？据方可知，乃土不制阴火，故尤在泾注云："土厚则阴火自伏"，此言堪比经典。方以茯苓、甘草培土以制阴火；桂枝振心阳、伐肾气、平冲逆；五味敛其浮越之阳。

何不用通脉四辈、真武之类？缘阳虽虚而未甚，故不用之。

苓甘五味姜辛汤

《金匮要略·痰饮》："冲气即低，而反更咳胸满者，用桂苓五味甘草汤，去桂加干姜、细辛以治其咳满。"

茯苓四两　甘草　干姜　细辛各三两　五味子半升

上五味，以水八升，煮取三升，去滓，温服半升，日三。

按：

1. 服法特殊，每服半升，日三服，仅是半剂之量，较前方药量减半，小其剂也。

2. 冲气低，肾之厥气上冲势减。更咳胸满者，肺中寒饮势盛，肺气壅塞而咳满，去桂枝之伐肾气，加干姜、伍茯苓甘草，温化寒饮；细辛温散走窜雄烈，解寒饮之凝痹，复肺宣降之机。此方与前方之别，重在肺。

苓甘五味姜辛半夏汤

《金匮要略·痰饮》："咳满即止。而更复渴，冲气复发者，以细辛干姜为热药也，服之当遂渴，而渴反止者，为支饮也。支饮者，法当冒，冒者必呕，呕者复入半夏以去其水。"

茯苓四两　甘草　细辛　干姜各二两　半夏　五味各半斤

上六味，以水八升，煮取三升，去滓，温服半升，日二服。

按：

1. 服法又变，每服半升且日二服，在前方减半的基础上，又减三分之一，仅乘三分之一的量。每日服量因何而变？缘病情之变，前因服小青龙汤后冲气上逆，改用桂苓五味甘草汤平冲气；冲气低，反更咳满，又以苓甘五味姜辛汤治咳满；咳止而复渴，冲气复发，又入半夏降逆止呕治水。病情多变，小其剂而防其偏，故每日服量渐减，谨慎从之。

2. 渴因虽多，无非虚实两大类。实者，邪阻津液不布，或热耗津伤；虚者，阴虚津不能上承，或阳虚不能气化。病本阳虚饮盛，予干姜、细辛，温阳化饮，渴反止，知为支饮干格。饮阻清阳不升而为冒，或眩、冒、癫；干于胃而呕，加半夏，降逆止呕蠲饮。

苓甘五味姜辛半夏杏仁汤

《金匮要略·痰饮》："水去呕止，其人形肿者，加杏仁主之。其证应内麻黄，以其人遂痹，故不内之。若逆而内之者，必厥。所以然者，以其人血虚，麻黄发其阳故也。"

茯苓四两 甘草 干姜 细辛各三两 五味 半夏 杏仁各半升

上七味，以水一斗，煮取三升，去滓，温服半升，日三服。

按：本条论述了形肿，应内麻黄而不内，改用杏仁的道理。

形肿，乃溢饮也。"病溢饮者，当发其汗，大青龙汤主之，小青龙汤亦主之"。发汗，非麻黄莫属，当用，何以不用？因其人血虚血痹。血虚而痹，肢体不仁，仲景予黄芪桂枝五物汤，补虚调营卫。若误予麻黄剂汗之，则犯血虚发汗之戒。因毕竟形肿，麻黄不能用，又当如何治呢？肺主皮毛，又通水道，予杏仁以利肺气，虽力不及麻黄，然血虚又形肿者，恰也相宜。

苓甘五味姜辛半杏大黄汤

《金匮要略·痰饮》："若面热如醉，此为胃热上冲熏其面，加大黄以利之。"

茯苓四两 甘草二两 干姜 细辛各三两 五味 杏仁 半

夏各半升　大黄三两

上八味，以水一斗，煮取三升，去滓，温服半升，日三服。

按：面热如醉，分虚实两类，实者，火热上灼；虚者，正虚阳浮。实者，从性质来分，有燔灼之火与郁火之分。燔灼之火，有六淫、七情及气血痰食，皆可化火；郁火乃邪阻火热郁伏于内，郁火上冲而面热。引起郁火的原因有六淫、七情及内生五邪。从病位来分，有表热、脏腑热之异，有卫气营血之殊。虚火者，气血阴阳之虚，皆可虚阳上浮而面热。除此而外，尚有虚实相兼、寒热错杂等等，所以面如醉之原因甚多，何以别之？当求之于脉。沉取有力者为实，沉取无力者为虚。虚实分清后，再辨因何而实，因何而虚。性质分清后，还要辨其病所、程度、兼夹等等。

《金匮要略·痰饮》篇小青龙加减共6方，两次言其面如醉，一为寒饮阳浮，一为胃热上熏。寒饮阳浮者，其本为寒饮盛，脉当弦紧；阳浮上熏于面，则寸浮而虚。苓甘五味姜辛半杏大黄汤之面如醉，是寒热相兼，其本为寒饮，脉当弦紧；又出现胃热上冲熏其面而加大黄以泄之，则脉当弦紧兼滑数之象，寒饮胃热并见。干姜、细辛与大黄相伍，类于附子大黄汤，温下并举。

《金匮要略·痰饮》自小青龙以下共六条六方，皆自小青龙汤衍化而来，可看成是病例记载。辨证入微，用药灵活，一切皆在变，一切皆须辨，足资后人效法。

半夏麻黄丸

《金匮要略·十六》："心下悸者，半夏麻黄丸主之。"

半夏　麻黄各等分

上二味末之，炼蜜和丸小豆大，饮服三丸，日三服。

按：此饮抑其阳而心下悸。半夏蠲饮，麻黄发越阳气。此方可看成微型的小青龙汤，小青龙治外寒内饮，若无外证，寒饮在里者，小青龙汤亦可用之，此时麻黄之功用，不在于解表，而在于宣通阳气解寒凝。本方并无表证，用麻黄者，亦在宣通阳气解寒凝，二者功用雷同。

此方量殊小，一日服量一钱许，盖治寒饮心下悸之轻者；或大病已差，余邪未尽之善后调理之方。

小青龙加石膏汤

《金匮要略·肺痿》："肺胀，咳而上气，烦躁而喘，脉浮者，心下有水，小青龙加石膏汤主之。"

麻黄 芍药 桂枝 细辛 干姜 甘草各三两 五味 半夏各半升 石膏二两

上九味，以水一斗，先煮麻黄去上沫，内诸药，煮取三升。强人服一升，羸者减之，日三服，小儿服四合。

按：仲景云："咳而喘，不渴者，此为肺胀"，"上气喘而躁者，此为肺胀"、"肺胀咳而上气"，现代医学的阻塞性肺病属肺胀范围。

此亦外邪内饮相搏，兼烦躁者，夹有热邪。热从何来？盖积阴之下必有伏阳。寒饮盛而阳被郁，阳郁则化热，此即热之由来。寒热并见，须区分寒热之多寡及病位，以决定方中寒热之比重。此方以寒饮为重，石膏仅用二两，清为次。其脉当弦紧之中略见滑数之象。

射干麻黄汤

《金匮要略·肺痿》："咳而上气，喉中水鸣声，射干麻黄汤主之。"

射干三两 麻黄 生姜各四两 细辛 紫菀 款冬花各三两

大枣七枚　半夏半升　五味子半升

上九味，以水一斗二升，先煮麻黄两沸，去上沫，内诸药，煮取三升，分温三服。

按：饮激于上，咳而气逆，喉如水鸡，其脉当弦，苔当滑。射干、紫苑、款冬降逆气；麻黄、细辛、生姜散寒，半夏蠲饮，五味敛肺，防辛散耗伤，大枣安中。

麻黄加术汤

《金匮要略·痉湿暍》："湿家身烦疼，可与麻黄加术汤，发其汗为宜，慎不可以火攻之。"

麻黄三两，去节　桂枝二两　甘草一两，炙　白术四两　杏仁七十个，去皮尖

上五味，以水九升，先煮麻黄减二升，去上沫，内诸药，煮取二升半，去滓，温服八合，覆取微汗。

按：身烦疼，乃寒湿在表，用麻黄汤以散寒，加白术以除湿。白术得麻黄，以行表里之湿。

麻黄杏仁薏苡甘草汤

《金匮要略·痉湿暍》："病者一身尽疼，发热，日晡所剧者，此名风湿，此病伤于寒，汗出当风，或久伤取冷所致也，可与麻黄杏仁薏苡甘草汤。"

麻黄半两　杏仁十个，去皮尖　薏苡半两　甘草一两，炙

上挫麻豆大，每服四钱匕，水一盏半，煎八分，去滓温服。有微汗避风。

按：

1. 身痛、发热，此乃表证。此热乃湿遏阳郁而热，身痛乃湿阻营卫不通而痛。恶寒否？阳气不通则身冷。有汗否？湿阻营卫不和可汗出。日晡所剧者，阴邪自旺于阴分，与湿温

同理。

2. 此证虽发热，但不同于湿与热结者。湿与热结，治当化湿清热，而此方仅疏表化湿，并无清热之品，因此热乃湿遏阳郁而热，关键在湿，湿去则热除，勿因发热而掺寒凉之品，反使湿蕴不化。如麻黄汤，亦有发热，重在辛温解表散寒，并没有因发热而掺入寒凉之品。

如何判断此发热是湿遏阳郁而热，还是湿热搏结、熏蒸而热？湿遏阳郁者，脉当浮弦濡，舌苔白或白腻；湿热相合者，脉当濡滑数，舌可红，苔当黄腻。

3. 此方量少，且仅服四钱匕，约合每副药 10 克，煎煮时间亦短，法类五苓散、盖取上焦如羽，轻可去实之意，使玄府开，三焦气化令行，寒湿俱去。

麻黄连轺赤小豆汤

《伤寒论》第 262 条："伤寒瘀热在里，身必黄，麻黄连轺赤小豆汤主之。"

麻黄二两，去节　连轺二两　杏仁四十个，去皮尖　赤小豆一升　大枣十二枚，擘　生梓白皮一升，切　生姜二两，切　甘草二两，炙

上八味，以潦水一斗，先煮麻黄再沸，去上沫，内诸药，煮取三升，去滓，分温三服，半日服尽。

按：表未解，阳郁化热不得外越，与湿搏结，熏蒸发黄。"身必黄"，言其症；瘀热在里，言其机。方以麻黄、生姜、杏仁宣肺解表利尿，使郁热得以外透，连翘散热结，赤小豆、生梓白皮清利湿热，诸药相合，表里双解，解表清热利湿退黄。此方治湿热搔痒者效。

大青龙汤

《伤寒论》第 38 条："太阳中风，脉浮紧，发热恶寒，身

疼痛，不汗出而烦躁者，大青龙汤主之。若脉微弱，汗出恶风者，不可服之，服之则厥逆，筋惕肉瞤，此为逆也。"

《伤寒论》第39条："伤寒脉浮缓，身不疼，但重，乍有轻时，无少阴证者，大青龙汤发之。"

《金匮要略·痰饮》："病溢饮者，当发其汗，大青龙汤主之。"

麻黄六两，去节　桂枝二两，去皮　甘草二两，炙　杏仁四十枚，去皮尖　生姜三两，切　大枣十枚，擘　石膏如鸡子大，碎

上七味，以水九升，先煮麻黄，减二升，去上沫，内诸药，煮取三升，去滓，温服一升，取微似汗。汗出多者，温粉粉之。一服汗者，停后服。若复服，汗多亡阳，遂虚，恶风烦躁，不得眠也。

按：合观三条经文，主要谈四个问题：

1. 冠名问题

38条冠以"太阳中风"。太阳中风的特点应是"发热汗出，恶风脉缓者"。而本条却"脉浮紧，发热恶寒，身疼痛，不汗出"，这明明是太阳伤寒的特征，且方中麻黄六两，乃发汗之峻剂，为什么却以"太阳中风"冠之？

39条的特点是"脉浮缓，身不疼，但重"，明明是太阳中风的表现，为什么却冠以"伤寒"呢？

这两条的冠名，颇令人费解。有的医家说风寒可互用。"伤寒论"是三纲鼎立，太阳中风与太阳伤寒乃其两纲，若纲可混用，那纲之下的诸目岂不乱套了吗，"伤寒论"岂不成了一锅粥，还有什么纲举目张？

还有的医家责备叔和给编错了，其实没那么简单。假如说这两条错简了，那14、101条与158条皆冠以"伤寒中风"，岂不更难解了吗？究竟是伤寒还是中风？有些医家干脆避而不

谈，迄无定论。关于《伤寒论》冠名问题，实寓深意，是学习《伤寒论》登堂入室的阶梯，应设专题研究，不是在此处三言两语可说清楚的问题。

假如说错简，把 38 条改冠"太阳伤寒"，把 39 条改称"太阳中风"，一个是表实，一个是表虚，为什么都用大青龙汤呢？仍然说不通。

我的理解是，风与寒代表不同性质的邪气，风属阳，代表热；寒属阴代表阴邪。而阴邪，有寒与湿两种。

38 条之"太阳中风"，若太阳与中风连读，那就是太阳中风属表虚证，而条中所述显然与太阳中风对不上茬，所以太阳中风不能连读，而应太阳与中风断开读，断开了，其义自明。太阳，是指太阳表证，据文中描述，应属太阳表寒实证，予麻黄汤类。之所以未加伤寒二字，乃省略之笔，已概括于太阳病之中。又有"中风"，这里的中风，不是指太阳中风证，而是代表阳邪。伤寒六经皆有中风，此六经中风，皆为六经热化。阳邪入里，热盛而烦躁，故以石膏清之。只要把太阳中风断开读，这条冠以太阳中风且用大青龙汤就好理解了。

39 条未标明是太阳病，只言"伤寒"。这个伤寒，不是指狭义伤寒，而是指阴邪。阴邪包括寒邪与湿邪。那么本条的脉浮缓、身重如何解呢？当是湿寒之气痹阻，阳郁化热。因缓主湿，身重亦可因湿而作。观《金匮要略·痰饮》篇："病溢饮者，当发其汗，大青龙汤主之，小青龙汤亦主之。"饮湿同类，以青龙汤开鬼门，通玄府，阳气布，阴霾除。故此条之冠以伤寒，方用大青龙汤，实指寒湿之邪也。

101 条："伤寒中风，有柴胡证。"这个"伤寒中风"，不是指太阳伤寒和太阳中风，而是指邪气性质而言，或伤于寒，或中于风，经传变而出现柴胡证者。158 条亦以"伤寒中风"

冠之，亦指邪的性质而言，误下后成痞者。可见，风寒，在不同条文中有不同含义，有不同解读。

2. 脉象问题

太阳伤寒的脉象，已于提纲证中指出。为"脉阴阳俱紧"。此条脉亦紧，至于是浮，是沉，并不重要。正如《四诊抉微》所言："表寒重者，阳气不能外达，脉必先见沉紧。"又曰："岂有寒闭腠理，营卫两郁，脉不见沉者乎？"

见太阳表证而脉微弱，此即虚人外感。至于恶风还是恶寒，有汗还是无汗，伤卫还是伤营，是受风还是受寒，脉浮还是脉沉，都不重要，关键在脉微弱，就禁用麻黄剂强汗，而应扶正祛邪。

3. 烦躁问题

大青龙汤证就有烦躁，认为是里热所致，故加石膏以清之。服大青龙汤后之烦躁，认为是汗多亡阳，当予四逆辈。先后皆烦躁，何以别之？当以脉别。脉浮紧之中兼滑数躁动或稍大者，乃热盛之征，其烦躁为热所致，当清之；若脉微弱，呈阴脉，则此烦躁乃阳虚，当温之。烦躁总是心神不宁的表现，邪扰于心而神不宁，可烦躁；正虚，心无依持，亦可神不安而烦躁，属虚。

4. 身重问题

"清阳实四肢"，阳气充盛，则肢体矫健。若阳气馁弱，不能实四肢，则身重；若阳并不弱，然达于四肢之路被阻，则四肢亦失清阳充养，身亦沉重。二者一虚一实，以脉沉取有力无力别之。

39 条何以身重？仍湿阻使然，何以知之？脉缓也，缓主湿，湿阻阳不达于四末而身重。《金匮要略》之"病溢饮者，当发其汗，大青龙汤主之，小青龙汤亦主之。"饮、水、湿同类，皆可阻碍气机。其"乍有轻时"，乃阳暂通也，故有缓时。

大青龙汤乃峻汗剂，湿忌大汗，"汗大出者，但风气去、湿气在，是故不愈也。若治风湿者，但微微似欲汗出者，风湿俱去也"。微微似汗，即正汗。麻黄加术汤、麻杏苡甘汤，皆治风湿在表之剂，较大青龙汤力缓，皆可酌而用之，何必非用峻汗之大青龙汤？必寒痹重且阳郁烦躁亦重者，方用大青龙汤双解之。

越婢汤

《金匮要略·水气病》："风水恶风，一身悉肿，脉浮不渴，续自汗出，无大热，越婢汤主之。"

麻黄六两　　石膏半斤　　生姜三两　　大枣十五枚　　甘草二两

上五味，以水六升，先煮麻黄，去上沫，内诸药，煮取三升，分温三服。恶风者，加附子一枚，炮；风水加术四两。

按：风水表虚用防己黄芪汤，风水里实用越婢汤。两证同属风水，皆有汗出恶风之症，然病机不同，其治亦异。本方重用麻黄六两，乃循腰以上肿者发其汗之旨，开达玄府，畅利三焦，水去肿消。有热者，佐以石膏清热。此证脉当浮紧数或稍大，至于是否口渴、有无大热等，不必拘泥，只要见恶风寒身肿脉浮紧数，此方即可酌而用之。

关于此方之加减，"恶风者加附子一枚"，此证本有恶风，何不在越婢汤组成中即加附子，而在方后加减中才加附子？此乃服越婢汤后，肿消热除脉已虚，续恶风者，方加附子，固其卫阳。"风水加术四两"，此证本为风水，何在不越婢汤中即加白术，而于方后加减中才加白术？概因本为风水，服越婢汤后，里水未消而加白术以去水。

越婢加半夏汤

《金匮要略·肺痿》："咳而上气，此为肺胀，其人喘，目如脱状，脉浮大者，越婢加半夏汤。"

麻黄六两　石膏半斤　生姜三两　大枣十五枚　甘草二两
半夏半升

上六味，以水六升，先煮麻黄去上沫，内诸药，煮取三升，分温三服。

按： 咳喘上气脉浮大，热阻于肺，肺失宣降而咳喘上气，热盛脉大。石膏配麻黄，清热宣肺，加半夏蠲饮，姜草枣益胃气，共奏清热宣肺化饮之功。目如脱状，乃咳喘剧，眼睑水肿，水气壅遏使然。

越婢加术汤

甘草麻黄汤

《金匮要略·水气病》："里水，越婢加术汤主之，甘草麻黄汤亦主之。"

《金匮要略·水气病》："里水者，一身面目黄肿，其脉沉，小便不利，故令病水。假如小便自利，此亡津液，故令渴也，越婢加术汤主之。"

越婢加术汤：见上，于内加白术四两

甘草麻黄汤：甘草二两　麻黄四两

上二味，以水五升，先煮麻黄，去上沫，内甘草，煮取三升，温服一升，重覆汗出；不汗，再服。慎风寒。

按：

1. 水气病，分风水、皮水、正水、石水、黄汗五种，并无里水之称。里水，顾名思义，当指在里之水，而正水、石水邪俱在里，故里水应指正水、石水而言。

里水，注家云当是皮水；甘草麻黄汤发汗，所治者当为皮水。我认为这是强解经文。甘草麻黄汤、越婢加术汤，皆属汗法。一般皆将汗法局限于"在表者汗之"，"汗以解表"。汗法，固可解表。但汗法除解表发汗外，还有更加广泛的用途，凡寒凝于五体、五脏、六腑、孔窍者，皆可汗而发之，散寒解凝，应用甚广；即使阳虚兼寒凝者，汗法亦可用之。因汗法的功效，关键在于激发阳气，开达玄府，通调三焦，使阳敷阴布，"阳加于阴"方能作汗。阳敷阴布的前提是阴阳充盛，且阴阳升降出入道路畅通，方能"阳加于阴谓之汗"。阳敷阴布，即阴阳调和，在表之邪须阴阳调和而能汗，在里之邪亦须阴阳调和而能汗。所以，本条所言之里水，用汗法以开达玄府、通调三焦，使阳敷阴布而邪散，有何不可，何必曲解经文，谓里水乃指皮水耶。

2. 本条是越婢加术汤，而不是在越婢汤的加减法中加术。后者乃指风水，故方中无术，待服越婢汤后，在里之水未消而加术。越婢加术汤所治乃里水，故于方中即加术。加术之先后有别，概证一为风水，一为里水。

3. 何以甘草麻黄汤主之，越婢加术汤亦主之？

甘草麻黄汤药仅两味，麻黄四两，乃发汗之峻剂，以甘草和之。皆知麻黄有发汗散寒、宣肺平喘、利尿之功，但麻黄尚有发越阳气解寒凝，鼓舞阳气升达敷布之功，故此方可治皮水、风水，亦可治里水。

越婢加术汤，麻黄重用至六两，其力更猛悍，故加姜草枣以顾护胃气。夹热，加石膏清之；加术，更增培土以制水之力，且与麻黄相伍，其除湿之力更胜，皮水、风水、里水尽皆治之。

麻黄杏仁甘草石膏汤

《伤寒论》第63条："发汗后，不可更行桂枝汤。汗出而喘，无大热者，可与麻黄杏仁甘草石膏汤。"

《伤寒论》第162条："下后，不可更行桂枝汤。若汗出而喘，无大热者，可与麻黄杏子甘草石膏汤。"

麻黄四两　杏仁五十个，去皮尖　甘草二两，炙　石膏半斤，碎，绵裹

上四味，以水七升，先煮麻黄，减二升，去上沫，内诸药，煮取三升，去滓，温服一升。

按：此证乃热邪壅肺而咳喘。

1. 使用指征

咳喘，脉浮数、或滑数、或寸数且旺、或沉数，即可诊为热邪壅肺。至于是否曾经汗下，是否汗出，有无大热，皆非必备条件。

2. 使用范围

凡表证未已，热已传肺而咳喘者，或表已解，热蕴于肺而咳喘者，皆可用之。

3. 使用方法

此方应用的关键在于麻黄与石膏的配伍比例，《伤寒论》中麻黄：石膏为1：2；温病中此方的麻黄：石膏为1：4。凡表证重者，麻黄比例应大；或无表证而肺郁重者，麻黄比例亦应大。何以知肺郁之轻重？以脉沉的轻重来判断。沉主气，邪遏气机则脉沉，沉而有力；正虚无力鼓荡，脉亦沉，沉而无力。此证乃热邪壅肺，属实，肺郁轻者，脉浮数、滑数，或寸脉浮滑数偏大，或仅在寸脉旺；肺郁重者可脉沉。肺热重者脉数有力，或滑数、数大，石膏比例应加大。我们常用麻黄量约在8～12克之间，石膏约为15～40克之间。

石膏本清肺胃无形之热，但与麻黄相伍后，石膏的作用上提，主要是清肺；麻黄本解表发汗、宣肺平喘，与石膏相配后，麻黄的作用转趋向内，主要是宣肺平咳喘，此即配伍之妙。我们行医 50 年屡用此方治肺热咳喘者，从未见因用麻黄而大汗者，可见其发汗之力已弱，重在宣肺。

文蛤汤

《金匮要略·呕吐哕》："吐后渴欲得水而贪饮者，文蛤汤主之。兼主微风，脉紧头痛。"

文蛤五两　麻黄　甘草　生姜各三两　石膏五两　杏仁五十粒　大枣十二枚

上七味，以水六升，煮取二升，温服一升，汗出即愈。

按：此方与麻黄杏仁甘草石膏汤相似，亦解表清热。此条未言咳喘，仅曰"吐后渴欲得水而贪饮"。吐后水去热存，渴欲得水且贪饮，虽较白虎汤之烦渴引饮为轻，然亦属胃热。麻杏甘膏汤本治表未解热在肺而喘者，此是表未解热在胃而渴饮，石膏本清肺胃之热，热在肺者可清，热在胃者亦可清。"兼微风脉紧头痛"，表未解也，以麻黄解表，杏仁理肺气，生姜散寒止呕，服之令其汗出，可知表未解也。君文蛤者，清热坚阴。

厚朴麻黄汤

《金匮要略·肺痿》："咳而脉浮者，厚朴麻黄汤主之。"

厚朴五两　麻黄四两　石膏如鸡子大　杏仁半升　半夏半升　干姜二两　细辛二两　小麦一升　五味子半升

上九味，以水一斗二升，先煮小麦熟，去滓，内诸药，煮取三升，温服一升，日三服。

按：此为小青龙加石膏药汤之变方，散寒宣肺、化饮清热；重用厚朴以下气消痰除满，加杏仁降气化痰，加小麦以安中。

脉浮者兼表，意同小青龙汤之"伤寒表不解"。加厚朴者，当饮阻气机，胸脘胀满较甚，以其下气消痰除胀满。

三、麻黄汤及其衍生方小结

麻黄汤是汗法的代表方。而汗法是中医祛邪外出的重要方法，刘河间认为："驱邪之法有汗吐下，三法可以兼众法，无第四法也。"汗法固然重要，但自古以来皆局限于表寒实证。我们提出汗法，不仅用于表证，亦用于里证；不仅用于实证，亦用于虚实相兼者；不仅用于寒邪，亦用兼邪者，汗法应用范围甚广。汗法的应用指征为痉、寒、痛。

麻黄汤的衍生方，主要谈了葛根汤、小青龙汤、大青龙汤。葛根汤为表实经腧不利，项背强几几者；小青龙为外寒内饮者；大青龙为外寒内热者。此三方，又各自衍生出一系列方子。仲景论之虽详，但亦未尽，仅示人以规矩而已，后世据仲景之法，又衍生出众多方剂，使仲景之汗法日臻完善。

第三节　白虎汤及其衍生方

【概述】

1. 白虎汤证的病机及主症

白虎汤是治阳明热证的主方。阳明热证，是指阳明之热弥漫炽盛，尚未与有形之邪相搏结者。热在阳明气分，弥漫全身，充斥上下内外，故一身表里俱热；热盛迫津外泄则大汗；热耗津伤则烦渴；热盛气血沸腾而脉洪大。大热、大汗、大渴、脉洪大，即典型的白虎汤的四大症。

2. 白虎汤应用范围

白虎汤不仅用于伤寒阳明热盛者，亦广泛用于温病气分无形热盛，及杂病中气分热盛者。伤寒入里化热传入阳明，温病热入气分，湿温化热成气分热盛，内伤杂病邪蕴化热或阳郁化热，凡符合白虎汤证者，此方皆可酌而用之，不拘于伤寒阳明证之一端。

3. 白虎汤应用指征

典型的白虎汤证，"四大"皆备，用白虎汤治之，没问题。可是临床上有些并不典型，并非"四大"皆备，有的无身大热、或无渴、或无汗、或脉不大又当如何把握？

关于白虎汤的使用指征，曾有不同意见。吴鞠通于《温病条辨》卷一第九条云："白虎本为达热出表，若其人脉浮弦而细者，不可与也；脉沉者，不可与也；不渴者，不可与也；汗不出者不可与也，常需识此，勿令误也。"张锡纯对吴氏之说却有疑议，曰"吴氏谓脉浮弦而细者禁用白虎，此诚不可用矣。至其谓脉沉者、汗不出者、不渴者皆禁用白虎，则非是。"这就把吴氏的白虎四禁打破了三禁，只剩下脉浮弦而细一禁。我们掌握的主要指征是脉洪大，再有一二用气分热盛可解释的症状，即可用白虎汤，不必"四大"皆见。

一、白虎汤

《伤寒论》第 176 条："伤寒，脉浮滑，此以表有热，里有寒，白虎汤主之。"

《伤寒论》第 219 条："三阳合病，腹满身重，难以转侧，口不仁面垢，谵语遗尿。发汗则谵语；下之则额上生汗，手足逆冷。若自汗出者，白虎汤主之。"

《伤寒论》第 350 条："伤寒脉滑而厥者，里有热，白虎汤主之。"

知母六两　石膏一斤，碎　甘草二两，炙　粳米六合

上四味，以水一斗，煮米熟汤成，去滓，温服一升，日三服。

按：

1. 白虎汤证是表里热盛，而且里热为本，表热是里热外淫所致，所以吴鞠通称白虎为辛凉重剂，辛以解郁，透达郁热，故称"白虎本为达热出表。"176 条云："里有寒"，显然是错字，且 350 条之白虎汤证，明确说"里有热。"

2. 第 219 条虽曰三阳合病，但阳明热盛独重，故以白虎主之。热邪内壅而腹满；热淫四末，清阳不能实四肢而身重难以转侧；热熏于上而面垢、口不仁；热扰神明而谵语，热邪下迫津泄而遗尿。误予发汗，助热劫阴，火热更炽，谵语更重；若误下之则伤阳，阳不能温煦而手足冷，虚阳上浮则额上汗，或下后热陷而郁，热郁阳气不达四末而手足冷，郁热上蒸而头汗；究为下后阳虚或热陷，以脉别之。

《伤寒论》第 99 条亦三阳合病，但治从小柴胡，因有
"身热恶风，颈项强。"表邪尚著，若不顾其表，以白虎清之，
表必不解。依此看来，三阳合病，须分清孰轻孰重。表轻里重
者，白虎汤主之；表重里轻者，小柴胡和之。

3. 第 350 条脉滑而厥者，乃热郁而厥，以白虎汤清透里
热，使其达表而解。

典型的白虎汤脉当洪大，此条脉滑数，滑数亦热，因属郁
热，气机郁而不畅致脉滑数，郁重可脉沉滑数，直至脉沉迟、
涩、小、厥，皆因郁闭程度不同使然。

4. 热盛于里，可上灼、下迫、外淫、内窜、伤津、耗气
等，因而病变广泛，只要脉洪大，且有一二用里热盛可解释的
症状，即可用白虎汤主之。

二、白虎汤衍生方

白虎加人参汤

《伤寒论》第 26 条："服桂枝汤，大汗出后，大烦渴不
解，脉洪大者，白虎加人参汤主之。"

《伤寒论》第 168 条："伤寒若吐若下后，七八日不解，
热结在里，表里俱热，时时恶风，大渴，舌上干而烦，欲饮水
数升者，白虎加人参汤主之。"

《伤寒论》第 169 条："伤寒无大热，口燥渴，心烦，背
微恶寒者，白虎加人参汤主之。"

《伤寒论》第 170 条："伤寒脉浮，发热无汗，其表不解，
不可与白虎汤。渴欲饮水，无表证者，白虎加人参汤主之。"

《伤寒论》第 222 条："若渴欲饮水，口干舌燥者，白虎
加人参汤主之。"

《金匮要略·痉湿暍》："太阳中暍者，热是也，汗出恶

寒，身热而渴，白虎加人参汤主之。"

知母六两　石膏一斤，碎　甘草二两，炙　人参二两　粳米六合

上五味，以水一斗，煮米熟，汤成去滓，温服一升，日三服。此方立夏后立秋前，乃可服，立秋后不可服。正月、二月、三月尚凛冷，亦不可与服之。与之则呕利而腹痛。诸亡血家、虚家，亦不可与，得之则腹痛利者，但可温之，当愈。

按：

1. 白虎加人参汤，以白虎清气分弥漫之热，加人参益气生津以补虚，清补并用。

2. 何种情况下加人参？主要依脉而断。若脉虽洪，按之略减者，即加之。至于脉芤，难得一见。症状见背微恶寒，当属壮火食气而气虚的表现，亦当加之。张锡纯擅用白虎，凡体弱、年老、久病、产后者，皆加人参。

3. 阳明为成温之渊薮，所以扼守阳明为治温之关键。往往是气机不畅，气分之热不得透达于外而解，则转而逼热入营，痉厥动血迭见。善用白虎及白虎加人参汤透转气分之热，实为治温之关键。

4. 方后将息法云，白虎汤及白虎加人参汤，当立夏至立秋前乃服，乃用寒远寒之意。实则不以时令为限，吾屡冬用石膏、夏用附子，有是证则用是药，有故无殒。

白虎加桂枝汤

《金匮要略·疟病》："温疟者，其脉如平，身无寒但热，骨节烦痛，时呕，白虎加桂枝汤主之。"

知母六两　石膏一斤　甘草二两，炙　粳米二合　桂枝三两

上五味，以水一斗，煮米熟，汤成去滓，温服一升，日三服。

按:

1. 何曰温疟?《素问·疟论》:"此先伤于风而后伤于寒,故先热而后寒也,亦以时作,名曰温疟。"本条亦曰温疟,二者名同,实不同。《内经》所言者,乃寒热以时而作;本条言者,但热不寒,且身痛而呕。

此症,非西医所言之疟。疟,乃酷疟之意,对人之正气消耗重,故以疟相称。

2. 此证,既以白虎汤加桂枝,必有阳明热盛之诸症;骨节烦痛者,亦热闭经脉,不通而痛,取桂枝通经透邪,因势而达之。或问,热痹经络,用辛温之桂枝通之,不虑其助热乎?因白虎大量辛寒,区区一桂枝,只通经透邪,不足以助热,勿虞。

3. 其脉如平。何谓平?仲景多次言脉平,如何理解?如:

《金匮要略·呕吐》:"下利,三部脉皆平,按之心下坚者,急下之,宜大承气汤。"

《金匮要略·痰饮》:"支饮亦喘而不能卧,加短气,其脉平也。"

已然大承气急下之,脉能平吗?已然喘不能卧,脉还平吗?

关于平脉,有多种解释,一种认为平脉即正常脉;一种认为平脉即素体脉;一种认为平脉是指该病原有之脉。《难经21难》曰:"人形病,脉不病,非有不病者也,谓息数不应脉数也。"《伤寒论·辨脉法》曰:"寸口、关上、尺中三处,大小、浮沉、迟数同等,虽有寒热不解者,此脉阴阳为和平。"

本条所说之平脉,当以仲景于《辨脉法》中所言者为是。

竹叶石膏汤

《伤寒论》第 397 条:"伤寒解后,虚羸少气,气逆欲吐,竹叶石膏汤主之。"

竹叶二把　石膏一斤　半夏半升，洗　麦门冬一升，去心　人参二两　甘草二两　粳米半升

上七味，以水一斗，煮取七升，去滓，内粳米，煮米熟，汤成去米，温服一升，日三服。

按：此病后，气阴不足，虚羸少气；余热上逆，胃失和降，而气逆欲吐。

此方由白虎加人参汤化裁而来，竹叶甘寒利小便，清心除烦；石膏清余热；半夏降逆止呕；人参益气，麦冬生津，合甘草粳米以和胃。本方益气生津清热，凡是余热不清，气阴已伤，脉滑数略虚者，即可用之。

三、白虎汤及其衍生方小结

白虎汤为治疗阳明无形热盛的主方，阳明病提纲曰"胃家实"。胃家实，乃是一病机概念。胃，指病位；实乃邪气盛，是指病机或疾病性质而言。"胃家实"，既包括阳明热结，也包括阳明之无形热盛，不能片面地理解"胃家实"皆大便鞭。或曰"胃家实"，阳明病为邪实，三阳经亦皆为邪实，似乎"胃家实"作为阳明病的提纲证，不具特异性。不然，阳明病之"胃家实"，除热邪更盛之外，尚有病位之不同，故与太阳、少阳有别。

热盛阳明可吐利，热邪外淫可身大热；热伤津液可津亏液耗；壮火食气可伤气，致气脱或亡阳；热邪入血可耗血动血，吐衄发斑；热陷心包可烦躁、谵语、昏狂；热邪入肝则引动肝风而痉厥，变化多端。因而后世依据其不同变化，以白虎汤进行加减，创立了许多名方，如白虎加苍术汤、化斑汤、银翘白虎汤、清瘟败毒饮、玉女煎等，丰富发展了中医学。

白虎汤不仅用于外感热病，亦广泛用于内伤杂病。其应用指征，若'四大'皆备的典型白虎汤证，容易把握，若不典型者，颇费思忖。我们掌握的指征有二：一是脉洪大；二是有一二可用热盛解释的症状，即可用白虎汤。这个热盛，不见得都有壮热、体温高，有些体温并不高。这时，判断阳明热盛，主要靠脉，脉洪大，即是阳明热盛，再依脉解症、解舌，病机吻合者，诊断即明，就可用白虎汤主之。

第四节 承气汤及其衍生方

【概述】

张子和称"治病只有汗吐下三法，无第四法。"意在强调三法的重要性。三法之中，尤以下法为重，其治疗范围较汗吐为广。承气汤是下法中最具代表性的方子，应深入继承发扬。

1. 下法应用范围

下法可"去菀陈莝"。这个陈莝，具有广泛含义，凡热与糟粕相结、痰涎壅塞、水饮泛滥、瘀血阻闭、寒实内结、宿食内停、湿热蒸迫、或虫积等，皆属陈莝范畴，皆可视其脉证下而逐之。

现代医学的高热、昏迷、脑中风、心衰、肾衰、呼吸衰竭、急腹症、吐泻、精神分裂症、出血等危重急症，皆可视其脉证，以下法治之。

2. 下法应用指征

（1）脉。应用下法者，脉当沉实，亦可沉数实有力，沉而滑数有力。倘若邪气郁闭重者，脉可沉伏、迟、小、细、涩，甚至脉厥。这些脉象，颇似阴脉，与阴脉之别在于按之有力，且有奔冲激荡，躁扰不宁之象。

（2）症。因邪气搏击于内，可外干皮肉筋脉骨、孔窍，引起肢痛、麻痹、痿躄、官窍失聪、衄血、发斑、高热等；上可达巅，内可干于五脏六腑。干于胃肠者，可脘腹胀满鞕痛，呕吐、呕血，腑气不通而便结，热迫津泄而热结旁流；邪干于肺则喘咳呼吸困难、咯血；邪干于心则烦悸、躁狂、昏谵；邪干于肝者，可狂怒，动风、痉厥、肿胀；邪干于肾则骨痿不立、小便不通、厥逆等等，恶象丛生。

临床见沉实可下之脉，又见上述由于实邪引起的一二急迫之症，即可用下法以逐邪，令其气血畅达，臻于和平。

至于舌象，若属外感热病范畴引起的下证，则遵从温病学的舌诊变化规律即可；若属杂病之下症，则舌诊意义大减，当以脉解舌。

一、大承气汤

《伤寒论》第 208 条："阳明病，脉迟，虽汗出不恶寒者，其身必重，短气，腹满而喘，有潮热者，此外欲解，可攻里也。手足濈然汗出者，此大便已鞕也，大承气汤主之。"

《伤寒论》第 209 条："阳明病，潮热，大便微鞕者，可与大承气汤。"

《伤寒论》第 212 条："阳明病，若吐、若下后不解，不大便五六日，上至十余日，日晡所发潮热，不恶寒，独语如见鬼状。若剧者，发则不识人，循衣摸床，惕而不安，微喘直视，脉弦者生，涩者死。微者，但发谵语者，大承气汤主之。若一服利，则止后服。"

《伤寒论》第 215 条："阳明病，谵语，有潮热，反不能食者，胃中必有燥屎五六枚也；若能食者，但鞕耳，宜大承气汤下之。"

《伤寒论》第 217 条："汗出谵语者，以有燥屎在胃中，此为风也。须下者，过经乃可下之，下之若早，语言必乱，以表虚里实故也，下之愈，宜大承气汤。"

《伤寒论》第 238 条："阳明病，下之，心中懊忧而烦，胃中有燥屎者，可攻。腹微满，初头鞕，后必溏，不可攻之。若有燥屎者，宜大承气汤。"

《伤寒论》第 240 条："病人烦热，汗出则解，又如疟状，日晡所发热者，属阳明也。脉实者，宜下之；脉浮虚者，宜发汗。下之与大承气汤，发汗宜桂枝汤。"

《伤寒论》第 241 条："大下后，六七日不大便，烦不解，腹满痛者，此有燥屎也。所以然者，本有宿食也，宜大承气汤。"

《伤寒论》第 242 条："病人小便不利，大便乍难乍易，时有微热，喘冒不能卧者，有燥屎也，宜大承气汤。"

《伤寒论》第 251 条："得病二三日，脉弱，无太阳柴胡证，烦躁心下鞕。至四五日，虽能食，以小承气汤，少少与微和之，令小安，与承气汤一升。若不大便六七日，小便少者，虽不受食，但初头鞕，后必溏，未定成鞕，攻之必溏。须小便利，屎定鞕，乃可攻之，宜大承气汤。"

《伤寒论》第 252 条："伤寒六七日，目中不了了，睛不和，无表里证，大便难，身微热者，此为实也，急下之，宜大承气汤。"

《伤寒论》第 253 条："阳明病，发热汗多者，急下之，宜大承气汤。"

《伤寒论》第 254 条："发汗不解，腹满痛者，急下之，宜大承气汤。"

《伤寒论》第 255 条："腹满不减，减不足言，当下之，宜大承气汤。"

《伤寒论》第 256 条："阳明少阳合病，必下利，其脉不负者，为顺也。负者，失也，互相克贼，名为负也。脉滑而数者，有宿食也，当下之，宜大承气汤。"

《伤寒论》第 320 条："少阴病，得之二三日，口燥咽干者，急下之，宜大承气汤。"

《伤寒论》第321条："少阴病，自利清水，色纯青，心下必痛，口干燥者，急下之，宜大承气汤。"

《伤寒论》第322条："少阴病六七日，腹胀，不大便者，急下之，宜大承气汤。"

《金匮要略》痉湿暍："痉为病，胸满口噤，卧不着席，脚挛急，必齘齿，可与大承气汤。"

《金匮要略》腹满："腹满不减，减不足言，当须下之，宜大承气汤。"

问曰："人病有宿食，何以别之？"师曰："寸口脉浮而大，按之反涩，尺中亦微而涩，故知有宿食，大承气汤主之。"

"脉数而滑者，实也，此有宿食，下之愈，宜大承气汤。"

"下利不欲食者，有宿食也，当下之，宜大承气汤。"

《金匮要略·呕吐哕》："下利三部脉皆平，按之心下坚者，急下之，宜大承气汤。"

"下利，脉迟而滑者，实也，利未欲止，急下之，宜大承气汤。"

"下利脉反滑者，当有所去，下乃愈，宜大承气汤。"

"下利已差，至其年月日时复发者，以病不尽故也，当下之，宜大承气汤。"

《金匮要略·妇人产后病》："病解能食，七八日更发热者，此为胃实，宜大承气汤主之。"

"产后七八日，无太阳证，少腹坚痛，此恶露不尽，不大便，烦躁发热，切脉微实，更倍发热，日晡时烦躁者，不食，食则谵语，至夜即愈，宜大承气汤主之。热在里，结在膀胱也。"

大黄四两，酒洗　厚朴半斤，炙，去皮　枳实五枚，炙　芒硝

三合

上四味，以水一斗，先煮二物，取五升，去滓，内大黄，更煮取二升，去滓，入芒硝，更上微火一两沸，分温再服。得下，余勿服。

按：《伤寒》《金匮要略》载大承气汤条文共计30条。其核心内容是讲大承气汤的应用问题。欲全面了解大承气汤的应用，还应该掌握大承气的使用禁忌及其传变。因本篇着重讲经方的应用，故未讲其禁忌传变，但作为学习经方者，宜忌应全面掌握，才能正确运用。

仲景究竟提出了哪些应用大承气汤的指征？这个指征，就是标准。标准明确了，临床就可根据这个标准来运用，凡符合这个标准的就可以用，不符合这个标准的就不能用。所以，标准是非常重要的。

1. 传统提法

自上学时老师就告诉，大承气汤的特点就是"痞满燥实坚"。当时也就囫囵吞枣地记住了，并未仔细琢磨。临证既久，觉得这几个特点并不严谨。

痞："但满而不痛者，此为痞"。满，即胀满，二者有重叠，都是胀满的感觉。

燥：津亏不濡而燥，主要表现为口干舌燥，舌苔黄、灰、黑而干，甚则起芒刺；大便干结成燥屎。

实：这是指病的性质而言，大承气所治者为实证。把实字再细化来分析，实即胃家实。然胃家实又分阳明无形热盛与有形热结两大类，大承气汤之实，准确地说应是阳明热结。所结之物，应是宿食、糟粕，而非水、痰、瘀、湿等。

实，尚包括脉之实。症之实，主要指腹部胀满、疼痛、拒按，大便结或热结旁流。

坚，主要指腹部胀满疼痛且坚硬，与急腹征的板状腹同。坚，尚包括大便坚硬。

"痞满燥实坚"这五个特点，主要是燥实两点，痞满与坚，是腹部症状的程度不同而已，已可涵涌于燥实之中。至于热型、汗出、小便等情况，这五个特点尚未涵盖，故这个总结、归纳、提炼，尚有缺陷。

2. 仲景的标准

仲景提出阳明病的标准为"胃家实"。胃是病位，包括手足阳明；实是疾病性质，涵盖了全部阳明病的特点。但这个标准广泛，非特指大承气汤，所以对大承气汤的标准，还应进一步细化。仲景针对大承气汤，提出脉征、潮热、腹征、小便自利，手足濈然汗出等五点特征。

（1）脉征。仲景列出了八种脉象：脉迟、脉实、脉滑数、寸口脉浮而大按之反涩、尺中亦微而涩、三部脉皆平、脉迟而滑、脉滑、脉微实。

实、滑、滑数、微实，这都是实脉，脉实则证实，这不难理解。

迟本主寒，何以反用大承气下之？缘邪气郁闭之甚，气血不得外达以鼓荡血脉，致脉沉迟，甚至脉沉伏、小、细、迟、涩迺至厥。这些本为阴脉，但与阴脉不同之点在于按之必有一种奔冲激荡、不肯宁静之感，此为邪郁闭之甚也，不仅不是阴脉，恰恰是邪盛之实脉。

平脉，即仲景于《辨脉法》中所云："寸口、关上、尺中三处，大小浮沉迟数同等。"所谓平脉，是三部脉平均之平，而不是正常平人之平。

（2）潮热。仲景在多条中反复强调日晡潮热问题。此因日晡阳入于阴，本热郁于里，卫外之阳又入于里，则里热更甚，致发潮热，这个症状反映里之实热盛而已。里热盛，也可全身热，或胸腹灼热，潮与不潮，不是关键指征。

（3）手足溅然汗出问题。手足汗，应是手足心多汗、手足心乃阴经所过。热邪蒸迫阴分而手足心多汗。第253条"汗多者，急下之"。看来大承气汤证，也不见得必须手足汗出。

（4）小便利的问题。这个症状，是为了鉴别热与血结还是热与糟粕相结。阳明热结者，热迫津液旁渗，故小便利。其实热结阳明，伤津而燥，既然津伤而燥，小便也不能独善其身，也可小便涩少淋痛。看来小便利，不是大承气的主要特征。

（5）腹征。腹胀满痛或硬，是大承气汤证的主要指征。

（6）其他症状。谵语、如见鬼状，循衣摸床，喘冒、目睛不了了、咽干口燥、痉等，都是热结甚，引起不同脏腑的症状。治病必求其本，还得以大承气泻其阳明热结，诸症随之而解。所以上述诸症，都是阳明热结派生症，而不是大承气汤的特异性指征。

3. 我们提出如下标准

概括起来就是脉征、腹征、舌征，合之曰三征。

（1）脉征。脉沉实。脉沉数、沉滑数、沉数大搏指、沉而躁数、沉弦滑数有力；或沉迟、细、小、涩，按之必有一种奔冲激荡不肯宁静者，皆属沉实之脉。

（2）舌征。舌红且苍老坚敛，或红绛；苔白干或黄干，或灰、黑而干，甚则起芒刺。舌诊在温病中符合率较高，在内伤杂病中，复合率较低。

（3）腹征。腹胀满疼痛、拒按，或鞕痛，便干或热结旁流，褐色稀水，臭秽。

三征权重；脉征约占70%，腹征约占20%，舌征约占 10%。

至于潮热否、手足汗否、小便利否,皆非必见之症。喘、冒、目不了了、谵语、狂躁、动血、痉厥等,乃浊热程度不同,波汲脏腑不同,而出现的不同见证,亦非使用大承气汤的必见之症,其病机未变,皆可予大承气汤主之。热结祛,则五脏安。

二、大承气汤衍生方

小承气汤

《伤寒论》第 208 条:"阳明病脉迟,虽汗出不恶寒者,其身必重,短气,腹满而喘,有潮热者,此外欲解,可攻里也。手足濈然汗出者,此大便已鞕也,大承气汤主之。若汗多,微发热恶寒者,外未解也,其热不潮,未可与承气汤。若腹大满不通者,可与小承气汤,微和胃气,勿令至大泄下。"

《伤寒论》第 209 条:"阳明病,潮热,大便微鞕者,可与大承气汤。不鞕者,不可与之。若不大便六七日,恐有燥屎,欲知之法,少与小承气汤,汤入腹中,转失气者,此有燥屎也,乃可攻之。若不转矢气者,此但初头鞕,后必溏,不可攻之,攻之必胀满不能食也。欲饮水者,饮水则哕,其后发热者,必大便复鞕而少也,以小承气汤和之,不转失气者,慎不可攻也,小承气汤。"

《伤寒论》第 213 条:"阳明病,其人多汗,以津液外出,胃中燥,大便必鞕,鞕则谵语,小承气汤主之。若一服谵语止者,更莫复服。"

《伤寒论》第 214 条:"阳明病,谵语,发潮热,脉滑而疾者,小承气汤主之。"

《伤寒论》第 250 条:"太阳病,若吐若下若发汗后,微烦，小便数，大便因鞭者，与小承气汤，和之愈。"

《伤寒论》第 251 条："得病二三日，脉弱，无太阳柴胡证，烦躁心下鞭。至四五日，虽能食，以小承气汤，少少与微和之，令小安。"

《伤寒论》第 374 条："下利、谵语者，有燥屎也，宜小承气汤。"（《金匮要略·呕吐哕》篇所载同。）

大黄四两，酒洗　厚朴二两，炙，去皮　枳实三枚，大者，炙

上三味，以水四升，煮取一升二合，去滓，分温二服。初服汤当更衣，不尔者尽饮之，若更衣者，勿服之。

按：

1. 小承气乃比大承气汤证轻、剂小，故曰小承气。大黄通下热结，枳、朴消胀，助大黄通便消满和胃气。

2. 应用小承气汤要点

（1）本方以脘腹胀满气滞为主，燥结为次，故去芒硝之泻下。

（2）"脉滑而疾"，说明热结尚轻，未至迟，故可予小承气汤和其胃气。

第 251 条 "脉弱"。果见弱脉，肯定不能用承气下之。此脉之弱当为病已二三日，无太阳柴胡证，邪已退而正未复，脉较前略显弱而已，非真弱脉。然胃中邪未尽，已能食，心下尚略鞭，予小承气汤，但要 "少少与之"，服药量应少，微和更衣即可。

调胃承气汤

《伤寒论》第 29 条："若胃气不和谵语者，少与调胃承气汤。"

《伤寒论》第 70 条："发汗后恶寒者，虚故也；不恶寒但热者，实也，当和胃气，与调胃承气汤。"

《伤寒论》第94条："太阳病未解，脉阴阳俱停，必先振慄汗出而解。但阳脉微者，先汗出而解；但阴脉微者，下之而解。若欲下之，宜调胃承气汤。"

《伤寒论》第105条："伤寒十三日，过经谵语者，以有热也，当以汤下之。若小便利者，大便当鞕，而反下利，脉调和者，知医以丸药下之，非其治也。若自下利者，脉当微厥，今反和者，此为内实也，调胃承气汤主之。"

《伤寒论》第123条："太阳病，过经十余日，心下温温欲吐，而胸中痛，大便反溏，腹微满，郁郁微烦，先此时自极吐下者，与调胃承气汤。若不尔者，不可与。但欲呕，胸中痛微溏者，此非柴胡证，以呕故知极吐下也。"

《伤寒论》第207条："阳明病，不吐不下，心烦者，可与调胃承气汤。"

《伤寒论》第248条："太阳病三日，发汗不解，蒸蒸发热者，属胃也，调胃承气汤主之。"

《伤寒论》第249条："伤寒吐后，腹胀满者，与调胃承气汤。"

甘草二两，炙　芒硝半斤　大黄四两，清酒洗

上三味，切，以水三升，煮二物至一升，去滓，内芒硝，更上微火一二沸，温服之，以调胃气。

按：

1. 何谓调胃承气汤？调胃，当然是调和胃气，使臻中和；承气者，六腑传化水谷，胃之水谷，经消磨腐熟之后传化于肠，六腑之气相承接，水谷方能传化，故六腑之气以降为顺，以通为补。若胃肠之气不得相承，胃气逆则吐，肠腑不降则便结，六腑气机逆乱。调胃承气者，乃调和胃气，以复六腑气机传承之功能。

胃因何不和，肠因何不传承？因浊热内传阳明使然。浊热内结，上扰于心而心烦、谵语，浊热外淫则身热，胃气逆而吐，气机滞而胸痛、腹胀满。与调胃承气下其热结，烦、谵、热、吐、痛、胀皆随之而解。

何以知为热结阳明？仍依前述之脉征、舌征、腹征来判断。以其证轻，故不用大承气；因其气滞轻，不用小承气；因燥热较著，故用调胃承气。虽亦依脉、舌、腹三征来判断，然其轻重缓急，尚须医者临证权衡。

2. 调胃承气汤证，若轻者、缓者，则"少与"，即小量服之。若相对较重、较急者，仲景又有"顿服"法，力雄而速。

3. 第94条乃战汗。战汗者，先寒战，战后发热，继而汗出。寒战之时，脉阴阳俱停。停者乃脉伏如停。曰阳微、阴微，乃指阳脉略伏或阴脉略伏，而非微弱之微。

战汗可因邪阻而不得汗，如温疫之邪伏募厚，予达原饮，溃其伏邪，表里气通，可战而汗解；亦可因正气虚、胃气弱，无力祛邪，当扶正益胃气，正强奋与邪争而战汗，如小柴胡汤之蒸蒸而振。此条之战汗，乃燥热内结，予调胃承气祛其燥热，使胃气能承降，以通为补，也是益胃也，促其战汗。

厚朴三物汤

《金匮要略·腹满寒疝》："痛而闭者，厚朴三物汤主之。"

厚朴八两　大黄四两　枳实五枚

上三味，以水一斗二升，先煮二味，取五升，内大黄，煮取三升，温服一升，以利为度。

按：痛而闭者，六府之气闭而痛，且便亦闭。厚朴三物汤与小承气汤药同而量不同。小承气汤厚朴二两、枳实三枚，本方厚朴八两、枳实五枚。小承气意在满实，故君大黄；厚朴三物满意在行气，故君厚朴。

厚朴大黄汤

《金匮要略·痰饮》："支饮胸满者，厚朴大黄汤主之。"

厚朴一尺　大黄六两　枳实四枚

上三味，以水五升，煮取二升，分温再服。

按：

1. 此与小承气、厚朴三物汤，皆药同而量异。

方名	厚朴	枳实	大黄
小承气汤	二两	三枚	四两
厚朴三物汤	八两	五枚	四两
厚朴大黄汤	一尺	四枚	六两

厚朴一尺，约合 30g，一两折合 16.625 克。

药虽同而量异，则功用各有侧重。厚朴大黄汤重在下，厚朴三物重在破滞气，小承气汤通下破滞兼之。

2. 支饮胸满用厚朴大黄汤，必脘腹胀且大便不通。肺与大肠相表里，腑气通则肺气降。此以通下除滞而治饮邪壅肺，且气滞者。

厚朴七物汤

《金匮要略·腹满寒疝》："病腹满，发热十日，脉浮而数，饮食如故，厚朴七物汤主之。"

厚朴半斤　甘草　大黄各三两　大枣十枚　枳实五枚　桂枝二两　生姜五两

上七味，以水一斗，煮取四升，温服八合，日三服。呕者加半夏五合，下利去大黄，寒多者加生姜至半斤。

按：此方为桂枝汤去芍药合小承气汤，乃表里双解之剂。发热脉浮数，表有热也，桂枝、甘草、生姜、大枣，即桂枝汤去芍药，加生姜以解其外；腹满者，肠有积也，然饮食如故，予枳实、朴黄，乘其胃结未甚而攻之，成表里双解之剂。后世诸多表里双解之方，如防风通圣等，法皆依此。

大黄甘草汤

《金匮要略·呕吐》："食已即吐者，大黄甘草汤主之。"

大黄四两　甘草一两

上二味，以水三升，煮取一升，分温再服。

按：六腑主饮食的受纳、传导，腑气以降为顺，以通为补。肠腑不通，胃气亦不降；胃气逆，则食已即吐。大黄通其肠腑，甘草缓其急，下窍通，胃即降，吐即止。此方虽小，然乃下法方根之一，依此方根加味，组成众多下法方剂。

大黄附子汤

《金匮要略·腹满寒疝》："胁下偏痛发热，其脉紧弦，此寒也，以温药下之，宜大黄附子汤。"

大黄三两　附子三枚　细辛二两

上三味，以水五升，煮取二升，分温三服。若强人煮取二升半，分温三服。服后如人行四五里，进一服。

按：

1. 脉紧弦，乃寒邪收引凝泣之象。则此胁痛，乃寒凝所致。若仅是寒凝胁痛，温散可也，何以又加大黄？必是寒闭热郁，大便不通，故加大黄通之。

2. 热在何处？从本条语气来看，当是胁痛且热，此热指胁热，非表热。

热从何来？脉弦紧，乃阴寒痹结，此热，乃阳气被郁所致。附子、细辛温阳祛寒散结；大黄寒下，使郁热下出而解。故寒热并用，散下并举。

3. 附子三枚，用量甚重，乃阳虚寒痹甚也。

4. 服法。"如人行四五里进一服"。行四五里约半小时，即半小时一服，服药之急迥异一般，推知其寒痹而胁痛急，故频服，求其速。

5. 煎法特殊。曾研究桂枝汤以水七升，煮取三升用时，大约须半小时。此以水五升煮取二升，大约亦须半小时，后内他药。应久煎减附子之毒性，该方并未久煎。且曰"强人煮取二升半"，煎煮时间缩短至20分钟左右，意在取其温散之力更强。鉴于安全起见，仍以久煎为妥。

6. 此方开寒热并用温下法之先河，其脉当如何？脉当弦紧而数，弦紧寒结，数乃热郁，见此脉，可寒热并用。

大黄牡丹汤

《金匮要略·疮痈肠痈》："肿痛者，少腹肿痞，按之即痛如淋，小便自调，时时发热，自汗出，复恶寒，其脉迟紧者，脓未成，可下之。脉洪数者，脓已成，不可下也，大黄牡丹汤主之。"

大黄四两　牡丹一两　桃仁五十个　冬瓜仁半升　芒硝三合

上五味，以水六升，煮取一升，去滓，内芒硝，再煎沸，顿服之。有脓当下，如无脓当下血。

按：

1. 为何成肠痈

仲景在本条中，讲了肠痈形成的两个阶段。

第一阶段为寒遏营卫：临床表现为恶寒、时热、自汗、腹痛、脉迟紧。迟紧之脉，乃寒邪凝泣之象。以脉解症，上述症状因何而见？乃寒凝营卫，则营卫不得敷布，卫不能温煦而恶寒，表失卫护而自汗，卫阳被郁于内而为热，营卫不通而少腹肿痛。至于小便自利，反映三焦尚可通调，膀胱尚能气化，病位在肠，而不在膀胱。此痛如淋，是指下腹痛而言，淋可下腹按之痛，肠痈亦可小腹按之痛，乃似淋非淋。若果为淋，何言小便自调？

第二阶段：脉由迟紧转为洪数。洪数乃热盛之脉，缘寒郁化热，致热盛，热盛腐败气血致为痈脓。

2. 治法

原文中提出，"脓未成，可下之"，"脓已成，不可下也"。我们觉得，下与不下，不以脓成否为凭，当以脉征、舌征、腹征为据。

第一阶段脉迟紧，是寒束营卫，法当温散，不可下。第二阶段脉洪数，乃热盛腐败气血，痈脓已成，则当下。不因脓已成而不可下。该方将息法中云："有脓当下，如无脓当下血。"这段话的意思是，有脓者，以本方下之后，则下脓；无脓者，以本方下之后，当下血。据此可见，有脓无脓皆下之。前面讲的脉迟紧当散不当下，若脉滑数有力或大，脓已成或未成，皆当下。天津南开医院急腹症研究，以下法治阑尾炎，疗效肯定，即使化脓穿孔合并腹膜炎，照用下法，何言脓成不可下？参前之肺痈一段，后世治痈诸法，思路可开阔，不必为本条之可下不可下所囿。正如尤在泾所言："大黄牡丹汤，肠痈已成未成皆得主之。"

麻子仁丸

《伤寒论》第247条："趺阳脉浮而涩，浮则胃气强，涩则小便数，浮涩相搏，大便则鞕，其脾为约，麻子仁丸主之。"（《金匮要略》所载同）。

麻子仁三升　芍药半斤　枳实半斤，炙　大黄一斤，去皮

厚朴一尺，炙，去皮

杏仁一升，去皮尖，熬，别作脂

上六味，蜜和丸，如梧桐子大，饮服 10 丸，日三服，渐

加，以知为度。

按：

1. 趺阳脉浮，主胃中有热；涩主脾阴不足；脾不能为胃行其津，故曰脾约。肠道失润而便结，津液旁渗而小便数。

2. 本方乃小承气汤加麻子仁、杏仁、芍药而成。方用小承气泄热结，行气导滞；加芍药滋脾阴，麻仁润肠燥，杏仁降肺润肠，缓下之。

3. 服法。"渐加"以小量开始服用。"以知为度"，当以便已软为度。

4. 临床常见，一有便秘，医者辄用此方，且有的长期服用，此欠妥。便秘原因甚多，此方仅适用胃热脾阴虚者，非治便秘之通剂。

蜜煎方及土瓜根、猪胆汁方

《伤寒论》第233条："阳明病，自汗出，若发汗，小便自利者，此为津液内竭，虽鞭不可攻之，当须自欲大便，宜蜜煎导而通之。若土瓜根及大猪胆汁，皆可为导。"

食蜜七合

上一味，于铜器内，微火煎，当须凝如饴状，搅之勿令焦著，欲可丸，并手捻作挺，令头锐，长二寸许。当热时急作，冷则鞭。以内谷道中，以手急抱，欲大便时乃去之。

土瓜根方已佚。

猪胆汁方：又大猪胆一枚，泻汁，和（少许法）醋，以灌谷道内，如一食顷，当大便出宿食恶物，甚效。

按：此津亏便秘，以外治法治之，甚效。也可不论寒热虚实，凡便秘者，皆可用之，乃治标之法，非治本之剂。

三、承气汤及其衍生方小结

下法是逐邪外出的重要大法，涵盖广泛。承气类仅诸下法之一，属寒下法，主要治疗热结阳明诸证。热结于里，浊热之毒不得泻，不仅引起胃肠功能紊乱，且上迫心肺，下窜肝肾，又可热陷营血，淫热于五体官窍，致病广泛。仲景对下法的宜忌进行了详尽论述，提出潮热、手足濈然汗出、小便自利，胃有燥屎而鞕满胀痛、脉证等，为承气汤的应用指征。

我们将仲景关于承气类诸条加以概括，提出了应用承气汤的三征：即脉征、舌征、腹征。凡符合此三征者，宜下；凡不符合此三征者，忌下。掌握此三征，则可灵活运用承气诸方。

本节仅论述了承气类衍生方十首，如桃仁承气汤、大陷胸汤等未列本节中，将在其他章节中论述。

第五节　逐瘀诸方

一、瘀血的概念

瘀血又称蓄血、坏血。凡离经之血积于体内，或血泣滞不行、不畅者，皆为瘀血。瘀血既成之后，反过来又能阻遏气血的运行，导致脏腑、经络、组织器官的功能失调，形成广泛病变。因此，瘀血既是病理产物，又是重要的致病因素。

二、瘀血形成原因

1. 气帅血行

凡气机不畅者，皆可造成瘀血。影响气机运行的原因，不外邪阻与正虚两类。邪阻者，包括六淫、七情、不内外因及内生五邪。正虚，包括阴血气血之虚。

2. 寒凝血瘀

寒主收引凝泣，寒客血脉则血凝泣而不行，致成瘀血。

3. 热烁血瘀

热陷血分，伤津耗液，血稠浊而行迟，形成瘀血。或热伤血络，血溢为瘀。

4. 外伤损伤血络致血瘀

三、瘀血的临床表现

瘀血，常随所瘀病位不同、兼邪之异、正虚之别、程度之殊，有很大差别。

瘀血带有共性的一些表现。

1. 疼痛。疼处不移、多为刺痛，夜剧。

2. 癥瘕。瘀血与气、痰、寒相互搏结，形成癥瘕痞块。

3. 瘀血阻塞，引起肢体疼、麻、拘挛、痿废、水肿。

4. 瘀血不去，新血不生，导致血枯而不荣不华，肌肤甲错、毛发焦枯脱落、唇甲色暗、面色黧黑，舌暗或瘀斑。瘀血亦可引起骨蒸痨热。

5. 瘀血阻塞经脉，血不循经，导致出血，女子经水不调，崩漏或闭经，影响胎孕。

6. 瘀血阻塞病位不同，症状各异。

（1）阻于心者，胸痛胸闷、不寐、狂躁、健忘、痴呆。

（2）阻于肺者，胸痛憋气、呼吸不利、咯血。

（3）阻于肝者，胁痛痞块、痉挛。

（4）阻于胃肠者，脘腹胀满、鞕痛、吐利、呕血便血。

四、瘀血诊断要点

瘀血的临床表现亦纷纭繁杂，须知道瘀血的诊断要点：

1. 脉

典型的瘀血脉象为涩。因瘀血阻塞，脉道不利，故脉涩，但又不可以未见涩脉而否认瘀血的存在。随瘀血阻塞的程度不同，脉亦异。如《金匮要略·水气病》："沉滑相搏，血结胞门。"血结，何以脉滑？这是因瘀血阻痹的程度不同。如石阻水道，轻者，水流经时，与石搏击，激起浪花，则脉滑；阻痹重者，水难畅通，则脉涩。所以瘀血无定脉，不可因脉不涩而否认瘀血。

2. 舌

舌暗、瘀斑、瘀点，舌下血络紫暗，可视为瘀血。

3. 疼痛

痛处不移，刺痛为多，夜剧。

4. 其他

癥瘕痞块，唇甲色暗、面暗，再参酌其他症状及体征，仔细分析，若难遽断者，亦可活血化瘀药少量以试之。

五、瘀血的治疗

"见血休治血"，这话虽是针对出血症而言，但对瘀血症亦适用。因为形成瘀血的原因有多种，根据"治病必求其本"的原则，祛除致瘀之因，瘀血自散。当然，瘀血既已形成，在治本的同时，都加活血化瘀之品，使瘀血消散。

近代对活血化瘀的研究很活跃，形成中医治疗很多疾病的重要手段。

本节所涉及的主要是逐瘀诸方，属下法范畴。因桃核承气汤已于桂枝汤衍生方中论及，此不复赘。

六、逐瘀诸方

抵当汤

《伤寒论》第124条："太阳病，六七日，表证仍在，脉微而沉，反不结胸，其人发狂者，以热在下焦，少腹当鞕满，小便自利者，下血乃愈。所以然者，以太阳随经，瘀热在里故也，抵当汤主之。"

《伤寒论》第237条："阳明病，其人喜忘者，必有蓄血。所以然者，本有久瘀血，故令喜忘。屎虽鞕，大便反易，其色必黑者，宜抵当汤下之。"

《伤寒论》第257条："病人无表里证，发热七八日，虽脉浮数者，可下之。假令已下，脉数不解，合热则消谷善饥，至六七日，不大便者，有瘀血，宜抵当汤。"

《金匮要略·妇人杂病》："妇人经水不利下，抵当汤主之。"

水蛭熬　虻虫各三十个，去翅足，熬　桃仁二十个，去皮尖

大黄三两，酒洗

上四味，以水五升，煮取三升，去滓，温服一升，不下更服。

按：

1. 合观抵当汤各条，共提出如下重要症状。

（1）少腹鞕满。满是自觉症状；鞕是切诊的感觉，其下必有实物。

（2）小便自利。即使小腹鞕且脉沉结，亦未必是下焦蓄血，因热与湿结，病在气分，小腹亦可鞕满，如何区别？湿热搏结者，病在气分，湿热熏蒸而身黄；气化不利，则小便不利。而下焦蓄血，是热结血分，不碍气化，故小便自利，以此别之。若阳明胃家实，亦可少腹鞕满，小便自利，何以别之？仲景云："屎虽鞕，大便反易，其色必黑"，此为蓄血也，以此别之。

（3）发狂。乃瘀热上熏，逼乱神明。凡狂躁且有蓄血指征者，皆可依此参照施治。

（4）喜忘。因瘀血阻塞脑络所致。现多种脑病喜忘者，皆可依此参照治之。

（5）屎鞕反易色黑。可因胃肠出血或其他脏器之出血溢于胃肠所致，若有蓄血指征，则此种出血乃因瘀血阻塞，血不循经所致。可参照抵当汤法治之。

（6）脉。124条曰脉微而沉，125条曰脉沉结，257条曰脉浮数可下。

瘀热搏结于里者，气血不得畅达，脉当沉。结者，当包括

缓中一止之结脉，但此处之结，应为郁结之意。瘀热阻闭，脉失舒缓而郁结。所以，典型的抵当汤证脉象应为脉沉结。

因瘀热阻痹程度不同，因而瘀血无定脉。124条之微而沉，气血不得外达而脉沉；瘀热内结，气血不能充盈鼓荡血脉而脉微。此微，非真虚脉，乃大实有羸状也，沉取必有力。

257条之脉浮数，是瘀热相较尚轻，里热外淫而发热，其热尚有外达之势，故脉尚浮数。若已见小腹鞕满、发狂、便鞕、小便自利等瘀热的指征，即使脉浮数，亦可乘其瘀热未坚而破之，非必待脉沉结、瘀热已痼方破之。

（7）发热问题。106条云："其外不解者，尚未可攻。"何以此条尚发热且脉浮数，而云"可下之"？

外不解者，即太阳表证未解。太阳表证的特点是必恶寒，而257条仅言发热七八日，未言及恶寒，属但热不寒者，此属阳明病之热型。此热何来？乃阳明里热外淫所致，予抵当汤，逐其瘀热，瘀热除，外之身热随之而解，不可误认为此热为表证未除而妄予解表。有表固不可下，而此热非表故可下。

2. 结胸与下焦蓄血问题。外邪入里，可与水结而成结胸，亦可水热结于膀胱而为五苓散证；若热陷与血相结，结于下者，轻者为桃核承气汤证，或妇人热入血室，重者为抵当汤证。

能否热陷与血相结而结于上，成结胸证呢？可以，叶氏《温热病篇》称为血结胸，予桂枝红花汤治之。若血结胸之重者，亦可参抵当汤法予之，刘渡舟老师就曾以抵当汤治冠心病，我们临床中以水蛭、土鳖虫等治冠心病瘀血重者，亦从抵当汤化裁而来。

3. "血实者宜决之"，水蛭、蝱虫破血逐瘀之峻剂，桃仁、大黄活血化瘀泻热。四药相合逐瘀之力最强，共奏泻热逐瘀之功。

4. 抵当汤证指征。通过上述分析，抵当汤证的指征，应概括为四点：

（1）小腹鞭满

（2）发狂或喜忘

（3）脉沉结

（4）小便自利

凡具此特征者，抵当汤即可酌而用之。

抵当丸

《伤寒论》第126条："伤寒有热，少腹满，应小便不利，今反利者，为有血也，当下之，不可余药，宜抵当丸。"

水蛭二十个，熬　蝱虫二十个，去翅足，熬　桃仁五十个，去皮尖　大黄三两

上四味，捣分四丸，以水一升，煮一丸，取七合服之。晬时当下血，若不下者更服。

按：

1. "伤寒有热，少腹满"，若热与水结者，当小便不利；热与血结者，小便自利，知为蓄血，当下之。

2. 未言少腹鞭、或如狂发狂，乃瘀热较轻，瘀势轻于抵当汤而重于桃核承气，故予抵当丸主之。

下瘀血汤

《金匮要略·妇人产后病》："师曰：产妇腹痛法当以枳实芍药散，假令不愈者，此为腹中有瘀血着脐下，宜下瘀血汤主之，亦主经水不利。"

大黄三两　桃仁二十个　蝱虫二十枚，去足熬

上三味末之，炼蜜和为四丸，以酒一升，煮一丸，取八合

顿服之,新血下如豚肝。

按: 枳实芍药散,治"产后腹痛,烦满不得卧。"以枳实行滞气,芍药和血止痛。若血瘀已重,则枳实芍药散力薄难以胜任,故予下瘀血汤。大黄、桃仁、䗪虫,下血力猛,以丸制者,缓其性,以酒煎者,助其行血。

鳖甲煎丸

《金匮要略·疟病》:"病疟,以月一日发,当十五日愈,设不差,当月尽解,如其不差,当云何?师曰:此结为癥瘕,名曰疟母,急治之,宜鳖甲煎丸。"

鳖甲十二分,炙 乌扇三分,烧。即射干 黄芩三分 柴胡六分 鼠妇三分,熬 干姜 大黄 桂枝 石韦去毛 厚朴 紫葳即凌霄 半夏 阿胶各三分 芍药 牡丹去心 䗪虫各五分 葶苈 人参各一分 瞿麦二分 蜂窠四分,炙 赤硝二十分 蜣螂六分,熬 桃仁二分,去皮,研

上二十三味,为末,取煅灶下灰一斗,清酒一斛五升,浸灰俟酒尽,一半着鳖甲于中,煮令泛烂如胶漆,绞取汁,内诸药煎,为丸,如梧子大,空心服七丸,日三服。

按:

1. "此结为癥瘕。"凡肝脾之肿硬,腹部硬块,皆为癥瘕,而疟母仅癥瘕之一。从现代医学可知,癥瘕包括很多种病,当然也包括肿瘤、结核、肝硬化等按之肿硬者。凡具瘀血指征,正虚邪著,久而不去,此方可用,故此方应用甚广。

2. 本方扶正祛邪,但以活血化瘀攻邪为重,临床用时,又非短期可以取效。故长期服用时,应刻刻固护正气。

本方以软坚散结,活血化瘀消癥为主,当属消法范围,但与抵当汤类,关联较紧,故列于此,便于比较鉴别。

大黄䗪虫丸

《金匮要略·血痹虚劳》："五劳虚极羸瘦，腹满不能饮食，食伤、忧伤、饮伤、房室伤、肌肤甲错，两目暗黑。缓中补虚，大黄䗪虫丸主之。"

大黄十分，蒸　黄芩二两　甘草三两　桃仁一升　杏仁一升　芍药四两　干地黄十两　干漆一两，烧，令烟尽　䗪虫一升，去翅足，熬　水蛭百枚，熬　蛴螬百枚，熬　虻虫半升，熬

右十二味，末之，炼蜜和丸，小豆大，酒服五丸，日三服。

按：

1. "虚极羸瘦"，一派极虚之象，然方用大黄䗪虫丸，重用破瘀之品，此即"大实有羸状"者也。瘀血不去，新血不生，肌肉失养而削瘦，肌肤失润而甲错，瘀血停滞而目暗黑。此即俗称干血痨者。

既为干血痨，那么骨蒸劳热、盗汗、闭经、咳喘咯血、心悸怔忡、虚烦不寐、心绪不宁、气短乏力等，当相继而见。

2. 何以知为瘀血所致？前已于瘀血诊断要点中述及。但仔细阅读《伤寒》《金匮要略》，仲景尚提出很多其他瘀血特征，值得深入领悟。如：如狂发狂，小腹硬满急结、肌肤甲错、两目暗黑、健忘，但欲漱水不欲咽，小便自利，暮则发热，手掌热，唇口干燥，大便干色黑反易、经水不利，少腹如敦，这些症状都有很大的诊断价值。但诸多瘀血指征，据何以确诊？仍当以前之瘀血诊断要点为据。

3. 虚实有真假，何以知其真假？关键在脉。沉取有力者为实，沉取无力者为虚，此为诊脉之纲要。正如景岳所云："千病万病，不外虚实，治病之法无逾攻补，欲察虚实，无逾脉息，虚实之要，莫逃乎脉。"

4. 缓中补虚：大黄䗪虫丸，集四味破血剔络之虫药，伍以大黄、桃仁、干漆、杏仁，破血解瘀力雄；干地黄、芍药滋养阴血；黄芩清热，甘草和中。祛邪即以扶正，祛瘀即以生新，寓补于破，即缓中补虚。

七、逐瘀诸方小结

逐瘀属下法范围，亦为"去菀陈莝"法。本节所集诸方，皆热与血结者。瘀热在里，可上攻、下迫、内窜、外淫，引起广泛病变。

其诊断要点，由两组特征所组成：

1. 热盛于里。当有烦躁或狂，口干便结，舌红苔黄，脉沉数实。

2. 瘀结于内。胸腹鞭痛，小便自利，唇舌暗，脉沉结。

两组特征备者，泻热逐瘀诸方，即可择而用之。

第六节　逐饮诸方

【概述】

逐饮属下法范围，用于水饮泛滥，症情急迫，且邪实正气亦实者。

一、水湿痰饮的异同

水湿痰饮皆为邪气，水、饮、痰皆为内生者，而湿有内生与外客两种。内生者，皆为津液停蓄而化为水湿痰饮；而外客者，则因气候及饮食居处，湿重而侵犯人体。

水湿痰饮，本属阴邪，然其转化不同，因而临床表现各异，治法有别。

水与饮，常混称，内可干于脏腑，外可溢于肌肤。其性本阴，但又可与热相结。

湿乃弥漫缠蕴之气，皆因缘于脾虚，脾虚不化而内湿生，内湿方招致外湿。湿可内犯脏腑，外可客于经络、肌肤。湿邪以脾胃为中心，稽留气分。湿盛则阳微。湿有寒化、热化两途。湿邪化热化燥后，方可入营入血。因湿为弥漫之邪，且因脾虚而生，故湿无下法，水、饮、痰若下证备者，可下之。

痰，内经本无痰，《金匮要略》始有痰饮一词，此痰乃饮之一种，后世才有独立之痰。痰的成因广泛，凡虚实寒热，能使津液停蓄者，皆可为痰。痰转化亦多，可为寒痰、湿痰、燥痰、热痰、风痰、食痰、虚痰、顽痰等。其为病亦广，故有"百病皆生于痰"，"无痰不作祟"，"怪病多痰"云云。

总之，水湿痰饮，有同有异，大都是约定俗成，有些概念不是很清晰。

二、逐饮之指征

水饮痰泛溢，干于脏腑，出现重要功能障碍，且脉实者，可予下法逐之。

三、逐饮诸方

大陷胸汤

《伤寒论》第 134 条："太阳病，脉浮而动数，浮则为风，数则为热，动则为痛，数则为虚。头痛发热，微盗汗出，而反恶寒者，表未解也。医反下之，动数变迟，膈内剧痛，胃中空虚，客气动膈，短气烦躁，心中懊憹，阳气内陷，心下因鞕，则为结胸，大陷胸汤主之。"

《伤寒论》第 135 条："伤寒五六日，结胸热实，脉沉而紧，心下痛，按之石鞕者，大陷胸汤主之。"

《伤寒论》第 136 条："伤寒十余日，热结在里，复往来寒热者，与大柴胡汤。但结胸无大热者，此为水结在胸胁也，但头微汗出者，大陷胸汤主之。"

《伤寒论》第 137 条："太阳病，重发汗而复下之，不大便五六日，舌上燥而渴，日晡小有潮热，从心下至少腹鞕满而痛不可近者，大陷胸汤主之。"

《伤寒论》第 149 条："伤寒五六日，呕而发热者，柴胡汤证具，而以药下之，柴胡证仍在者，复与柴胡汤，此虽已下之，不为逆，必蒸蒸而振，却发热汗出而解。若心下满而鞕痛者，此为结胸也，大陷胸汤主之。"

大黄六两，去皮　芒硝一升　甘遂一钱匕

上三味，以水六升，先煮大黄，取三升，去滓，内芒硝，煮一两沸，入甘遂末，温服一升，得快利，止后服。

按：

1. 病因病机及应用指征

统观上述五条，仲景对大陷胸汤证阐述得很清楚。

（1）病因。原为太阳病或少阳病，外邪未解，误下后，邪气因入与水相结于胸胁，而成结胸。

（2）主症。心下鞕满疼痛，甚至从心下至少腹，皆鞕满而痛不可近。

次症：头汗出，舌燥而渴，日晡小有潮热，短气烦躁，心中懊憹，颈项强等。

应见之症：水结在胸胁，当胸胁亦痛不可近，呼吸困难，大便当鞕等。

（3）脉沉而紧，此实脉。水热互结，阻遏气机，亦如承气汤证之脉，沉弦数、沉弦滑、沉迟、细、小、涩，而按之躁动不宁者，皆可见。

临床凡见胸胁腹鞕痛且脉实者，不论是心肺病变还是急腹症，此方皆可参照应用之。

2. 如何判断是热与水结

误下后，表邪入里，可有多种转归，如白虎证、承气证、麻杏石甘证、五苓散证、桃核承气证、抵当汤证、泻心汤证、栀子豉汤证、脏结、血结胸、葛根芩连汤证、黄疸证、三阴证等等，何以知此为水与热结？有水，当有口渴、小便不利、水逆、咳唾引痛不能转侧，脉弦等；有热，可烦躁、身热、舌红苔黄、脉沉躁数等。倘水热互结重者，脉沉弦紧迟、小、细、涩，按之必有躁动不宁之感。

3. 煎服法

大黄先煎，则泻下力缓，概"治上者制宜缓"之意。"得快利"，乃本方最佳药效标准，故止后服，不可过剂。

大陷胸丸

《伤寒论》第 131 条："病发于阳而反下之，热入因作结胸。病发于阴而反下之，因作痞也。所以成结胸者，以下之太早故也。结胸者，颈亦强，如柔痉状，下之则和，宜大陷胸丸。"

大黄半斤　葶苈子半斤，熬　芒硝半斤　杏仁半升，去皮尖，熬黑

上四味，捣筛二味，内杏仁、芒硝，合研为脂，和散，取如弹丸一枚，别捣甘遂末一钱匕，白蜜二合，水二升，煮取一升，温顿服之，一宿乃下。如不下更服，取下为效。禁如药法。

按：此亦结胸，但病位在上，以方中加葶苈泻肺水，杏仁降肺气可知。治上宜缓，取丸者缓也。硝黄之量较大陷胸少，症情比大陷胸汤证亦缓。

颈亦强者，水热阻隔，经腧不利也。

取下为效，即最佳药效标准。下后是否就痊愈了？那倒未必，余证再观其脉证，随证治之可也。

小陷胸汤

《伤寒论》第 138 条："小陷胸病，正在心下，按之则痛，脉浮滑者，小陷胸汤主之。"

黄连一两　半夏半升，洗　瓜蒌实大者一枚

上三味，以水六升，先煮栝楼，取三升，去滓，内诸药，煮取二升，去滓，分温三服。

按：此乃痰热互结者，此方清热化痰宽胸。此本不属逐饮者，因皆为结胸，亦附于此。

此方虽言在心下，实则胸脘不利，如痰热蕴肺，咳喘唾黄痰者；痰热阻滞心脉而胸闷、胸痛、心悸者；痰热停蓄于胃而脘痞满胀痛、恶心不欲食者，脉见滑数，皆可用之。

大黄甘遂汤

《金匮要略·妇人杂病》："妇人少腹满如敦状，小便微难而不渴，生后者，此为水与血俱结在血室也，大黄甘遂汤主之。"

大黄四两　甘遂　阿胶各二两

上三味，以水三升，煮取一升，顿服，其血当下。

按：此产后，水与血结在少腹，至少腹满如敦，水结而小便微难。方以大黄下血，甘遂泻水，阿胶护阴。此方大黄四两，甘遂二两，且顿服，药重力峻。下其血，血得下，为最佳药效。此方用于"生后者"。产后多虚，尚用此猛剂，必是体实病实者，否则贸然攻之恐损正气。

大陷胸汤用甘遂，以未服之，量仅一钱匕；十枣汤，大戟、芫花、甘遂三药等分为未服之，才一钱匕，甘遂仅1/3钱匕；而此方二两，殊重。我们临床用甘遂皆煨为末，从0.3克服起，逐日递增，水泻为度。以谨慎为好。

葶苈大枣泻肺汤

《金匮要略·肺痿肺痈》："肺痈，喘不得卧，葶苈大枣泻肺汤主之。"

《金匮要略·肺痿肺痈·附方》："葶苈大枣泻肺汤，治肺痈胸满胀，一身面目浮肿，鼻塞清涕出，不闻香臭酸辛，咳逆上气，喘鸣迫塞。"三日一剂，可至三四剂，先服小青龙汤一剂，乃进。

《金匮要略·痰饮》："支饮不得息，葶苈大枣泻肺汤主之。"

葶苈熬令黄色，捣丸，如鸡子大　大枣十二枚

上，先以水三升，煮枣取二升，去枣入葶苈，煮取一升，顿服。

按：水饮、脓血壅迫于肺，肺气逆甚而不得卧，以葶苈泻肺水，破坚逐邪，急开之法。合大枣防其伤正，且使药力留于上，防其直趋于下。

其脉当数实，或滑数，或弦滑有力者。

甘遂半夏汤

《金匮要略·痰饮》："病者脉伏，其人欲自利，利反快。虽利，心下续坚满，此为留饮欲去故也，甘遂半夏汤主之"。

甘遂大者三枚　半夏十二枚，以水一升，煮取半升，去滓　芍药五枚　甘草如指大，一枚，炙

上四味，以水二升，煮取半升，去滓，以蜜半升，和药汁煎取八合，顿服之。

按：留饮停蓄，心下坚满，状似结胸，然较结胸为轻，因饮从利而减也。利而续坚满，留饮未尽，已有欲去之势，以甘遂半夏，因势导之。甘草反甘遂，欲相反以相激，期一战而平也，芍药、甘草、白蜜，安中且制药毒。

其脉伏，必伏而有力。

己椒苈黄丸

《金匮要略·痰饮》："腹满，口舌干燥，此肠间有水气，己椒苈黄丸主之"。

防己　椒目　葶苈　大黄各一两

上四味，末之，蜜丸如梧子大，先食饮，服一丸，日三服，稍增。口中有津液，渴者，加芒硝半两。

按：腹满，乃腹间有水气。水聚于下，无复上承，则口舌干燥。防己利尿去水，椒目去十二种水且利尿，葶苈大黄泻水除闭。口中有津仍渴者，知胃热甚，故加芒硝泻其热。

木防己汤

木防己去石膏加茯苓芒硝汤

《金匮要略·痰饮》："膈间支饮，其人喘满，心痞坚，面色黧黑，其脉沉紧，得之数十日，医吐下之不愈，木防己汤主之。虚者即愈，实者三日复发，复予不愈者，宜木防己汤去石膏，加茯苓、芒硝汤主之。"

木防己三两　石膏十二枚，如鸡子大　桂枝二两　人参四两

上四味，以水六升，煮取二升，分温再服。

木防己去石膏加茯苓芒硝汤

木防己　桂枝各二两　人参　茯苓各四两　芒硝三合

上五味，以水六升，煮取二升，去滓，内芒硝，再微煎，分温再服，微利则愈。

按：

1. 饮阻膈间，上迫于肺而喘满，下蓄于胃而痞坚，水色泛而面黑。此病可见于肺衰或心衰者。

2. "虚者即愈，实者三日复发"。此虚实指邪气而言。予木防己汤后，脉由沉紧转见虚缓之象，乃邪气已去，正尚未复，故云"虚者即愈"。实者，指已服木防己汤，邪势暂挫而未除，水饮重聚而复发，脉仍实，故曰"实者三日复发"。

3. 木防己、桂枝，辛开苦降行水散结。石膏清痞坚之伏阳化热。加人参，病日久，且吐下之余定无完气，故加人参扶正。

饮复聚，仍痞坚，非石膏所能清解，故去之，加芒硝，软坚泻热，茯苓利水，防己桂枝由芒硝引导，使水下泄，故

"微利则愈"。

十枣汤

《伤寒论》第 152 条："太阳中风，下利呕逆，表解者，乃可攻之。其人漐漐汗出，发作有时，头痛，心下痞鞕满，引胁下痛，干呕短气，汗出不恶寒者，此表解里未和也，十枣汤主之。"

《金匮要略·痰饮》："脉沉而弦者，悬饮内停，病悬饮者，十枣汤主之。"

"咳家，其脉弦，为有水，十枣汤主之。"

"夫有支饮家，咳烦，胸中痛者，不卒死，至一百日或一岁，宜十枣汤。"

芫花熬　甘遂　大戟

上三味，等分，分别捣为散，以水一升半，先煮大枣肥者十枚，取八合，去滓，内药末，强人服一钱匕，羸人服半钱，温服之，平旦服。若下少病不除者，明日更服，加半钱。得快下利后，糜粥自养。

按：

1. 十枣汤，乃逐水峻猛之剂，必水饮盛，症情急者，方可用之。加大枣顾护脾胃。

2. 合观诸条，其脉、症、病机，皆已明确。

（1）主症。心下痞鞕满，引胁下痛，证似结胸，因胸中痛；干于胃则呕利；上干于巅而头痛；水阻三焦，营卫不和而汗出。

（2）脉。沉而弦。

（3）病机。悬饮内停。

临证见主症，脉沉弦，即可诊为悬饮内停，而用十枣汤治之。

3. 最佳药效为"得快下利"。临床用之可水泻。水泻过度，亦伤人正气，一般应少量渐加为妥。我们一般从 0.4g 开始服，未泻者，次日再加。

白散

《伤寒论》第 141 条："寒实结胸，无热证者，与三物小陷胸汤，白散亦可服。"

白散方

桔梗三分　巴豆一分，去皮心，熬黑研如脂　贝母三分

上三味为散，内巴豆，更于臼中杵之，以白饮和服。强人半钱匕，羸者减之。病在膈上必吐，在膈下必利。不利进热粥一杯；过利不止，进冷粥一杯。身热皮粟不解，欲引衣自覆，若以水潠之、洗之，益令热劫不得出，当汗而不汗则烦。假令汗出已，腹中痛，与芍药三两，如上法。

按：前之逐饮诸方皆寒下，此乃热下。

1. "寒实结胸"，此乃证也。寒实指寒邪与痰饮相合；结胸，病名，当具结胸证特征。故应见胸胁及心下鞕满疼痛，脉应沉迟弦紧或兼滑，舌应白滑。见此三者，即可诊为寒实结胸，白散可酌而用之。

2. 方中巴豆，辛热大毒之品，攻逐寒饮，泻下冷痰，破其凝泣，力在硝黄、遂戟之上。我们曾以巴豆饲白鼠，剖后肠烂如泥。但大毒之药，多有奇功，我们偶亦用巴豆霜，确有奇效。曾有一乡医，擅治小儿发热、肺炎、惊风等，就是两包小药，一包红的，似有朱砂；一包兰的，似有青黛，皆含少量巴豆霜，疗效甚佳，就医者盈门，颇有盛誉。大毒之药，多畏而不用，岂知大毒大用，如砒霜治白血病，正是无限风光在险峰，药在人用耳。

此方不可小视，对寒痰凝聚者有奇效，但以巴豆霜，少量

追加为妥。不泻喝热粥，下多喝冷粥，所言不讹，我们也遵法用之。

四、逐饮诸方小结

逐饮法，属下法范畴，实则包括逐饮、逐水、逐痰。湿虽与水、饮、痰同性，然湿邪弥漫，无逐湿法。

饮、水、痰等蓄积于中，可内干脏腑，外淫经络肌肤，上干清窍，下注浊窍，为病广泛。其证情迫急者，温之化之犹恐不及，必以下法逐之。

以下法逐之者，必证实脉实方可用之，误泻则含冤伤正，甚至殒命，当慎之。以小量追增为妥。

第七节　清热泻火诸方

一、火与热的概念

火与热，性质相同，火热相通，故常火热并称。但其成因、临床表现及治疗，又有差异，故有火热之分，二者有同有异。

1. 中西医关于热的异同

西医的发热，概念很明确，就是以体温高低为标准，当体温超过37℃时，即称为发热，程度有高低之分，热型有高低、弛张、稽留之别。

中医热的概念，是指一组特异症状而言，如口渴、烦躁、面赤、溲黄、便结、舌红、苔黄、脉数等，其体温可高可不高，不以体温之高低为唯一标准。体温不高者，只要上述特异指征备，即可称之谓有热；体温高，甚至高热者，中医亦可称之谓有寒、或有湿、有瘀、阳虚、气虚、阴虚、血虚等等，所以中西医关于热的概念不可等同，但有重叠。外感发热者，西医测体温高，中医的外感发热多数体温亦高，常用身热、肌肤如烙、或体若燔炭来描述，但不是所有外感发热统称为有热。

2. 火与热的异同

中医所称的火与热，虽性质相同，又常相通，但又有区别。

俗称火为热之极，热为火之渐，这是指火热程度不同而言。究竟到什么程度为渐，到什么程度为极，并无明确的标准，而且临证也不这么用。如热邪炽盛，可入营入血，痉厥动风、迫血妄行、体若燔炭，热邪之盛已极矣，仍称为热，而不称为火。而火盛被称为燔灼之火或燎原之火时，此时体温未必高。所以，用热的程度——渐与极，来区分火与热，并不确切。

火与热如何区分？热，通常指全身热症而言，其中以外感六淫引起的全身热症者为多；然亦有内伤出现全身热症者，也以热称，如内伤发热等。而火，一般指局部热症明显，且有上炎之势者，多称为火，如咽喉肿痛溃烂、牙痛、耳鸣，以及疮疡等。以火相称者，属七情郁结化火者为多，如肝郁化火，虽有热症，但体温常不高。火与热，有同有异，并无严格界限。

二、火热的分类

人身有生理之火与病理之火。

1. 生理之火

又称少火，即人身之阳气，少火之气生，是维系人体生命活动之火，犹自然界的太阳，天运当以日光明。

2. 病理之火（分虚实两大类）

实热、实火：实者，乃邪气盛。因邪气盛而化热、化火者，皆称实热、实火。河间所云之六气化火、五志化火，皆实热、实火之属。

虚热、虚火：虚乃正气夺也。因正气虚而引发的火与热，称虚火、虚热。正气虚，包括阴阳气血、津液之虚。

热乃八纲之一，为病广泛且多变，因而分类甚多。清热泻火法，则针对实热、实火而治的一种方法。

三、火热的临床特点

火热可因引发的原因、程度、病位、兼邪的不同，临床表现颇为繁杂，但有其共性可循。

1. 火热燔灼于外者，脉浮数或浮大数疾。热深伏于里者，脉可沉数，或沉迟、涩、小、细，但按之必有一种躁动不宁之感。

2. 舌红或绛，苔白，或黄、灰、黑而干，甚则起芒刺。

3. 症见身热烦躁，谵语昏狂，口干渴饮，口秽喷人，气粗而喘，胸脘灼热，溲赤便结，或下利臭秽。热闭于内者，可见恶寒肢厥等。

四、火热的治则

总的原则为实者泻之，虚者补之。由于火热引发的原因不同、兼邪不同，又当相兼而治。

清热泻火法，即"热者寒之"。是针对实火、实热而立者。伤寒中所论之热，乃由外邪所引发。其在表者，汗而发之；若邪已入里，热势弥漫者，主以白虎汤类；热与糟粕相搏结者，主以承气类；热与水结者，主以五苓散、大陷胸汤、木防己汤等；热与血结，主以桃核承气汤、抵当汤等，此皆退热之法，前已论之。尚有少阳之热，寒热错杂等，另述。本节所说的清热泻火法，主要用于实热、实火，以苦寒折之者。

五、栀子豉汤

《伤寒论》第76条："发汗吐下后，虚烦不得眠，若剧者，必反复颠倒，心中懊憹，栀子豉汤主之。"

《伤寒论》第77条："发汗若下之，而烦热胸中窒者，栀子豉汤主之。"

《伤寒论》第78条："伤寒五六日，大下之后，身热不去，心中结痛者，未欲解也，栀子豉汤主之。"

《伤寒论》第221条："阳明病，脉浮而紧，咽燥口苦，腹满而喘，发热汗出，不恶寒反恶热，身重。若发汗则躁，心愦愦反谵语；若加温针，必怵惕烦躁不得眠；若下之，则胃中空虚，客气动膈，心中懊憹，舌上胎者，栀子豉汤主之。"

《伤寒论》第228条："阳明病，下之，其外有热，手足温，不结胸，心中懊憹，饥不能食，但头汗出者，栀子豉汤主之。"

《伤寒论》第375条："下利后，更烦，按之心下濡者，为虚烦也，宜栀子豉汤。"（《金匮要略》同此）

栀子十四个，擘　香豉四合，绵裹

上二味，以水四升，先煮栀子，得二升半，内豉，煮取一升半，去滓，分为二服，温进一服，得吐者止后服。

按：

1. 病因病机

栀子豉汤证乃表邪未解，汗吐下后，热郁胸膈。

胸膈，位在上焦，乃心肺所居。肺主气属卫，心主血属营。热郁胸膈，气机窒塞，热不得透转气分而解，最易逼热入营，致逆传心包，神昏谵语。

其言虚烦，胃中空虚等，此虚非正虚，乃指邪热内扰，未与水、饮、痰、瘀、食等实邪相结。

2. 临床表现

对栀子豉汤证，仲景提出了三组症状：

一组，神志症状：虚烦不得眠，反复颠倒，心中懊憹、烦躁，心中愦愦，谵语，怵惕。

二组，气结症状：胸中窒、心中结痛、腹满而喘，客气动膈，身重。

三组，热症：烦热，身热不去，咽燥口苦，发热汗出，不恶寒反恶热，其外有热，手足温，饥不能食，心下濡，但头汗出。

三组症状是密切相关的。由热郁胸膈，必然有热邪的表现，故见第三组症状；既然是郁热，就必然有气机郁结的表现，故见第二组症状；热郁于内，不得外达，必上攻、下迫、内窜，内窜于心，则见第一组症状。在温病中，这是热邪欲陷心包或已陷心包表现。上攻于肺则喘，下迫于胃则饥不欲食、心下濡、胃中空虚客气动膈等。

3. 脉当如何？有热，脉当躁数；气郁，脉沉数；病位在胸膈，居上，故阳脉当沉数或沉而躁数。舌当红，苔当干黄。

4. 栀子豉汤证诊断要点

脉沉数、沉弦数、沉而躁数；胸中窒，或心中结痛；烦躁不得眠，心神不宁或谵语。

见此三点，即可以栀子豉汤主之。

5. 栀子苦寒，体轻而浮，清而透，既可清宣上焦郁热，又可清泄三焦之火从小便出，寒而不遏。有别于芩连之苦寒沉降者。豆豉味辛轻薄，既可宣热透泄，又可和降胃气。辛以开郁，苦以降泄，此辛开苦降之祖方。辛开清宣，气机畅通，郁热外达，则不至于逼热入营而神昏谵语。故治温病，关键在扼守阳明，阳明属气分，气机畅，则热可透达于外而解，不致使热内陷营血。即使热乍陷营分，亦重在透，使内陷之热透转气分而解，给邪以出路。

6. "得吐者，止后服"。吾屡用栀子豉汤未见吐者。读经总得以事实为据，实践是检验真理的唯一标准。既然不吐，也就不必强解其吐。

六、栀子豉汤衍生方

栀子甘草豉汤、栀子生姜豉汤

《伤寒论》第 76 条："发汗吐下后，虚烦不得眠，若剧者，必反复颠倒，心中懊憹，栀子豉汤主之。若少气者，栀子甘草豉汤主之，若呕者，栀子生姜豉汤主之。"

栀子甘草豉汤

栀子十四个，擘　甘草二两，炙　香豉四合，绵裹

上三味，以水四升，先煮栀子、甘草，取二升半，豆豉，煮取一升半，去滓，分二服，温进一服。得吐者，止后服。

栀子生姜豉汤

栀子十四个，擘　生姜五两　香豉四合，绵裹

上三味，以水四升，先煮栀子、生姜，取二升半，内豉，煮取一升半，去滓，分三服，温进一服，得吐者，止后服。

按：此皆栀子豉汤的衍生方。在栀子豉汤证的基础上，觉少气不足以息者，加甘草，益气和中；增呕者，加生姜，降逆和胃止呕。

少气何用不加参芪？以其气虚轻微且参芪温，若重者亦可加之。呕何不加半夏、竹茹，亦因其呕轻且半夏燥，生姜降逆和胃且可宣散，助郁热之透达。

栀子厚朴汤

《伤寒论》第79条："伤寒下后，心烦腹满，卧起不安者，栀子厚朴汤主之。"

栀子十四个，擘　厚朴四两，炙，去皮　枳实四枚，水浸，炙，令黄

上三味，以水三升半，煮取一升半，去滓，分二服，温进一服，得吐后，止后服。

按：此方由栀子豉汤去豆豉，小承气汤去大黄，二方相合而成。

栀子豉汤因热郁胸膈而烦躁、反复颠倒，与本条之心烦、卧起不安者同。何以去豆豉？因豆豉辛开解郁，使郁热外透，

然本方已有枳实、厚朴，行气破滞，足抵豆豉之辛开，故去之。

何以加枳实、厚朴，因郁热已波及脘腹，出现气滞腹满，故加枳实厚朴，破滞消满。未用大黄者，尚未便秘、燥屎，仅气滞耳，若便鞭者，亦可加之。

脉当如何？因气滞明显，故脉可沉弦滞；又有热郁，故沉弦滞中见躁数。

栀子干姜汤

《伤寒论》第 80 条："伤寒，医以丸药大下之，身热不去，微烦者，栀子干姜汤主之。"

栀子十四个，擘　　干姜二两

上二味，以水三升半，煮取一升半，去滓，分二服，温进一服。得吐者，止后服。

按： 我们作为临床医生，见此病人如何处措？只能得知两点：一点是病史，曾患伤寒，并以丸药大下之；二是得知症状，身热不去，微烦。仅凭这两点，是难以开方的，尤其开不出栀子干姜汤这样的方子。我们只能以方测证，用栀子，必是伤寒下后热郁胸膈；用干姜，必是脾阳已虚，加干姜以温脾阳。阳郁胸膈见身热，此热已非表热，表热当恶寒，今但热不寒，是阳明热型，故此热不属太阳表热。烦，可因多种原因引起，热扰可烦，阳虚亦可烦。此烦伴身热，且用栀子，当为热扰而烦。据何而用干姜？仲景只言曾大下，未言脾阳虚的具体表现，推想可见脘痞不舒、下利等。

脉当如何？热郁上焦，阳脉当沉数；脾虚，关当沉减。

枳实栀子豉汤

《伤寒论》第 393 条："大病差后劳复者，枳实栀子豉汤。"

枳实三枚，炙　栀子十四个，擘　香豉一升，绵裹

上三味，以清浆水七升，空煮取四升，内枳实、栀子，煮取二升，下豉，更煮五六沸，去滓，温分再服，覆令微似汗。若有宿食者，内大黄如博碁子五六枚，服之愈。

按：大病差后，正气未复，只宜静养。若劳复，则劳力伤气，劳神耗血，房劳伤肾，致正虚邪复，死灰复燃。见何症？仲景未言，以方测之，既用栀子，胸膈当热，见心烦不寐等；用枳实行滞气，当有脘腹胀满之见症。脉当沉弦滑数。方后将息法云"覆令微似汗"，非为解表，乃开达气机，宣通玄府，使郁热得透。若宿食停滞，脘满嗳腐不欲食，大便不爽或便干者，加大黄去其宿食。大黄合枳实，有小承气汤意。

栀子柏皮汤

《伤寒论》第 261 条："伤寒身黄发热者，栀子柏皮汤主之。"

肥栀子十五个，擘　甘草一两，炙　黄柏二两

上三味，以水四升，煮取一升半，去滓，分温再服。

按：此乃湿热熏蒸三焦，蕴而发黄者。栀子、黄柏，均为苦寒之品，苦可燥湿，寒可清热。

脉当濡数，舌红苔黄腻，可伴烦热口苦、头汗、溲黄不利等。

栀子大黄汤

《金匮要略·黄疸》："酒疸，心中懊恼，或热痛，栀子大黄汤主之。"

栀子十四枚　大黄二两　枳实五枚　豉一升

上四味，以水六升，煮取二升，分温三服。

按：何谓酒瘅？"心中懊憹而热，不能食，时欲吐，名曰酒瘅。""夫病酒黄疸，必小便不利，其候心中热，足下热，是其证也"。"酒瘅，心中热，欲吐者，吐之愈。"

既为酒瘅，乃湿热蕴蒸而成，上症当皆可见，以栀子清利之。热痛者，乃湿热蕴久化热成实，故予大黄清泄之。热郁于内，总得透达于外而解。郁热外透之路有三，上吐、下泻、外透，皆郁热外达之路。栀子豉汤既吐且透，又加大黄下之，三门洞开，何虑郁热不消。

七、大黄黄连泻心汤

《伤寒论》第 154 条："心下痞，按之濡，其脉关上浮者，大黄黄连泻心汤主之。"

《伤寒论》第 164 条："伤寒大下后，复发汗，心下痞，恶寒者，表未解也，不可攻痞，当先解表，表解乃可攻痞。解表宜桂枝汤，攻痞宜大黄黄连泻心汤。"

《金匮要略·惊悸吐衄》："心气不足，吐血衄血，泻心汤主之。"

《金匮要略·妇人杂病》："妇人吐涎沫，医反下之，心下即痞，当先治其吐涎沫，小青龙汤主之。涎沫止，乃治其痞，泻心汤主之。"

大黄二两，黄连一两，上二味，以麻沸汤，二升渍之，须臾绞去滓，分温再服。

按：

1. 据林亿较正云，大黄黄连泻心汤，应有黄芩一两，煎服法同，可知大黄黄连泻心汤应与泻心汤为一方，故合而论之。

2. "心下痞"，视所用药物，乃热痞耳，热盛于中而关上浮，以麻沸汤渍之者，取其气味俱薄，以清泻中上，而不直泻下趋。

3. 吐血衄血以泻心汤主之，乃热盛迫血妄行。言"心气不足"，乃心之阴不足。

4. 脉当数实，方可予苦寒清泻之。

八、大黄黄连泻心汤衍生方

附子泻心汤

《伤寒论》第 155 条："心下痞，而复恶寒汗出者，附子泻心汤主之。"

大黄二两　黄连一两　黄芩一两　附子一枚，炮，去皮，破，别煮取汁

上四味，切三味，以麻沸汤二升渍之，须臾绞去滓，入附子汁，分温再服。

按：此治热痞而阳虚者。热壅于内而心下痞，阳不足而恶寒汗出。泻心汤以治热痞，附子以益卫阳，亦寒热并用之剂。

卫根于肾，生于中，宣于上，达于表而温分肉、充皮肤、肥腠理、司开阖者，则称为卫。本条俗以卫阳虚解之，岂有独在表之卫阳虚，而脾肾之阳皆不虚乎？独大河有水而小河干乎？显然与常理不合。所以本条乃热痞在中，而肾阳虚于下，属寒热错杂而胃热肾寒者。方以泻心汤清其中，附子温下，肾阳盛则卫阳固，恶寒自汗止。

葛根黄芩黄连汤

《伤寒论》第 34 条："太阳病，桂枝证，医反下之，利遂不止，脉促者，表未解也；喘而汗出者，葛根黄芩黄连汤主之。"

葛根半斤　甘草二两，炙　黄芩三两　黄连三两

上四味，以水八升，先煮葛根，减二升，内诸药，煮取二升，去滓，分温再服。

按：表证误下，表未解，邪热内陷阳明，喘而下利不止。

该证有两组症状：一组为表证；一组为热陷阳明。

表证：本桂枝证，下后何以知表证未解？当有寒热、头身痛、自汗等。脉促，不足以说明表证仍在。促非数中一止，乃脉迫急也。若有表证者，此促乃其气上冲，仍可解表；而热陷阳明者，脉亦可促，此促似数急之脉，乃病进也。所以仅凭促脉，难言表未解。表未解，必寒热身痛。

热陷阳明，上迫于肺而喘且汗出，下迫大肠而利遂不止。阳明热盛，芩连清之，表未解者葛根散之。且葛根乃阳明经药，可入阳明，提取下陷之热邪，断太阳入阳明之路，有逆流挽舟之意。

脉当如何？热盛阳明则当滑数，表热未解，当浮，故脉当浮滑数。

黄芩汤、黄芩加半夏生姜汤

《伤寒论》第172条："太阳与少阳合病，自下利者，与黄芩汤；若呕者，黄芩加半夏生姜汤主之。"

黄芩汤方

黄芩三两　芍药二两　甘草二两，炙　大枣十二枚，擘

上四味，以水一斗，煮取三升，去滓，温服一升，日再夜一服。

黄芩加半夏生姜汤方

黄芩三两　芍药二两　甘草二两，炙　大枣十二枚，擘　半夏半升，洗　生姜一两半，切。一方三两

上六味，以水一斗，煮取三升，去滓，温服一升，日再夜

一服。

按：本条为太少合病而自下利者。既为太少合病，当有太阳证与少阳证的表现，但仲景并未描述，仅呕可属少阳，但太阳亦呕，如太阳伤寒之"体痛呕逆"，桂枝汤之"鼻鸣干呕"，若以方测证，黄芩清胆热，亦清心、肺、胃热。芍药、甘草和阴，大枣培中，并无治表之药，而是重在清胆胃之热。有的温病家推崇此方为治温之主方，《医方集解》称黄芩汤为"万世治痢之祖"。看来此方的主要功能在清热和阴，倒不必拘于太少合病云云。

若呕者，乃胃热上逆，加半夏、生姜，和胃降逆止呕治其标也。

白头翁汤

《伤寒论》第 371 条："热利下重者，白头翁汤主之。"（《金匮要略》同此）

《伤寒论》第 373 条："下利欲饮水者，以有热故也，白头翁汤主之。"

白头翁二两　黄柏三两　黄连三两　秦皮三两

上四味，以水七升，煮取二升，去滓，温服一升。不愈，更服一升。

按：本证为肝经湿热下迫大肠而利者。湿热阻碍大肠气机而下重。白头翁苦寒，泻热凉血；秦皮苦寒，清肝胆、大肠之湿热；黄连、黄柏，清热燥湿，四药相合，共凑清热燥湿、凉血解毒、坚阴止利之功。

白头翁加甘草阿胶汤

《金匮要略·妇人产后》："产后下利虚极，白头翁加甘草阿胶汤主之。"

白头翁　甘草　阿胶各二两　秦皮　黄连　蘗皮各三两

上六味，以水七升，煮取二升半，内胶令消尽，分温三服。

按：产后虚极，予甘草、阿胶益气养血；又合并湿热下利，予白头翁汤清利湿热，这是偶方。

皆知苦寒伤正，滋腻碍湿，二者是相辅相成并行不悖，还是互相掣碍？吴鞠通于《温病条辨·卷二·湿温》第四十三条中提出：湿温"润之则胶滞阴邪，再加柔润阴药，二阴相合，同气相求，遂有锢结而不可解之势"。吴鞠通是明确反对湿证加阴柔药者。而仲景此条恰恰湿热之中加了阴柔滋润的阿胶，是耶非耶？

湿从何来？皆津液停蓄而化为水湿痰饮，四者同源异流。邪水盛一分，真水少一分。犹水浇地，水溢出则成邪水，而田禾水少则干枯。路志正老师提出"湿盛则燥"，化湿之时，可加养阴生津之品。如龙胆泄肝汤泄肝胆湿热，方中尚加生地；甘露饮治胃中湿热，方中竟加二地、二冬；真武汤治阳虚水泛，方中仍加酸寒之白芍，可见湿盛者，并非皆禁用阴柔之药。

何种情况下，湿盛可加阴药？

一是苔白厚而干，湿未化而津已伤，化湿之时，须加养阴生津之品；

二是苔黄腻而舌已绛，乃湿遏热渐入营，此时化湿之中，须加甘寒、咸寒清营养阴之品；

三是湿热见脉细数、或细数而促急之脉，乃湿热伤阴，当化湿之时加养阴之品。

四是素体阴虚，或夙疾阴虚，又感湿热，则化湿之时，当加养阴之品。

仲景此方，为我们提供了清利湿热与养阴生津同用之范例。

黄连阿胶汤

《伤寒论》第 303 条："少阴病，得之二三日以上，心中烦，不得卧，黄连阿胶汤主之。"

黄连四两　黄芩二两　芍药二两　鸡子黄二枚　阿胶三两

上五味，以水六升，先煮三物，取二升，去滓，内胶烊尽，小冷，入鸡子黄，搅令相得，温服七合，日三服。

按：本条为少阴热化，火旺水亏者。常人当心肾相交，水火既济，阴平阳秘，精神乃治。今水亏火旺，致心烦不得卧寐。

若仅依症状来看，很多原因都可引起心烦不寐，如何判断是肾水亏心火独亢呢？须平脉辨证。心火亢，当寸脉旺；肾水亏，当尺脉细数。

寸旺，可见于几种情况：

一是心火盛寸脉数盛，按之有力，此为心经实火，法当清心泻火，如泻心汤、栀子豉汤。

二是肾水亏，阴虚不能制阳，阳浮于上，寸脉浮数大，然按之虚，尺脉沉细数。法当滋阴潜阳，方如三甲复脉。

三是肾阳虚，格阳于上，寸浮大而虚，尺脉沉细无力；法当引火归原，如白通加猪胆汁汤或张锡纯之来复汤。

四是郁火上冲，寸脉旺，关尺沉而躁数，法当清透郁火，方如新加升降散。

五是肾水亏而心火旺，寸滑数盛且按之有力，尺沉细数，法当泻南补北，方如黄连阿胶汤。

以上仅从心肾论心烦不寐者，至于其他寒热虚实、五脏相干等，因素颇多，要在灵活辨证，方无定方，法无定法。

九、清热泻火诸方小结

　　火热原因颇多，治疗方法甚繁，而本节之清热泻火诸方，是指用苦寒药所治之实热、实火。而实热实火，因其引发的原因不同，病位各异，程度相殊，兼夹有别，因而其治亦颇繁。以上列举仲景所用苦寒泻火数方，亦仅示人以规矩，河间以火立论，创寒凉派，其源概出自《内经》与仲景。吾辈应以河间为楷模，发皇古义出新说，为中医之振兴、发扬而奋斗。

　　实热实火的诊断标准有三：脉、舌、证，已于本节概述中叙之，其中，尤以脉为重。倘能掌握这一标准，料临床诊治不会出大格。

第八节 小柴胡汤及其衍生方

【概述】

少阳病乃《伤寒论》六病之一，其代表方剂为小柴胡汤，该方为《伤寒论》之主干方，应用极广。但少阳病、小柴胡汤证，又自古疑窦丛生，争议不休。笔者几十年来，对少阳病及小柴胡证亦不断揣摩，窃有所悟，书之以俟高明。

一、小柴胡汤

《伤寒论》第37条："太阳病，十日已去，脉浮细而嗜卧者，外已解也。设胸满胁痛者，与小柴胡汤。"

《伤寒论》第96条："伤寒五六日中风，往来寒热，胸胁苦满，嘿嘿不欲饮食，心烦喜呕，或胸中烦而不呕，或渴，或腹中痛，或胁下痞鞕，或心下悸，小便不利，或不渴，身有微热，或咳者，小柴胡汤主之。"

《伤寒论》第97条："血弱气尽，腠理开，邪气因入，与正气相搏，结于胁下。正邪分争，寒热往来，休作有时，嘿嘿不欲饮食。脏腑相连，其痛必下，邪高痛下，故使呕也，小柴胡汤主之。"

《伤寒论》第99条："伤寒四五日，身热恶风，颈项强，胁下满，手足温而渴者，小柴胡汤主之。"

《伤寒论》第100条："伤寒，阳脉涩，阴脉弦，法当腹中急痛，先予小建中汤，不差者，小柴胡汤主之。"

《伤寒论》第101条："伤寒中风，有柴胡证，但见一证便是，不必悉具。凡柴胡汤病证而下之，若柴胡证不罢者，复与柴胡汤，必蒸蒸而振，却复发热汗出而解。"

《伤寒论》第 104 条："伤寒十三日不解，胸胁满而呕，日晡所发潮热，已而微利，此本柴胡证，下之以不得利，今反利者，知医以丸药下之，此非其治也。潮热者，实也、先宜服小柴胡汤以解外，后以柴胡加芒硝汤主之。"

《伤寒论》第 144 条："妇人中风七八日，续得寒热，发作有时，经水适断者，此为热入血室，其血必结，故使如疟状，发作有时，小柴胡汤主之。"

《伤寒论》第 148 条："伤寒五六日，头汗出，微恶寒，手足冷，心下满，口不欲食，大便鞭，脉细者，此为阳微结，必有表，复有里也。脉沉亦在里也，汗出为阳微，假令纯阴结，不得复有外证，悉入在里，此为半在里半在外也。脉虽沉紧，不得为少阴病，所以然者，阴不得有汗，今头汗出，故知非少阴也，可与小柴胡汤。设不了了者，得屎而解。"

《伤寒论》第 149 条："伤寒五六日，呕而发热者，柴胡汤证具，而以他药下之，柴胡证仍在者，复与柴胡汤，此虽已下之，不为逆，必蒸蒸而振，却发热汗出而解。若心下满而鞭痛者，此为结胸也，大陷胸汤主之。但满而不痛者，此为痞，柴胡不中与之，宜半夏泻心汤。"

《伤寒论》第 229 条："阳明病发潮热，大便溏，小便自可，胸胁满不去者，与小柴胡汤。"

《伤寒论》第 230 条："阳明病，胁下鞭满，不大便，而呕，舌上白胎者，可与小柴胡汤。上焦得通，津液得下，胃气因和，身濈然汗出而解。"

《伤寒论》第 231 条："阳明中风，脉弦浮大，而短气，腹都满，胁下及心痛，久按之气不通，鼻干不得汗，嗜卧，一身及面目悉黄，小便难，有潮热，时时哕，耳前后肿，刺之小差，外不解，病过十日，脉续浮者，与小柴胡汤。"

《伤寒论》第 266 条："本太阳不解，转入少阳者，胁下鞕满，干呕不能食，往来寒热，尚未吐下，脉沉紧者，与小柴胡汤。"

《伤寒论》第 379 条："呕而发热者，小柴胡汤主之。"

《伤寒论》第 394 条："伤寒差以后，更发热，小柴胡汤主之。"

《金匮要略·黄瘅》："诸黄，腹痛而呕者，宜柴胡汤。"

《金匮要略·呕吐》："呕而发热者，小柴胡汤主之。"

《金匮要略·妇人产后》："产妇郁冒，其脉微弱，呕不能食，大便反坚，但头汗出，所以然者，血虚而厥，厥而必冒。冒家欲解，必大汗出，以血虚下厥，孤阳上出，故头汗出。所以产妇喜汗出者，亡阴血虚，阳气独盛，故当汗出，阴阳乃复。大便坚，呕不能食，小柴胡汤主之。"

柴胡半斤　黄芩三两　人参三两　半夏半升，洗　甘草炙
生姜各三两，切　大枣十二枚，擘

上七味，以水一斗二升，煮取六升，去滓，再煎取三升，温服一升，日三服。若胸中烦而不呕者，去半夏人参，加栝楼实一枚；若渴，去半夏，加人参，合前成四两半，栝楼根四两；若腹中痛者，去黄芩，加芍药三两；若胁下痞鞕，去大枣，加牡蛎四两；若心下悸，小便不利者，去黄芩，加茯苓四两；若不渴，外有微热者，去人参，加桂枝三两，温覆微汗愈；若咳者，去人参大枣生姜，加五味子半升，干姜二两。

按：

1. 少阳病的本质

少阳病，有多种证型，而小柴胡汤证乃少阳病本证，其他证型皆少阳病之变证。故本文着重讨论少阳病的小柴胡汤证。

关于少阳病的本质，自成无己至吾师刘渡舟，皆云少阳病位在半表半里，即太阳与阳明之间；其性质属热，为半表半里之热证，这已形成少阳病的主流见解。

我认为少阳病的性质是半阴半阳、或半虚半实证，是个病理概念，而不是病位概念，也不是单纯的热证。因其性质为半阴半阳，所以其传变有寒化、热化两途，热化则兼太阳或阳明，或三阳并见；寒化则传入三阴。吾将从以下十一个方面论述我的观点。这不是纯理论之争，而是涉及对少阳病本质的认识，以及临床实践的应用。

关于少阳病本质，仲景主要于《伤寒论》97 条及 148 条中阐明。

（1）血弱气尽。尽，穷也。血弱气尽，是正气虚弱，气血皆虚，这就明确指出了少阳病半虚半阴的一面。这个血弱气尽，是素体虚，还是邪入后耗伤正气而虚？从经文语气来看，是素体正虚，导致邪气因入，正虚是导致邪入的前提，即"邪之所凑，其气必虚。"

（2）邪气因入。邪气因入，则是少阳病半实或半阳的一面。

何邪所入？邪，当指外邪而言，依三因分类，当指六淫。《伤寒论》虽也论及湿、暍、温热之邪，但六经病主要由风寒引发，故此邪入，当指风寒而言，少阳病亦然。

既云少阳病因风寒外袭所发，言半实犹可，何以又云半阳？狭义阳证指热而言。少阳病虽有素体正虚，但毕竟少阳属阳经病，正气虽弱尚强，尚可与邪争，故尔，邪入与止气相搏，风寒化热，形成少阳病热结的半阳一面。且胆与三焦皆内藏相火，邪入，少阳郁结，枢机不利，相火郁而化热，这也是形成少阳热结的一个因素。

少阳病，既有血弱气尽的半虚半阴的一面；又有邪入，少阳郁结化热的半实半阳的一面，这就决定了少阳病的性质属半阴半阳，或半虚半实。这是一个病机概念，而不是病位概念；是虚实相兼，而不是单纯热证。

（3）发病方式。少阳病，可由太阳传入，亦可由阳明传入，亦可厥阴阳复转入少阳。但97条所云之少阳病，乃因"血弱气尽，腠理开，邪气因入，与正气相搏，结于胁下"。这种发病方式，是外邪直入少阳。正气强者，外邪首犯肌表，正邪相争，邪胜正却，方可入里。而直入者，恒因正气弱，外邪方可直驱入里，形成直入少阳。这恰恰说明少阳病有正虚的一面。

邪入于何处？"结于胁下"，胁下乃少阳之分野，胆经所循行，故邪结少阳，致枢机不利。既有正虚，又有邪结少阳，于是形成了少阳病半虚半实，或半阴半阳之属性。

（4）阳微结。仲景于《伤寒论》148条中提出"阳微结"一词，这是对少阳病病机、性质的高度概括。

"阳微结"一词，可有不同解读。一种是把"微"作为少解，意指少阳病的病机是少阳气机略郁结，或指少阳郁结较轻。这种解读欠妥，因少阳病既有气尽血弱，又有邪入而结，是半虚半实，而上述解读只言郁结的一面，未言虚的一面，所以欠妥。另一种解读是"微"作衰弱解，意即少阳病既有阳气衰弱的一面，又有阳气郁结的一面。这种解读与仲景于97条中所述的精神一致，既有血弱气尽，即阳微的一面；又有邪气因入，结于胁下，即阳结的一面，此即阳微结。阳微结，揭示了少阳病半阴半阳、半虚半实的本质。

仲景在148条中，不仅提出"阳微结"这一概念，而且还提出"纯阴结"这一概念，并对二者进行比较鉴别。

何谓"纯阴结"？纯阴者，乃纯阴无阳也。纯阴者何以结？阳衰阴寒内盛，寒主收引凝泣，致阴寒凝结，气血津液皆凝泣不行，此即纯阴结。

二者如何鉴别？仲景提出两条鉴别指征：一是脉象，一是症状。

第一：脉象。

仲景于 148 条提出三种脉象，即细、沉、沉紧。

细："脉细者，此为阳微结"，阳微结，是指少阳病的病机，所以这句话，显然指少阳病脉细。反过来，即少阳病脉当细。纯阴结者，乃少阴证，少阴之脉当微细，而少阳之脉虽细不微。

少阳病为何脉细？有两个原因。一是血弱气尽，血虚不能充盈，气虚不能鼓荡，因而脉细。另一因素是少阳郁结，疏泄失司，气血不得畅达，不能充盈鼓荡于脉，因而脉细。少阳与少阴皆可脉细，但少阴脉之细微甚于少阳。

沉：仲景云："脉沉亦在里也。"纯阴结者，纯为里证，其脉沉而细微。少阳病，"必有表，复有里也"，也有里的一面，故脉亦当沉，虽沉，不似纯阴结之细微。

沉紧：仲景云："脉虽沉紧，不得为少阴病"。关于沉紧脉，其意义有多种。少阴病与少阳病皆可见沉紧脉。《伤寒论》283 条即少阴脉紧，曰："病人脉阴阳俱紧，反汗出者，亡阳也，此属少阴。"若为客寒闭郁者，当无汗，应散寒发汗；今反汗出，则此阴阳俱紧，非客寒闭郁，乃阳衰阴寒内盛而紧，阳衰，虚阳浮动，肌表不固而汗，故云此为亡阳，属少阴。

沉紧：仲景于 148 条云："脉虽沉紧，不得为少阴病。所以然者，阴不得有汗，今头汗出，故知非少阴也。"可是在

283 条中又云："病人脉阴阳俱紧，反汗出者，亡阳也，此属少阴。"同为紧脉，前言汗出非少阴，后言汗出属少阴，其不前后抵悟？曰非也。外寒客于肌表的太阳伤寒，当脉紧无汗；若外寒入于里，亦可脉紧无汗，皆当辛温发汗散寒。若少阴病阳衰阴寒内盛者，脉亦可紧，此即 148 条中所说的纯阴结。纯阴结者，乃纯阴无阳，阴寒内盛，收引凝泣，气血津液皆凝泣不行，故无汗。而阴寒内盛，虚阳浮越者，则可汗出，头汗或全身皆汗，或大汗，此为亡阳之脱汗。无汗者，称亡阳证、少阴证；有汗者，亦称亡阳证、少阴证，这是少阴证的不同阶段、不同证型。无汗者，阳衰阴寒内盛；有汗者，阴寒格阳于外，呈格阳、戴阳，为阴阳离决。所以，亡阳证，非必皆有脱汗，有的阳气衰减直至死亡亦无汗，有的就出脱汗。我所以说仲景于 148 条及 283 条所说的并不矛盾，是指少阴病的不同阶段、不同证型而言，并不抵悟。

寒实者，阳虚阴寒内盛者，阴盛格阳者，三者脉象如何区分？寒实者，沉紧有力，阳虚阴盛者紧细无力，格阳者脉浮虚。

前论阴证脉沉紧，而少阳证，亦可脉沉紧，如 266 条云："本太阳病不解，转入少阳者，胁下鞕满，干呕不能食，往来寒热，尚未吐下，脉沉紧者，与小柴胡汤。"甚至热结于内者，脉亦可紧。如 221 条云："阳明病，脉浮而紧，咽燥口苦，腹满而喘，发热汗出，不恶寒反恶热，身重……栀子豉汤主之。"甚至热结者，亦可脉紧，如 135 条云："结胸热实，脉沉而紧。"

看来，寒热虚实皆可脉紧，如何别之？

太阳伤寒脉紧，因寒邪闭郁肌表，寒邪收引凝泣而脉紧，或为浮紧，或为沉紧，必按之有力。寒袭于里者，寒邪收引凝泣，脉沉紧。阳虚阴寒内盛者，阴寒亦收引凝泣而脉紧，紧而无力。热邪闭郁而脉紧者，因热邪阻隔，气机不畅，气不能煦，血不能濡，脉亦可拘急为紧，甚至沉、细、迟、涩而紧，然其中必有一种躁动不宁之感。若阳虚阴盛格阳于外者，脉转浮大而虚，并不紧。

在148条中少阳病出现细、沉、紧三种脉象，其形成机理，皆因阳微结而造成。阳微结，乃既有阳微，又有阳结。阳微者，气血不能充盈鼓荡血脉，而脉细、沉、紧；阳结者，气血不能畅达，血脉不得气之煦、血之濡，故尔细、沉、紧。这个细、沉、紧，因有正虚的因素在内，必按之减。

第二：症。

从症状上，仲景于148条中提出阳微结与纯阴结的相互鉴别。

曰："阳微结，必有表，复有里也。""纯阴结，不得复有外证，悉入在里"。这里提出第一个鉴别点是有无外证。

第二个鉴别点提出有无汗的问题。曰："汗出为阳微（结）"，"阴不得有汗。今头汗出，故知非少阴也，可与小柴胡汤。"

何谓外证？曰："头汗出，微恶寒，手足冷。"何谓里证？曰："心下满，口不欲食，大便鞭。"

阳微结与纯阴结，都具有里证，所不同者，在于有无外证。

外证中，手足冷、微恶寒，阳微结者可见，纯阴结者亦可见。严格讲，纯阴结者应为畏寒；阳微结者，恶寒、畏寒皆可见，以阳微为主者则畏寒，以阳结为主者则恶寒。可是在临床上，典型的恶寒与畏寒尚好辨；若不典型者，二者亦不易区分，因畏寒与恶寒，都得衣向火后有不同程度缓解。所以，微恶寒与手足冷，为阳微结与纯阴结皆有，剩下的就是一个头汗问题了。

少阳证可头汗，是因少阳郁结，少阳郁热上熏而头汗。纯阴结，则气血津液凝泣，阳不布，津不敷，不得有汗，其脉当沉紧。这种沉紧，是按之无力。但纯阴结者，虚阳浮动时，亦可有头汗，甚至全身大汗，此曰脱汗。其脉当浮大而虚，已无沉紧之脉。仲景所说的纯阴结，是指阳未浮动者。仲景把沉紧与头汗并论，可见是阳未浮越，故不当有汗。

（5）病位问题。前已明确，少阳病性质属半虚半实证，但虚在何处，实在何处？148条云："半在里，半在外也。"

假如把少阳病作为居于太阳与阳明之间的病位来讲。那么，半在外，就应在太阳；半在里，就应在阳明，这与太阳阳明合病有何区别？

外指何？乃少阳病半实、半阳的一面，亦即阳结的一面。

阳结何处？结于少阳，即胆与三焦阳结。若外指太阳，则为太少合病，治当太少两解，方以柴胡桂枝汤主之。而少阳病本证即小柴胡汤证，主以小柴胡汤，勿须加桂枝汤，故知少阳病在外的一半，并不在太阳。若外指阳明，则为少阳阳明合病，应主以大柴胡汤。而少阳本证禁下，不得加入泻下之硝黄，故知少阳病在外的一半非指阳明。既不在太阳，又不在阳明，此半在外之外，乃指少阳。少阳位居何处？当在阴阳交界之处，位居太阳、阳明之后，三阴之前，故少阳病出则为三阳，入则为三阴。

在里的一半，乃指少阳病半虚半阴的一面。腑为阳，脏为阴；表为阳，里为阴。三阳经病主阳盛，三阴经病主阴寒，少阳病虚寒的一半属阴证，所以"半在里"之里，应指三阴经。正如《景岳全书·伤寒典·六经症》所言，阳经病以此二阳三阴之间也，由此渐入三阴，故为半表半里之经。景岳之言非常正确。但三阴经，有厥、少、太之分，里指何经？太阴为三阴之首，当指太阴。所以少阳病的实质，是由少阳郁结与太阴脾虚两部分组成。当然，少阳病亦可传厥阴、少阴，但以太阴为首传且多见；而且少阳病出现的里证为"心下满，口不欲食"，乃太阴之症。所以少阳病的本质，是由少阳的阳气郁结与太阴脾虚两部分组成，此即半在表半在里也。

（6）《伤寒论》六经病传变次序。《素问·热论》云："伤寒一日，巨阳受之……二日阳明受之……三日少阳受之。"《伤寒论》亦以一日太阳，二日阳明，三日少阳为序。

《伤寒论》主要是论述阳气的盛衰，太阳为大阳，乃阳气盛；阳明乃阳盛极；少阳为小阳、弱阳，阳气始萌而未盛，最易因邪侵、克伐致阳馁而兼阴证，呈半阴半阳证。少阳居阴阳交界之处，出则为阳，入则为阴。所谓入则为阴，是少阳病已届阴经，故少阳病排序，理应在阳明与太阴之间，而不是在太阳与阳明之间。假如少阳病的半表半里，理解为太阳与阳明之间，那么，伤寒论三阳经就应以太阳→少阳→阳明为序，显然与《伤寒论》排序相悖。《伤寒论》之太阳→阳明→少阳→三阴的排序是依阳气盛衰变化而列。太阳为大阳，阳气盛；阳明为阳极，阳极而弱，则为弱阳，即少阳，呈阳微而结；阳衰则转入三阴，少阳界于阴阳交界之处，乃半阴半阳证，故少阳主枢。

少阳为阳经之枢。阳气的升发、敷和，赖胆之春生之气。天地间禀此阳气之升发，方有春生、夏长、秋收、冬藏；人身赖此阳之升发，才能生长壮老已，故《内经》称"凡十一脏，取决于胆"。阳气根于肾，温煦全身，激发各脏腑器官的功能。但肾阳是通过三焦来升腾布散于周身。《难经六十六难》

云："三焦者，元气之别使也，主通行三气，经历五脏六腑。"《灵枢·本藏》曰："肾合三焦膀胱，三焦膀胱者，腠理毫毛其应。"肾阳由三焦而布散全身，内至脏腑器官，外至孔窍、肌肤、毫毛。由此可见，少阳主枢的作用是阴阳升降出入之枢，阳气升、出，则可温煦周身，激发各个组织器官的功能，人体生命活力就旺盛，呈现一派生机勃发的状态，此即出则为阳。若阳气萧索，阳气则为降、为入，生机索然，呈现阴寒状态，此即入则为阴。在病理情况下，阳气出与邪争则热，成阳热之状；阳馁而退，邪气胜则为寒。正邪屡争而互不能胜，则为寒热往来。

（7）少阳病传变。因少阳病属半阴半阳、半虚半实证，所以少阳病有寒化热化两途。阳盛则传阳经，如97条："服柴胡汤已，渴者属阳明，以法治之"。103条："太阳病，经过十余日，反二三下之，后四五日，柴胡证仍在者，先与小柴胡。呕不止心下急，郁郁微烦者，为未解也，与大柴胡汤，下之则愈"。104条："潮热者，实也，先宜服小柴胡汤以解外，后以柴胡加芒硝汤主之"。179条："少阳阳明者，发汗利小便已，胃中燥烦实，大便难是也。"

少阳病热化，除传阳经外，亦可传入阴经，传入手厥阴，则热陷心包，见神昏；传入足厥阴，则肝热化风，见痉厥、舌蹇囊缩；传入足少阴，则耗血动血。这部分病证，《伤寒论》中绝少论及，而温病学补其未备。《伤寒论》是以论阳气盛衰为中心，所以阐述少阳传三阴时，主要谈寒化问题。

少阳寒化，则传三阴经，如270条云："伤寒三日，三阳为尽，三阴当受邪。"为什么三阴受邪？仲景于97条云："脏腑相连，其痛必下，邪高痛下，故使呕也。"

"脏腑相连"。少阳可传于脏。少阳病，包括胆与三焦，皆为腑，胆与肝相表里，三焦与心包相表里。胆属木，木能疏土；肾主水，为木之母；金克木，为木之所不胜；木生火，为心之母，胆与五脏相连。三焦与心包相表里，三焦与肾相合，为气化之总司，水液之道路，元气之别使，辖上焦之心肺，中焦之脾胃，下焦之肝肾，与各脏腑皆密切相关。从理论上讲，少阳病三阴皆可传。

少阳病寒化，内传三阴，究竟传于何脏呢。仲景云："其痛必下，邪高痛下，故使呕也。"痛作病解。孰为高？孰为下？以脏腑论，腑为阳，脏为阴，阳为上，阴为下。所以少阳病可下传相表里之脏，即胆传肝，三焦传心包。若以生克关系而论，克者为上，被克者为下。少阳属木，木能克土，所以木为上，土为下，则少阳病当传脾胃。传于脾胃的指征为"故使呕也"。呕，恰为脾胃的见证。所以，少阳传三阴，首传太阴。

太阴为三阴之首，三阴之门户，所以少阳传入三阴，首见脾胃病变。为什么少阳病寒化首传太阴？具以下四点理由：

理由一：少阳病发病的内因是"血弱气尽"导致外邪直入少阳。脾胃为生化之源，气血虚，缘于脾胃虚所致。所以少阳病始发，即有脾胃虚的因素。邪之所凑，其气必虚，那儿虚就往那儿传。今脾虚，故传脾。

理由二：少阳病已发，首见脾胃虚的症状。96 条所列之少阳病典型症状中，即有"嘿嘿不欲饮食，心烦喜呕。"不食、喜呕，皆脾胃症状。可见典型之少阳病，必兼脾胃虚寒，此乃少阳病半阴、半虚的一面。

理由三：270 条云："伤寒三日，三阳为尽，三阴当受邪。其人反能食而不呕，此为三阴不受邪也。"呕与不能食，是太阴病的症状，273 条即云："太阴之为病，腹满而吐，食不下。"少阳病传至三阴，即首见太阴病的症状。若无呕与不食，可知三阴不受邪。

理由四：太阴为三阴之门户，为三阴之首，屏蔽三阴，所以少阳病传三阴，太阴首当其冲。故《金匮要略》云："知肝传脾，当先实脾。"小柴胡汤中参姜草枣，即实脾也；少阳热结，黄芩清之，柴胡疏之；阴阳不调，而以半夏交通阴阳。若虚著者，则小柴胡加干姜。

半夏泻心汤，亦以参草枣扶正培中，干姜温阳，芩连清热，半夏交通阴阳，小柴胡汤与半夏泻心汤，方义相通，皆为和法。

诚然，因脏腑相连，邪高痛下，少阳病可传之于脾。然肝胆相连，腑病亦可传之于肝。少阳病寒化，则可由腑传脏，成厥阴病。

厥阴为阴尽阳生之腑，主春升之气。春，阳乍升，始萌未盛，阳升不及或受克伐，最易损伤阳气，肝阳馁弱而为寒。然肝又内寄相火，肝阳馁，相火郁，则郁而化热，呈寒热错杂证。故厥阴病消渴，气上撞心，心中疼热，乃郁热上攻所致；饥而不欲食，食则吐蛔，下之利不止，乃脏寒所为。故曰厥阴病寒热错杂。

少阳病与厥阴病，皆有阴阳不调，寒热错杂，但少阳病在腑，以热结为主；厥阴病在脏，以寒为主。若少阳寒化，则内传于脏，呈厥阴病，二者颇多雷同。因皆有虚寒的一面，所以皆有呕吐、不食的表现；皆有寒热错杂，所以少阳有寒热之往来，厥阴有厥热胜复；少阳有神情默默，肝为罢极之本，亦有精力不济；少阳有郁热上冲而口苦、咽干、目眩，肝亦有郁火上攻而消渴、气上撞心，心中疼热，二者机理相通。所以少阳病的主方小柴胡汤，与厥阴病的主方乌梅丸，其方义亦多雷同。小柴胡以参姜草枣扶正，乌梅丸以附姜桂辛椒以温阳、乌梅当归补肝之体、人参补肝之气，亦在于扶正；小柴胡以黄芩、柴胡舒解热结，乌梅丸以连柏清其郁火，皆在于清热祛邪。二者病机颇多雷同，二者方义亦颇多雷同。所以少阳病不仅可传脾，亦可传肝。当少阳寒化至阳衰时，亦可为少阴证。

（8）小柴胡汤方义。少阳病本证即小柴胡汤证，故小柴胡汤为少阳病之主方。从小柴胡汤的组成方义分析，亦体现了少阳病的本质为半阴半阳、半虚半实证。

小柴胡汤有三组药物组成，一是柴胡配黄芩，二是人参配甘草、大枣、生姜；三是半夏。

柴胡配黄芩，是针对少阳郁结化热的半阳、半实的一面。柴胡是本方的君药，《本经》云：柴胡"味苦平，无毒。治心腹肠胃中结气，饮食积聚，寒热邪气，推陈致新"。解少阳之郁结，复少阳升发、舒启之性，使枢机调畅。邪入少阳，郁结而化热，"火郁发之"，柴胡清透郁热；黄芩苦寒，清泄少阳之邪热。二药合用，则经腑并治，清热解郁，复少阳疏泄调达之性。

党参配姜、草、枣，健脾益气，培补中州，是针对少阳病半虚、半阴的一面，亦即针对太阴脾虚的一面，且有知肝传脾，"当先实脾"之意。柴芩祛邪，参草姜枣扶正，故小柴胡汤亦属扶正祛邪之方。

半夏虽有降逆止呕的作用，但小柴胡中的半夏，主要作用在于交通阴阳、调和阴阳。《内经》半夏秫米汤治阴阳不交之不寐，即半夏具交通阴阳之功。少阳病，半阴半阳、枢机不利，阴阳不调，寒热往来，故以半夏调和阴阳。《本经》云：半夏"治伤寒，寒热，心下坚。"即取半夏交通阴阳之功。心下坚，心下者，胃也。心下坚满，痞塞不通，缘于阴阳不交所致。阴阳相交谓之泰，阴阳不交谓之痞。半夏泻心汤以半夏为君，即取其交通阴阳以消痞。所以，小柴胡汤之半夏，重在交通阴阳。方依法立，法从机出。从小柴胡汤方义，亦可推知，少阳病为半阴半阳、半虚半实的病机。

（9）少阳病禁忌。少阳病禁汗吐下。264 条云："少阳中风，两耳无所闻，目赤，胸中满而烦者，不可吐下，吐下则悸而惊。"265 条云："伤寒，脉弦细，头痛发热者，属少阳。少阳不可发汗，发汗则谵语，此属胃。胃和则愈，胃不和，烦而悸。"

98 条为小柴胡汤禁例，曰："得病六七日，脉迟浮弱，恶风寒，手足温。医二三下之，不能食而胁下满痛，面目及身黄，颈项强，小便难者，与柴胡汤，后必下重。本渴饮水而呕者，柴胡汤不中与也，食谷者哕。"

汗吐下三法，乃祛邪之法，是针对实证者设。少阳病，虽有邪实的一面，尚有血弱气尽正虚的一面，是半阴半阳、半虚半实证，本当扶正祛邪，虚实兼顾。若只知汗吐下以祛邪，不顾正虚，则病不愈，反变证丛生，故禁。

98 条为小柴胡汤疑似证。得病六七日，当传厥阴。厥阴乃阴尽阳生之脏，脉浮而手足温，乃阳始萌而乍升。脉迟弱而恶风寒，因始萌之阳未盛，腠理温养未充，故恶风寒。但毕竟脉已浮，手足温，此恶风寒与纯阴结者有别；虽恶风寒且脉浮，但毕竟阳气始萌未盛，脉尚迟弱，与太阳表证有别，医者误下则伤阳，里更虚。下后见不能食，此脾胃伤；胁下满痛，乃肝胆馁弱而失疏泄；而目及身黄者，胆虚而精汁不藏；颈项强者，经腧不利；小便难者，三焦气化失司。本渴，乃阳虚气化不利，津液不敷。但又饮水而呕者，乃水饮内停。二三下之，已呈纯阴结，尚以为胁下满痛、呕不能食为少阳病，妄予小柴胡清泄胆热，则更伤胃阳，致胃伤而哕。

通过对少阳病禁忌的分析，进一步说明少阳病的本质是半阴半阳、半虚半实。虽有半实，但不能误作纯实证，而用汗吐下，因毕竟还有半虚的一面。小柴胡汤虽有扶正培中的作用，但又不能用于脏寒的纯虚证，因小柴胡毕竟有清泄少阳热结的一面，苦寒伤正。

（10）战汗问题。101条云："凡柴胡汤病证而下之，若柴胡证不罢者，复与柴胡汤，必蒸蒸而振，却复发热汗出而解。"

"振"是振慄，即寒战。

"必蒸蒸而振，却复发热汗出而解。"先是寒战，继之发热汗出，这是战汗，是战汗较轻者。

战汗的发生，见于两种原因：一是邪气阻隔，表里不通，正气不能外出与邪相争。待溃其邪气，表里通达，正气奋与邪争，则战汗而解。一种是正虚不能驱邪，正邪相持而互不能胜，待益其胃气，正气得复，则正气奋与邪争，亦战汗而解。本条之战汗，即属后者。这种战汗的发生，正说明小柴胡证，既有正虚的一面，又有邪实的一面，邪正相持，反复分争，又互不能胜。复与柴胡汤，柴芩可清解少阳郁热，疏其郁结，挫其邪势；参姜草甘，益胃气，扶其正气。正气增，邪气挫，正气奋与邪争，蒸蒸而振，战而胜之，阴阳调和，阳施阴布，却复发热汗出而解。少阳病本忌汗，却又喜汗解。忌汗者，乃忌汗法之强发其汗；此乃不汗而汗之正汗也。何谓汗？阳加于阴谓之汗，必阳施阴布，阴阳调和乃能正汗出。见此正汗，知表里已和，正气已复，邪气已退，阴阳调和矣，故云汗出而解。

这种战汗而解的方式，正说明少阳病的本质是半阴半阳、半虚半实。

（11）少阳病脉象。少阳病本证为小柴胡汤证，所以，本条所言之少阳病脉象，是指以小柴胡汤证为代表的少阳病脉象。从脉象的分析，亦揭示少阳病半阴半阳、半虚半实的属性。

37条："脉浮细"，邪衰未靖，而脉浮；正虚未复，而脉细。半虚半实，虚多实少。

100条："阳脉涩，阴脉弦。"阳涩，气血虚；阴弦肝胆郁结。弦应肝胆，为阳中之阴脉，半阴半阳。

140条："太阳病下之……脉弦者，必两胁拘急。"此太阳误下邪陷少阳，阳微结，脉乃弦。

148条："脉细、沉、沉紧"，此阳微结，正虚而细、沉、阴凝而沉紧。

266条："脉沉紧"，沉主气。正气虚，无力鼓荡血脉而沉者，沉而无力；邪阻而气结，不得鼓荡血脉者，沉而有力。脉紧，气血敛束之象，有力者寒凝，无力者阳虚阴盛而收引。少阳病半阴半虚，脉可沉紧；半阳者，为少阳郁结，气血不得畅达，脉亦可沉紧，皆阳微结之脉。

231条："脉弦浮大"，三阳合病，浮为太阳，大为阳明，弦为少阳。

265条："伤寒脉弦细，头痛发热者，属少阳"。弦为少阳郁结，细为正气不足。符合血弱气尽，邪气因入与正气相搏，结于胁下而少阳郁结之病机。

266条："本太阳病不解，转入少阳者……脉沉紧者，与小柴胡汤。"此阳微结而沉紧。

271条："伤寒三日，少阳脉小者，欲已也。"小乃细而短，邪退正虚也。

综上所述，少阳病本证有多种脉象，主要有弦、紧、细、沉。弦紧乃相类之脉，皆阳微结，收引凝泣有失舒缓之象；沉细为气尽血弱，或气机郁结，脉失充盈鼓荡所致。所以，少阳证，应以弦脉为主脉，或兼紧、细、沉。

弦乃阳中之阴脉，为血脉拘急，欠冲和舒达之象，故弦为阳中伏阴之脉。经脉之柔和，赖阳气之温煦，阴血之濡养，当阳气或阴血不足时，脉失温煦濡养而拘急，则为弦；或因气机不畅、邪气阻隔，气血不得畅达，亦可使脉失阳气之温煦、阴血之濡养，拘急而弦，故仲景称"弦则为减。"《诊家枢要》云："弦为血气收敛，为阳中伏阴，或经络间为寒气所入"。

弦脉有常脉、病脉、真脏脉三种。

常脉：春脉弦。肝胆应春，故肝胆之常脉亦弦。春令，阴寒乍退，阳始升而未盛，温煦之力未充，《内经》称之谓"其气来软弱"，故脉尚有拘急之感而为弦。胆为少阳、小阳；肝为阴尽阳生之脏，与春相应，阳气始萌而未盛，故脉亦弦。常脉之弦，当弦长悠扬、和缓。

病脉之弦，有太过与不及。弦且盈实，如循长竿，曰太过。不外气逆、邪阻及本虚标实三者。弦而无力为不及，或兼细、涩、紧，乃正虚使然。

少阳病为气尽血弱，且邪入而少阳郁结，其脉当弦，或弦而减，或弦兼细、数、沉、紧。

小结：通过上述十一条理由，论证了少阳病的本质为半阴半阳、或半实半虚，而非纯热证；少阳病的病位在阴阳交界之处，出则三阳，入则三阴，而非居于太阳阳明之间。当然，除上述十一条理由之外，后面的讨论，亦涉及少阳病的本质问题，宜合看。

明确了少阳病的这一病机、本质，则少阳病的治则应扶正祛邪、调和阴阳。小柴胡汤乃少阳本证之主方。

2. 小柴胡汤证诸症的机理分析

小柴胡汤证为少阳病之本证，其他皆为兼证或变证，所以首先要把小柴胡汤证的临床诸症讨论清楚。

通过前面的讨论，小柴胡汤证的本质为半阴半阳，或半虚半实，它的临床诸症，亦由此病机而决定。

（1）少阳病提纲证。《伤寒论》263 条云："少阳之为病，口苦咽干目眩也。"此即少阳病提纲证。此提纲证，注家多以少阳热盛解之，余以为不然。少阳本证，当为半阴半阳、半虚半实，并非纯热；且少阳病有寒化、热化两途。作为提纲证，不仅要概括少阳热证的特点，亦应概括少阳病半虚半阴及其变证的特点。所以，口苦、咽干、目眩，并非皆因热而发，少阳的寒证、虚证皆可见。能全面概括少阳病各证型的共同特点，方可称为提纲证。所以，仅以热解之，有失偏颇。

①口苦：很多医家多以口苦为少阳病的主症，云"尤以口苦最可辨为少阳病。"口苦以胆热蒸迫胆气上溢多见。《素问·奇病论》："有病口苦……病名曰瘅痹……故胆虚气上溢而口为之苦。"瘅，热也。口苦可因胆热而作，然亦可因胆虚而作。胆虚者，中精不藏，胆气上溢而口苦，可见口苦有虚有实。《素问·阴阳应象大论》曰："南方生热，热生火，火生苦，苦生心。"此言口苦可因心火而作，非必胆也。

《金匮要略》百合病口苦，乃虚热而作，非必胆也。

《景岳全书·卷二十五·口舌》曰："口苦口酸等证，在原病式则皆指为热，谓肝热则口酸，心热则口苦……绝无虚寒之病矣，岂不谬哉。凡以思虑、劳倦、色欲过度者，多有口苦舌燥，饮食无味之症。此其咎不在心脾，则在肝肾心脾虚，则肝胆邪溢而为苦；肝肾阴虚，真阴不足而为燥。"指出口苦可因热，亦可因虚寒而作，非必胆也。

少阳病之口苦，可因胆热而作，亦可因胆虚而发。所以，少阳病提纲证之口苦，皆以胆热解释，有失片面。

②咽干，虚实寒热皆有，非必胆热。从略

③目眩，虚实寒热皆有，非必胆热。从略

所以，口苦、咽干、目眩，非必胆热所独有。临床就不能见此证辄清胆热，尚须辨证论治。

再者，既为提纲证，则凡少阳病此三症皆应见之，但事实上并非如此。临床应用小柴胡汤，可三症皆见，亦可仅见二症、一症，或三症皆无。即使三症皆见，亦未必是小柴胡汤证，亦可因其他病位之寒热虚实而作。只能说少阳病多见此症，而非绝对。

（2）少阳病主症。《伤寒论》96 条列出了少阳病本证的主症为："往来寒热，胸胁苦满，嘿嘿不欲饮食，心烦喜呕。"

①伤寒三阳病证，热型各不同，太阳病为寒热并作，阳明病为但热不寒，少阳病为往来寒热。所以，往来寒热为少阳病具特征性之热型。

为什么出现往来寒热？仲景于 97 条中云："正邪分争，往来寒热"，正与邪争则热，正与邪分则寒。

正气为何与邪有分有争？这取决于正气的强弱。正气强，与邪相争而热；正气虚，不能胜邪，战之馁怯而退，邪气胜则寒。待正气蓄而强，复出与邪争，则又热；战而不胜，再退则再寒，于是寒热往来反复出现。一日可数次，乃至一二十次。

少阳病之寒热往来特点是先寒后热，不同于内伤杂病中先热后寒者。内伤杂病中，由丁正气虚弱，阳气浮动而阵烘热，热后汗出而身冷。阴虚者，阴不制阳而阳易动，当烦劳、情绪波动、或昼夜阳升之时，阳气浮动而烘热，如火热烘烤状，周身躁热，伴面赤、心烦。热后汗出，阳随汗泄，周身又觉飒冷，一日可数作。气虚者，烦劳则气浮，气浮而热，热则汗出，汗则阳气衰而寒，张锡纯所云之大气下陷病者，即见寒热往来一症。血虚者，气无依恋而且易动，气动则热，继之而汗、而寒。阳虚者，虚阳亦可升动，当烦劳、焦虑时，亦可扰动浮阳而见热、汗、寒。张锡纯论肝虚而脱者，亦有寒热往来一症。

其他如疟之寒热往来，热入血室之寒热如疟，湿热蕴阻之寒热往来，肝胆郁热之寒热往来，邪伏募原之寒热往来，奔豚之寒热往来，均可视为少阳病之变证，皆可依小柴胡汤法治之。至于《伤寒论》小汗法之寒热如疟，是寒热并作，一阵寒热，一阵缓解，交替出现，其状如疟，乃太阳表证，而非少阳证。

②胸胁苦满一症，有多种描述，如胸胁满、胸胁苦满、胸胁逆满、胸中窒、胸中痛、胁痛、胁下满痛，胁下满、胁下硬满、胁下支满等，原因颇多。

《内经》中关于胸胁胀痛有很多论述，如：《灵枢·五邪》："邪在肝，则两胁中痛。"

《素问·缪刺论》："客于足少阳之络，令人胁痛不得息。"

《素问·气交变大论》："岁火太过，炎暑流行……甚则胸中痛，胁支满胁痛。""岁火不及，寒乃大行……民病胸中痛，胁支满，两胁痛。""岁金太过，燥气流行……民病两胁下，少腹痛。"

《素问·举痛论》："寒气客于厥阴之脉……故胁肋与少腹相引而痛。"

《素问·脏气法时论》："肝病者，两胁下痛引少腹，令人善怒"。"心病者，胸中痛，胁支满，胁下痛。"

《素问·热论》："伤寒……三日，少阳受之。少阳主胆，其脉循胁终于耳，故胸胁痛而耳聋。"

《灵枢·胀论》："胆胀者，胁下痛胀，口中苦，善太息。"

《素问·刺热篇》："肝病热者……胁满痛"，"热病先胸胁痛，手足躁"。"热病先眩冒而热，胸胁满。"

《灵枢·经脉》："胆足少阳之脉……是动则病口苦，善太息，心胁痛不能转侧。"

《素问·缪刺论》："邪客足少阳之络，令人胁痛不得息，咳而汗出。"

《素问·厥论》："少阳之厥，则暴聋颊肿而热，胁痛。"

《素问·至真要大论》："厥阴之胜……胃脘当心而痛，上支两胁……少腹痛。"

《素问·六元正纪大论》："木郁之发……民病胃脘当心而痛，上支两胁。"

《素问·气穴论》："背与心相控而痛……背胸邪系阴阳左右，如此其病前后痛涩，胸胁痛而不得息，不得卧。"等等。

《伤寒论》37条："少阳枢机不利而胸满胁痛。"152条：水停胸胁而"胁下痛。"160条：阳虚水泛"胁下痛。"98条：脾虚湿阻"胁下满痛。"140条：太阳误下邪陷"脉弦者，必两胁拘急。"167条："病胁下素有痞，连在脐傍痛引少腹，入阴筋者，此名脏结，死。"《金匮要略·腹满》篇，寒实内结"胁下偏痛"，"胁痛里急"，"胁下拘急而痛。"阳虚寒逆之"两胁疼痛。"《金匮要略·五脏风寒》篇，谷气壅塞之"胁下痛。"《金匮要略·痰饮》篇之留饮"胁下痛引缺盆。"《金匮要略·妇人杂病》篇，热入血室"胸胁满如结胸状。"积冷结气之"两胁疼痛。"

总之，胸胁胀满疼痛之原因颇多，病因有寒热虚实之殊，病位有五脏之异，而非少阳病所特有。

③"心烦喜呕，默默不欲饮食"，其原因亦颇多，更非少阳病所独有。

通过分析，上述诸症，皆非少阳病所独有，这就出现了一系列问题，即少阳病如何把握，小柴胡汤如何运用，"但见一证便是"如何理解等。

3. 但见一证便是问题

所谓但见一症便是，不必悉具，一般都理解为见少阳病提纲三症及小柴胡汤四主症，共七症，见其一即可用小柴胡汤。这种理解是片面的。上述已对小柴胡汤诸症进行了分析，可见这些症状可因多种原因而引起，非独小柴胡汤证所专有。因此，但见一症即用小柴胡汤，显然是片面的。

另外，"但见一症便是，不必悉具"，对原文的解读也是断章取义。《伤寒论》第101条云："伤寒中风，有柴胡证，但见一证便是，不必悉具。"前提是有伤寒中风之太阳表证。太阳表邪是否传入少阳成小柴胡汤证，据何而断呢？若具小柴胡汤证七症之一，即可断为已入少阳，成小柴胡汤证，可予小柴胡汤治之；若未见，则未入少阳，小柴胡汤不可予。此与《伤寒论》第4条、第5条的主旨是相衔接的。

《伤寒论》5条："伤寒二三日，阳明少阳证不见者，为不传也。"伤寒二三日，按伤寒的自然传变规律，二日当传阳明，三日当传少阳。可是临床实际中传还是没传？要根据具体情况具体分析。若阳明少阳证已见，则知已传阳明少阳；若阳明少阳证不见，则虽已二三日，亦未传阳明少阳。

《伤寒论》4条："伤寒一日，太阳受之，脉若静者，为不传。颇欲吐，若躁烦，脉数急者，为传也。"太阳病可内传阳明、少阳，脉数急为热盛，热盛则传。本为太阳病，脉已数急，且又见躁烦，是传入阳明；若见颇欲吐，是传入少阳。此处即明确指出，欲吐，是少阳病主证之一，但见一症，即可判为已传少阳，不必悉具。第 5 条是以阴性的症状及脉来判断是否传变，4 条是以阳性脉症来判断是否传变，从正反两个方面，对传变问题详加论证，务在谨守病机，这就是"但见一症便是"的含义。

许多医家对 101 条的理解，抛开了"伤寒中风"这一始发病，单摘一句"但见一证便是"，认为一证是指口苦，或指寒热往来，或指心烦喜呕，或指胸胁苦满，莫衷一是。其错，皆在断章取义。

小柴胡汤应用甚广，典型的小柴胡汤证，使用小柴胡汤容易掌握；若不典型的小柴胡汤证，则未必能准确把握。

4. 小柴胡汤或然症分析

小柴胡汤的或然症，见于 96 条小柴胡汤项下。共提出了七项或然症。这些加减症虽多，亦非全部，仅举例而已。分析这些或然症，对了解少阳证传变的变化及治疗的相应变化，可举一反三，给人以启迪，示人以规矩。

小柴胡汤证何以加减症颇多？原因有二：

一是少阳病包括胆与三焦。胆主春生之气，主升发、疏泄，且内藏精汁，主决断。各脏腑功能皆仰赖此春生之气，方能气机调畅，生机勃发，故曰："凡十一脏，取决于胆也。"因而在病理情况下，胆病可影响各脏腑而出现众多病变。三焦，为水道，原气之别使，气化之总司，历五脏六腑，功能重要，且联系广泛，故病变时，病症纷纭。

二是少阳病的性质是半阴半阳、半虚半实，界于阴阳之间，为阴阳出入之枢，出则三阳，入则三阴，可热化，亦可寒化，故或然症多端。

（1）"若胸中烦而不呕者，去半夏人参，加瓜蒌实一枚。"

胸中烦，多因于热，然邪扰或阳虚者亦有之。去半夏人参者，知中气尚强，脾不受邪，胃气未逆，故不呕。以瓜蒌实治其心烦，因瓜蒌甘寒，清化热痰，宽胸散结，知此心烦乃因痰热而作。胸中之热何来？因邪犯少阳，少阳郁结化热。此热乃郁热，郁热不得外达，必上攻、下迫、内窜，出现诸多病变。此胸中烦，亦因少阳郁火上迫，且烁液成痰，痰热内扰而烦，故以瓜蒌清涤之。

这一或然证提示，中气实，少阳不传三阴。少阳热化，则可上攻、下迫、内窜。胸中烦，仅是少阳郁火诸多症状之一，举例而已，其他诸症，当触类旁通。

（2）"若渴，去半夏，加人参，合前成四两半，栝楼根四两。"

渴，原因甚多，津液亏，阳虚不能气化，邪气阻遏津液不布，皆可渴。少阳病致渴的原因有三：一为少阳郁结，三焦为不通，津液不能上承；二为少阳热盛，津液被耗；三为中气虚馁，生化不足，及脾虚不运。从用药分析，去半夏之燥，知非水饮所阻；加人参益气生津，在于健脾以化生、转输，补少阳病之半阴、半虚；加栝楼根以清热生津，泻少阳病之半阳、半实。推而广之，津亏或不布，可口渴，亦可诸孔窍干，或筋脉失润而拘挛或脏腑失濡而见广泛病变，肺津亏则干咳或喘，胃津亏则干呕不食，大肠失润则便艰等等，皆可举一反三。

（3）"若腹中痛者，去黄芩，加芍药三两。"

腹痛原因颇多，寒热虚实皆可腹痛。少阳病致腹痛，原因有三：一是太阴脾虚而腹痛；二是少阳热传阳明而腹痛；三是少阳木郁，木陷土中而腹痛。依所用药物来看，去黄芩之苦寒，加芍药之酸收，乃治土虚木陷之腹痛，芍药味酸入肝，补肝之体，泻肝之用。痛泻要方治腹痛下利用芍药，即寓此义。

（4）"若胁下痞鞕，去大枣，加牡蛎四两。"

胁下乃少阳之分野。痞鞕者，痞塞不通且鞕结，乃气血痰瘀热凝聚而痞鞕。牡蛎软坚，以柴胡引之，能去胁下之鞕。

（5）"若心下悸，小便不利者，去黄芩，加茯苓四两。"

心下悸，小便不利，有多种原因。少阳病而兼此症者，一由胆郁疏泄不及而小便不利，胆火上犯而心悸；一可因三焦不通，水饮内蓄而小便不利，水饮上凌而心下悸。从所用药物来看，去黄芩，知非少阳郁火致悸；加茯苓，健脾利水，安神，当属饮泛所致，故心下悸且小便不利。由此可知，少阳病可夹饮，而饮凌于肺则咳喘，上干于巅而晕眩，饮干于心而悸、心神不安，饮注胃肠而下利、不食、脘腹满等诸症丛生，不一而足，皆可触类旁通。

（6）"若不渴，外有微热者，去人参，加桂枝三两，温复微汗出。"

在少阳病的基础上，点出"不渴"这一阴性症状，何意？少阳热化可外传阳明，阳明热盛则伤津，口渴，正如97条所云："服柴胡汤已，渴者属阳明"；阳明热淫于外则身当热。点出口不渴，说明少阳病未传阳明，则此身热亦非阳明外淫所致。何以身热？从加桂枝，且温复取微汗来看，当属太阳表邪，类于柴胡桂枝汤法。可是，少阳病本有寒热往来之热，今又加一身微热，二者皆是有热，如何能区分开此热为少阳，彼热为太阳？146条用柴胡桂枝汤，指明其表证为"发热微恶寒，支节烦痛。"可是少阳病发热亦有恶寒，亦可因经络不通而肢节痛。仔细琢磨起来，从文字表面分析好说，但临床实际却难以区分。究竟该如何分清少阳与太阳之热？少阳之往来寒热，是先寒后热，寒与热，是分别而作，且寒热阵作，寒热之后有间歇，间歇期，则无寒亦无热。而太阳之热，是寒热并作，且寒热持续无间歇，表邪不去，寒热不止。那么，寒热不止时，又显不出少阳病的寒热往来，当然，我所说的"热"，不是指体温高低，而是中医的热象。

这个表热是那里来的？一是太少合病，一是太少并病，或始为太阳，传入少阳；或始为少阳，传于太阳，或少阳正气复，邪气外达而外出太阳。由此可见，少阳病位于阴阳交界之处，外出三阳，内入三阴。外出太阳，此条可证。

（7）"若咳者，去人参大枣生姜，加五味子半升，干姜二两。"

咳的原因甚多，外感内伤、五脏六腑，皆能令人咳。少阳病致咳，可因少阳之热犯肺；亦可三焦不利，水饮犯肺而咳。去人参大枣生姜者，非因脾虚所致。加干姜者，温散饮邪，五味子敛肺气，亦泻木亢，故此咳当为饮邪上犯所致。

从仲景所列举的小柴胡汤或然证来看，说明小柴胡证属半虚半实、半阴半阳，可寒化、热化，寒化则入三阴，热化则外出三阳。深入了解小柴胡汤证的实质，利于我们临床正确运用小柴胡，并扩而充之，守绳墨而废绳墨，随心所欲，不逾矩。

5. 不典型小柴胡汤证的分析

具有少阳提纲三症，又有少阳病的四大主症者，可称为典型的少阳本证，即小柴胡汤证。相关条文包括96、97、101、148诸条，前已论及，不赘。对不典型的小柴胡汤证，仲景举出14条。通过对不典型少阳证的分析，对我们正确使用小柴胡汤，并扩展其使用空间，将有很大裨益。

（1）37条："太阳病，十日以去，脉浮细而嗜卧者，外已解也。设胸满胁痛者，与小柴胡汤。脉但浮者，与麻黄汤。"

太阳病，十多日，太阳之表已解，脉浮细嗜卧，乃邪去正未复。

"设胸满胁痛者，与小柴胡汤"。本条，仲景突出点出了"胸满胁痛"作为使用小柴胡汤的指征，这与"但见一证便是"的精神一致。这里引出了两个问题。

一是太阳病已解，遗有胸满胁痛，便用小柴胡，那么少阳病七症中的其他六症是否并见？从条文中可知，其他六症未必皆见。

二是在伤寒中风基础上，但见胸满胁痛是否就可用小柴胡汤？亦未必，前已述及，胸满胁痛原因颇多，即使是在伤寒中风基础上见此证，尚有水饮、结胸、脏结、寒逆、积冷结气、热入血室等，皆可见此证，并非概用小柴胡汤。那么，何种情况下可用小柴胡汤？余以为当在伤寒中风基础上，见胸满胁痛，脉见弦者，方可用小柴胡汤。

（2）99条："伤寒四五日，身热恶风，颈项强，胁下满，手足温而渴者，小柴胡汤主之。"

伤寒四五日，当传太阴、少阴，但阴寒之症未见，知未传阴径。身热恶风、颈项强，为太阳证；胁下满，为少阳证；手足温而渴，为阳明证，故为三阳合病。

三阳合病，何以独取少阳？太阳当汗，阳明当清下，皆非少阳证所宜。少阳主枢，枢机舒转，邪可外达而解。小柴胡汤之柴胡，《本经》谓其治"寒热邪气"，治少阳邪气，未尝不治在表之邪气。试观近之柴胡注射液，治外感发热疗效肯定，即非特指少阳发热。黄芩，《本经》谓其治诸热。清胆热，亦未尝不清阳明之热。所以，三阳合病，主以小柴胡汤，既解少阳之邪，亦兼太阳、阳明之邪，三阳相兼。

219条："三阳合病，腹满身重，难以转侧，口不仁，面垢，谵语遗尿，发汗则谵语，下之则额上生汗，手足逆冷，若自汗出者，白虎汤主之。"此亦三阳合病，何以不用小柴胡汤而用白虎清解阳明？此证颇似暑入阳明，阳明热外淫则兼表，内淫则兼少阳，故云三阳合病，实为阳明独盛，故以白虎清之。阳明热清，太少亦平。

（3）100 条："伤寒阳脉涩，阴脉弦，法当腹中急痛，先予小建中汤。不差者，小柴胡汤主之。"

"阳脉涩，阴脉弦"，阴阳有两种解释：一为寸为阳，尺为阴；一为浮为阳，沉为阴。涩乃气血虚，气虚不能鼓荡，血虚不能充盈，故尔脉涩。气主煦之，血主濡之，经脉失于气血之温煦濡养而拘急，故痛。此外，阴阳之意以浮阳沉阴，莫如寸阳尺阴为胜。

为何先予小建中汤，不差者，再予小柴胡汤？这有两种可能：一是试验性治疗，一是分步治疗。因阳涩阴弦且腹痛，可因气血虚，经脉拘急而腹痛；亦可因气血虚而脉涩，少阳郁结而脉弦，木克土而腹痛。若为前者，则以小建中培中调阴阳，桂枝甘草加姜枣、饴糖以化阳培中，温煦经脉；倍芍药合甘草，酸甘化阴以柔经脉，腹痛自消。《金匮要略·虚劳》篇，小建中汤治虚劳里急腹中痛，与本条同。然予小建中汤腹痛不差，说明辨治有误，故改从少阳治之，此即试验性治疗。试验性治疗在《伤寒论》中不乏其例，如 209 条，小承气汤试燥屎法，即为试验性治疗。

另一种可能是分步治疗，因知肝传脾，当先实脾，所以先予小建中汤培中，后以小柴胡汤解木之郁结，分步治疗法。此法，在《伤寒论》中亦屡见不鲜，如先表后里，或先里后表诸法，皆是。

从本条用小柴胡汤来看，少阳之提纲证及小柴胡汤四大主症皆未提，只有脉与腹痛，可见用小柴胡汤，非必诸证皆见。

当然，小柴胡汤可用于外感，亦可用于内伤。若内伤杂病中用小柴胡汤，未必往来寒热等症必具，本条开首即明言为伤寒，显属外感范畴，亦未必少阳七症必具，此条竟少阳病七症中，一症皆无，亦用之，看来重点在于脉象。

阳涩阴弦，乃气血虚，少阳郁结，正与97条所揭示的血弱气尽，少阳郁结之半阴半阳、半虚半实之病机相吻合，由此可见，弦脉是少阳病的主脉。

（4）104条："伤寒十三日不解，胸胁满而呕，日晡所发潮热，已而微利，此本柴胡证，下之以不得利，今反利者，知医以丸药下之，此非其治也，潮热者，实也。先宜服小柴胡汤以解外，后以柴胡加芒硝汤主之。"

外感病，当日传一经，七日愈，故第8条云，太阳病七日以上自愈。若传经尽不愈，当再传经，十二日愈，故第10条云："风家，表解而不了了者，十二日愈。"此条两度传经尽仍不解，故云"伤寒十三日不解"。

伤寒不解，"胸胁满而呕"，邪在少阳；"日晡所发潮热。"邪在阳明，呈少阳阳明证。

"已而微利"，"已"作何解？当做已经、已然解。意为因其日晡潮热，有阳明热证，已然微下。"利"作下法解。谓已经予轻微泻下。

"此本柴胡证"。言该证虽为少阳阳明，但以少阳病为主。少阳禁下，故"下之以不得利"。本不利，"今反利者，知医丸药下之。"古以丸药下者，多含巴豆。少阳禁下，下之"非其治也。""潮热者，实也。"潮热，为阳明胃家实的热型；实也，指胃家实，有燥屎。

少阳阳明，且已潮热，何不以大柴胡汤治之？因此证本柴胡证，已有半阴、半虚的一面，且又以丸药下之，复伤脾胃，反下利，乃虚其虚也，故非其治。丸药下之，一误；设再予大柴胡汤下方，则二误，故未予大柴胡汤，更未予承气汤，反予小柴胡汤，何也？虽有潮热，胃家实，但以小柴胡证为主。小柴胡汤，可清少阳之热，亦兼清阳明之热，葛根芩连汤即用黄芩。且服小柴胡汤后，"上焦得通，津液得下，胃气因和，身濈然汗出而解"。这是服小柴胡汤后，少阳郁结解，三焦通畅，肺得肃降，胃气和降，津液得以敷布，正汗濈然而出。津液布，汗可出，必胃气和，便亦通，阳明之实随之而解。所以，用小柴胡以解外邪，而不用大柴胡通下。设予小柴胡后，阳明之实未靖，再予小柴胡加芒硝，微下之，亦不用大柴胡汤之硝黄枳之重下，免伤胃气。

本条启示，伤寒传变日数，乃指一般程序而言，非必一日一经，要在辨证论治。虽已十二日，若柴胡证仍在者，仍以小柴胡主之，日数可不拘泥。

少阳阳明，若少阳阳明皆重者，予大柴胡汤双解之；若以少阳证为主而兼阳明者，予小柴胡汤，解少阳之结，亦可兼和胃气，不可骤用峻泻伤胃。纵使服小柴胡汤后，阳明胃实未已，亦宜小柴胡加芒硝汤微下之，不可遽予峻下伤胃。体现处处顾护胃气的精神。

（5）144条："妇人中风七八日，续得寒热，发作有时，经水适断者，此为热入血室，其血必结，故使如疟状，发作有时，小柴胡汤主之。"

疟之寒热，先寒后热，发有定时；热入血室者，亦寒热发作有时，此少阳病特征性热型，故诊为少阳证，予小柴胡汤主之。

经水适断，少阳之邪乘血室空虚而入，热与血结，成热入血室证。

143、144、145三条皆论热入血室，综合来看，热入血室证有四个诊断要点：

一是经水适来适断。

二是感受外邪，热陷血室，血热相结。

三是出现少阳病的寒热如疟，胸胁苦满，如结胸状。

四是出现谵语，如见鬼状的神志症状。

少腹急结、鞕痛否？仲景未言，可见血结未甚，故尔少腹症状并不突出。仍予小柴胡汤，且未加活血之品，亦证明血结未甚。若血结较重，亦可加活血之品，因仲景是以小柴胡汤主之。"主之"，为主矣，言外之意，可随证加减。所以，陶隐庵以小柴胡去参枣加生地桃仁、楂肉、丹皮或犀角等。叶天士对血结重者，用小柴胡去甘药，加延胡、归尾、桃仁。夹寒者加肉桂心，气滞者加香附、陈皮、枳壳等，皆小柴胡汤随证加减之例。

少阳病热陷血室，血结未甚者，用小柴胡汤有逆流挽舟之意，提取下陷之热邪从外而解。

本条诊为小柴胡汤证，并未提口苦、咽干、目眩及心烦喜呕，默默不欲饮食，可见这些症状非必皆见。

（6）149条："伤寒五六日，呕而发热者，柴胡汤证具。而以他药下之，柴胡证仍在者，复与柴胡汤。此虽已下之，不为逆，必蒸蒸而振，却发热汗出而解。若心下满而鞕痛者，此为结胸也，大陷胸汤主之。但满而不痛者，此为痞，柴胡不中与之，宜半夏泻心汤。"

本条提出少阳病误下之变。

伤寒五六日，本当传于厥少二经，然仍呕而发热，邪尚在少阳，故云柴胡汤证具。379条亦云："呕而发热者，小柴胡汤主之。"

是否见呕而发热二症，即可断为小柴胡证？未必。凡胃热、伤暑、湿热壅胃、胃中郁火、食积化热、热伤胃阴等，皆呕而发热，非皆小柴胡汤所宜。当呕而发热，且脉弦者，方可断为少阳病。那么，少阳七症中的其他症必见否？未必。

"呕而发热"，此热，亦非必往来寒热，乃但热不寒，属阳明热型。此热，可因少阳热化而传入阳明，故但热不寒。虽传阳明，未成热结，勿须下之。黄芩清热，半夏生姜降逆止呕，柴胡生姜散邪除热，参草枣培中扶正，切合病机。由此看来，小柴胡汤证的热型，非必寒热往来，但热不寒者亦可。

少阳病误下后，柴胡证仍在者，复与柴胡汤。若下后心下满而鞭痛者，热与水结于胸脘，必以大陷胸逐其水热互结，小柴胡汤不中与也。若下后热乘虚而陷，成寒热错杂之痞症，当予半夏泻心汤主之。

何以成痞？卦云：阴阳相交谓之泰，阴阳不交谓之否。少阳病，本已太阴脾虚，误下之脾益伤。脾斡旋一身之气机，使阴升阳降，水火既济。脾虚，斡旋失司，阳不降，积于上而为热；阴不升，积于下而为寒，于是阴阳不交，寒热错杂，中焦痞塞。病位在土，已不在木，故予半夏泻心汤，而小柴胡汤不中与也。

半夏泻心汤与小柴胡汤，方证虽异，然机理相通。半夏泻心汤因脾虚热陷，阴阳升降不利，形成寒热错杂。小柴胡汤乃脾虚，热结少阳，阴阳出入乖戾，形成半阴半阳。二方组成颇似，因皆有脾虚，故皆用参草以益气扶正；皆有热，故用芩，或芩连；皆阴阳不调，故用半夏交通阴阳；半夏泻心以干姜易生姜，去柴胡，脾寒重于少阳病。

此条四点启示：

一为少阳病误下可三变：柴胡证仍在者，复与柴胡汤；实者，热陷水结，成结胸；虚者热陷成痞。

二为少阳病内传三阴，当先传脾，此即"邪高痛下"。

三为判断少阳病尚在否？可据呕而发热为指征，然必脉弦，他症非必具。

四为少病热型，非必往来寒热，但热不寒者有之。

（7）220条："阳明病，发潮热，大便溏，小便自可，胸胁满不去者，与小柴胡汤。"

本条伤寒医家多以少阳阳明并病解。"胸胁满不去"，乃少阳未解。"不去"，从语气来分析，本为少阳病，已传阳明，然少阳之邪未尽，胸胁满未除，故云少阳阳明。

我认为此条不是少阳阳明并病，而是少阳病似阳明而非阳明，提出相互鉴别。

潮热、小便自可，是阳明病胃家实的表现，当大便鞭或热结旁流，此大便溏，知非胃家实。如191条"固瘕，必大便初鞭后溏。所以然者，以胃中冷，水谷不别也"；《金匮要略》："大肠有寒者，多鹜溏。"可见，便溏是虚寒的表现，而非阳明胃家实。

"与小柴胡汤"，从语意来看，不同于"小柴胡汤主之。""主之"者，是以小柴胡汤为主，当尚有为辅者，可有加减。而"与"者，可径予小柴胡汤，而无须加减。从"与小柴胡汤"语气中，可悟出此条乃纯少阳病小柴胡汤证，非少阳阳明，亦不须在用小柴胡汤时尚须加减兼顾阳明证。

小柴胡汤证亦可潮热吗？可。《苏沈良方》把小柴胡汤在《伤寒论》中所治的发热，总结为四种热型，即：一为身热；二为往来寒热；三为潮热；四为瘥后发热。所以，不典型的小柴胡汤证，亦可见潮热。

（8）231条："阳明中风，脉弦浮大而短气，腹都满，胁下及心痛，久按之气不通，鼻干不得汗，嗜卧，一身及目悉黄，小便难，有潮热，时时哕，耳前后肿，刺之小差，外不解，病过十日，脉续浮者，与小柴胡汤。"

此为三阳合病，浮为太阳，大为阳明，弦为少阳。

"表未解，鼻干，不得汗"，指太阳表证未解。

"胁下及心痛，久按之气不通，耳前后肿"，乃少阳郁热。

"短气，腹都满，嗜卧，一身及目悉黄，小便难，有潮热，时时哕"，为阳明胃热夹太阴脾湿，熏蒸发黄。

三阳合病，枢机不利，三焦不通，因而湿热内蕴。所以治疗从疏解少阳为主，调畅气机，通利三焦。当与99条之分析互参。

（9）229条："阳明病，发潮热，大便溏，小便自可，胸胁满不去者，与小柴胡汤。"

与小柴胡汤者，必少阳病未解。何以知之？胸胁满不去。这里没有再提小柴胡证的其他指征，唯独指出胸胁满一症。看来，胸胁满是少阳病最具特征性的指征。但仅据胸胁满就可遽断少阳病吗？尚不可。前已述及外感病胸胁满者，原因颇多，非必少阳病所独有。当见脉弦，又见胸胁满，方可诊为少阳病，予小柴胡汤。

潮热乃阳明热型，少阳未解当寒热往来，能两种热型并存吗？不可能，潮热是但热不寒，热如潮，日晡甚；而寒热往来是先寒后热，既寒既热，所以两种热型不能并见。此条，仲景明确指出是潮热，与小柴胡汤，可见发热、潮热、但热不寒者，亦为不典型少阳病的几种热型，非必寒热往来。

（10）230条："阳明病，胁下鞕满，不大便，而呕，舌上白苔者，可与小柴胡汤。上焦得通，津液得下，胃气因和，身濈然汗出而解。"

首曰阳明病，何以为据？胁下鞕满而呕，皆少阳之征；不大便，少阳枢机不利；舌苔白者，更非阳明热征。无一症属阳明热盛之征，反曰阳明病，何也？因其呕且不大便，似阳明而非阳明，实乃少阳阳微结所致，故予小柴胡汤。

少阳病本禁汗，何以又汗出而解？此与"温病忌汗，又最喜汗解"同理。所禁者，乃辛温发汗；所喜者，乃阴阳调和，表解里和之正汗也。

阴阳和可正汗出，阴阳和亦可大便通，故此条之大便不通，待三焦通，津液得下，胃气因和，大肠腑气得行、津液得润，自然大便得解，非阳明热结之必予攻下方可。

本条所示之小柴胡汤的指征有四，即胁下鞭满、不大便、呕、苔白，少阳七症的余症皆未提，然必兼脉弦方可确诊。

不大便者临床常见，有的十余日一解，腹无所苦，饮食照进，此类便秘，枢机不利是一重要原因，此亦为治便秘开一门径。

(11) 266条："本太阳不解，转入少阳者，胁下鞭满，干呕不能食，往来寒热，尚未吐下，脉沉紧者，与小柴胡汤。"

此条虽未言胸满、心烦，他症皆备，是比较典型的小柴胡证。其脉沉紧，有类于弦，皆阳微结，收引凝泣之象。

(12) 379条："呕而发热者，小柴胡汤主之。"

呕，皆胃气上逆所致，寒热虚实，脏腑相干，皆可致呕，非为少阳所独有。发热，外感内伤皆可见，亦非少阳所独有。呕而发热用小柴胡汤者，以方测证，当为少阳病。少阳病的其他见证，或为仲景省略，或为只要见呕与发热，即可用小柴胡，其他症可有可无。

我认为，纵使少阳证的其他症皆无，仅呕而发热，在使用小柴胡汤时，还应见脉弦，否则还不可贸然用之。

(13) 394条："伤寒差以后，更发热，小柴胡汤主之。脉浮者，以汗解之；脉沉实者，以下解之。"

伤寒差后更发热，可见于下列四种情况：

一为差后，复感外邪，外邪可在太阳、阳明或少阳。

二为差后余邪未尽而复燃。

三为正虚而生虚热。包括阴阳气血虚衰，阳气浮动而为热。

四为差后劳复、食复。食复者，食积化热，或食积与余邪相结。劳复者，包括劳心者耗伤阴血，劳力耗气，房劳耗精。

所以差后发热，原因有多种，病机不同。本条提出三种：脉浮者，邪犯肌表，汗而解散之；脉沉实者，里之邪实，以下解之；主以小柴胡汤者，当为邪郁少阳。

伤寒差后，当有正虚未复，复感于邪。小柴胡汤扶正祛邪，差后热者正相宜。邪在少阳，固可予小柴胡汤。若正虚而邪在表者，亦可予小柴胡汤，扶正祛邪。邪在表，固当汗解，然小柴胡汤亦可汗解，如101条与149条："复与柴胡汤，必蒸蒸而振，却发热汗出而解"。230条"身濈然汗出而解。"当然，这个汗出，不是发汗法，而是阴阳调和自然汗出之正汗。

本条启示：正虚而兼外感发热，皆可宗小柴胡汤法，扶正祛邪。

本条用小柴胡汤的指征，一是伤寒差后正虚；一是邪气因入。此与97条之"血弱气尽，邪气因入"精神一致，至于少阳病七症，几乎一项也没有，但由于病机相同，故仍可予小柴胡汤。

（14）《金匮要略·黄疸病》篇："诸黄，腹痛而呕者，宜柴胡汤。"

腹痛而呕，病在少阳。小柴胡疏解少阳郁结，使木升发而不下陷土中，呕痛可除；三焦畅，水道通，湿可去，黄可消。

此腹痛而呕,必兼脉弦,方可诊为少阳郁结,予小柴胡汤。

(15)《金匮要略·妇人产后病》篇:"产妇郁冒,其脉微弱,呕不能食,大便反坚,但头汗出。所以然者,血虚而厥,厥而必冒。冒家欲解,必大汗出。以血虚下厥,孤阳上出,故头汗出。所以产妇喜汗出者,亡阴血虚,阳气独盛,故当汗出,阴阳乃复。大便坚,呕不能食,小柴胡汤主之。"

郁冒,指昏冒,神志不清。《素问·至真要大论》:"郁冒不知人者,寒热之气乱于上也。"此条言产后血虚,孤阳上出,气乱于上而郁冒,此与少阳病之"血弱气尽"相合。呕不能食,大便反坚,此少阳郁结使然。既有血虚而厥之半阴、半虚,又有邪气因入,少阳郁结之半阳半实,与少阳病之病机吻合,故予小柴胡汤扶正祛邪,疏解少阳。

少阳病七症虽无郁冒,然与目眩理出一辙,故小柴胡可治郁冒。郁冒予小柴胡汤者,脉当兼弦。

通过上述对非典型小柴胡汤证的分析,可得出如下结论:

1. 小柴胡汤证,非必七症皆具。七症中,最具特征意义的症状,依次排序为脉弦,胸胁苦满,往来寒热,呕吐,不欲饮食。

2. 热型非必寒热往来,亦可见发热、潮热。

3. 小柴胡汤证若兼表热,或三阳合病,以少阳证为主者,可予小柴胡汤统治。

4. 其脉当弦,或兼细、沉、紧。因少阳病性质半阴半阳、半虚半实,故其弦必不劲,当弦而按之减。

二、小柴胡汤衍生方

少阳证处于阴阳交界之处,外出为三阳,内入为三阴;因而少阳病的变证兼证颇多;且少阳误治,亦促其传变,所以少阳病之主方小柴胡汤之变化及类方亦多。后世更仿小柴胡汤，演变出众多方剂。

柴胡桂枝汤

《伤寒论》第 146 条："伤寒六七日，发热微恶寒，支节烦疼，微呕，心下支结，外证未去者，柴胡桂枝汤主之。"

桂枝一两半，去皮　芍药一两半　黄芩一两半　人参一两半

甘草一两，炙　半夏二合半，洗　大枣六枚，擘　生姜一两半，切

柴胡四两

上九味，以水七升，煮取三升，去滓，温服一升。本云：人参汤，作如桂枝法，加半夏、柴胡、黄芩；复如柴胡法，今用人参半剂。

按：此少阳病兼太阳表证证治。

伤寒六七日，"发热微恶寒，支节烦痛"，此外证未去；"微呕，心下支结"，内传少阳，呈太少并病。外则桂枝汤主之，内则小柴胡汤主之，各取其半，合之曰柴胡桂枝汤。

少阳病，外证未解，用柴胡桂枝汤。若把少阳病"半在里半在外也"之外，解为太阳证，岂不直接用小柴胡汤即可，何必还加桂枝汤？可见少阳病的外证，非指太阳表证，而是指少阳郁结。其里，乃指太阴脾虚。所以"本云，人参汤。"人参汤即理中汤，温中健脾，即针对少阳病半虚半阴的一面，扶正以祛邪。然毕竟有少阳郁结及太阳表虚的一面，纯予人参汤，有失偏颇，故又云："作如桂枝法。"桂枝法乃辛甘化阳，酸甘化阴，乃阴阳双补之剂，桂枝生姜，辛以散邪，宜于正虚，阴阳不足者；若兼外邪，亦有扶正祛邪之功。发汗太过，表未解而气阴虚者，桂枝汤加参、芍、姜，一变而为桂枝新加汤，更增其扶正之力。本条云，"今用人参作半剂"，即桂枝汤加人参，其治法，与桂枝新加汤如出一辙，故曰"作如桂枝法"。这里强

调的是法，重在扶正以祛邪。又云"加半夏、柴胡、黄芩"，成小柴胡，扶正兼解少阳郁结，故"复如柴胡法"。

本云以下的这一段话，再次印证了小柴胡汤有太阴脾虚，在里之半阴半虚的一面。本为太少併病，予柴胡桂枝汤太少病解即可。而本云下的一段话，却从人参汤谈起，强调了少阳病脾胃虚寒的本质；然脾虚寒，又兼太阳之表，故在人参汤的基础上加减，曰"作如桂枝法"；又因邪传少阳，故加柴、芩、夏，"復如柴胡法"。这与小柴胡证"血弱气尽"之本质是一致的。

柴胡桂枝干姜汤

《伤寒论》第 147 条："伤寒五六日，已发汗而复下之，胸胁满微结，小便不利，渴而不呕，但头汗出，往来寒热，心烦者，此为未解也，柴胡桂枝干姜汤主之。"

柴胡半斤　桂枝三两，去皮　干姜二两　栝楼根四两　黄芩三两　牡蛎二两　甘草二两，炙

上七味，以水一斗二升，煮取六升，去滓，再煎取三升，温服一升，日三服。初服微烦，复服汗出便愈。

《金匮要略·疟病》附方：柴胡桂姜汤，治疟寒多微有热，或但寒不热。服一剂如神。

按：此方少阳病兼太阳表证及太阴脾寒者。

伤寒五六日未解，汗之津液外泄，阳气随之；下之，津液下泄，阳气亦陷，致津气两伤，邪陷少阳。少阳郁结而胸胁满微结，往来寒热，头汗出，心烦；三焦气化不利而渴，小便不利。

太阳表证何在？仲景语焉不详，146 条柴胡桂枝汤为少阳病兼太阳表证，曾有"发热微恶寒，肢节烦疼"的太阳表证，本条亦少阳病兼太阳表证，当亦有"发热微恶寒，肢节烦疼"

的表证，未言者，乃述于前而略于后，省略之笔。再者，"复服汗出便愈"，既用汗法，其有表证可知。

何以干姜易生姜？概因下后伤脾胃之阳，致寒饮不散，胸胁满结不解，故以干姜温振脾阳，此与柴胡加芒硝汤下阳明燥热相对应，一为阳明燥热，一为太阴虚寒。

有的医家提出，伤津是内燥，应转属阳明，非桂枝干姜所宜。而本证确是水饮与津伤内燥并见者，方中用甘寒之栝楼根，清热生津止渴；牡蛎咸寒，清热益阴，且软坚散结。加桂枝者，一可通阳化气，使三焦气化得行，水饮当去；一者，解太阳之邪。加干姜者，温太阴之脾寒。此方亦寒热并用，各司其属，相反相成。

既然太阴脾寒，何以去人参？少阳证有半阴半虚的一面，气尽血弱，兼有脾虚，又下后伤脾，吾意不应去人参，更何况人参益气健脾，尚可生津，故不必去之。

为何渴而不呕？97条云："渴者属阳明。"本条亦渴，是否属阳明？非也，此渴乃汗下，津伤而渴，非阳明热盛伤津而渴。二者如何区分？邪传阳明者，胃热盛，当呕，或呕不止，如103条之大柴胡证，即"呕不止。"本条虽渴，然无呕，知非邪传阳明。所以，特别点出不呕这一阴性症状，具有鉴别意义。

柴胡加龙骨牡蛎汤

《伤寒论》第107条："伤寒八九日，下之，胸满烦惊，小便不利，谵语，一身尽重，不可转侧者，柴胡加龙骨牡蛎汤主之。"

柴胡四两　龙骨　黄芩　生姜，切　铅丹　人参　桂枝茯苓各一两半　半夏二合半，洗　大黄二两　牡蛎一两半，熬　大枣六枚，擘

上十二味，以水八升，煮取四升，内大黄，切如基子，更

煮一两沸，去滓，温服一升。本云柴胡汤，今加龙骨等。

按：此伤寒误下，邪入少阳，郁热扰心者。

伤寒八九日，误下正伤邪陷。邪陷少阳，枢机不利而胸满，三焦郁结而小便不利，胆火扰心而烦惊、谵语。阳主动，阳气旺，则身轻健矫捷；阳气内郁，阳不能实四肢，则一身尽重，不可转侧。枢机不利，予小柴胡汤和解少阳，通利三焦；大黄导郁热下行；龙牡、铅丹重镇安神祛惊；桂枝、茯苓通阳气化以利水道，茯苓亦兼安心神。

柴胡加芒硝汤

《伤寒论》第104条："伤寒十三日，胸胁满而呕，日晡所发潮热，已而微利，此本柴胡证，下之以不得利，今反利者，知医以丸药下之，此非其治也。潮热者，实也。先宜服小柴胡汤以解外，后以柴胡加芒硝汤主之。"

柴胡二两十六铢　黄芩一两　人参一两　甘草一两，炙　生姜一两，切　半夏二十铢　本云五枚，炙　大枣四枚，擘　芒硝二两

上八味，以水四升，煮取二升，去滓，内芒硝，更煮微沸，分温再服，不解更作。

按：本伤寒，多日不解，热邪内陷少阳见胸胁满而呕；热陷阳明则潮热，当大便鞕。今大便不鞕更利，与阳明胃家实不同，何也？知医以丸药下之。度其所用下剂，或含巴豆辛热之品，致虽下而阳明燥热不解，仍发潮热。柴胡加芒硝汤，以柴胡和其外，芒硝和其里。因燥热未甚，不用大黄；气结不重，未加枳朴，力逊于大柴胡汤。

大柴胡汤

《伤寒论》第103条："太阳病，过经十余日，反二三下之，后四五日，柴胡证仍在者，先予小柴胡汤。呕不止，心下

急，郁郁微烦者，为未解也，与大柴胡汤，下之则愈。"

《伤寒论》第136条："伤寒十余日，热结在里，复往来寒热者，与大柴胡汤。"

《伤寒论》第165条："伤寒发热，汗出不解，心中痞鞕，呕吐而下利者，大柴胡汤主之。"

《金匮要略·腹满寒疝宿食病》篇："按之心下满痛者，此为实也，当下之，宜大柴胡汤。"

大柴胡汤：

柴胡半斤　黄芩三两　芍药三两　半夏半升，洗　生姜五两，切　枳实四枚，炙　大枣十二枚，擘

上七味，以水一斗二升，煮取六升，去滓，再煎，温服一升，日三服。一方，加大黄二两。若不加，恐不为大柴胡汤。

按：大柴胡汤是由小柴胡汤去人参甘草，加大黄、枳实、芍药而成。少阳病本证，其本质为半阴半阳、半虚半实，其传变有热化、寒化两途。因而，少阳病误下，可有多种转归：误下后，柴胡证仍在，或大结胸证，或心下痞证，或正虚而惊悸证，或成大柴胡汤证等。误下后究竟变为何证？原则为"观其脉证，随证治之。"大柴胡已去参草，说明少阳病已然热化，呈少阳郁热之实证、热证，且传入阳明，已无少阳病半虚半阴的一面。柴芩，清解少阳郁热；枳实、大黄，寓小承气汤意，泻阳明之实热；半夏生姜，且生姜用量增大，和胃止呕。何以加芍药？芍药酸寒，酸入肝，益肝体，泻肝用。少阳已然热化，木用已亢，故加芍药以平肝胆气逆，且能缓急止痛。大柴胡汤与小柴胡汤，已有本质上的区别。

何以区分大小柴胡汤证？主要见于以下四点：

（1）腑实证重。小柴胡证仅胸胁苦满，心下支结，呕吐不食；大柴胡证为热结在里，心中痞鞕、心下满痛，呕不止，

下利或便鞕，腹征为重。

（2）热型。小柴胡证为往来寒热，阳明热结著者，但热不寒，或潮热。

（3）舌征。小柴胡证尚苔白，而大柴胡证当舌红、苔黄。

（4）脉征。小柴胡证脉弦，或弦而减；大柴胡主下当脉沉弦实。

三、小柴胡汤及其衍生方小结

通过上述对少阳病小柴胡汤本质及应用的讨论，可得出如下结论：

1. 少阳病本证，即小柴胡汤证，其性质为半阴半阳，或半虚半实证。

2. 少阳病，位居阴阳交界之处，有寒化热化两途，阳气转盛则热化，外传三阳；阳气转衰则寒化，内传三阴，因而兼证甚多，变化繁杂。

3. 典型小柴胡汤证，为少阳病提纲三症，加小柴胡汤证四大主症，共七症。七症具备者，固易诊断，而不典型的小柴胡汤证，能正确诊断却非易事。七症中，其诊断价值权重，依次为：脉弦，胸胁苦满，往来寒热，口苦，心烦喜呕，目眩，默默不欲饮食，咽干。

4. 我诊断小柴胡汤证的依据有两点：

一为脉弦，弦可见沉、拘紧、数，按之减。少阳气郁而弦，气郁而沉，少阳火郁而数，血弱气尽而按之减。我把此种脉象，作为小柴胡汤证的典型脉象。

二为七症中，但见一症，又见弦脉，即可诊为少阳病，予小柴胡汤主之。无论外感内伤，皆如此，其他症可见可不见。

第九节 温阳类诸方

【概述】

凡以温热药为主，具有温阳散寒、回阳救逆、温通经脉作用，用于治疗阳虚寒盛的方剂，统称为温阳类方。温阳剂属八法中的温法，即《素问·至真要大论》所云之"寒者热之。"

整部《伤寒论》是以寒伤阳为主线，以固护阳气为宗旨，"留得一分阳气，便有一分生机。"因此，《伤寒论》中温阳救逆之方尤多。

寒邪伤阳的病位，可外客五体，包括皮肉筋脉骨，内袭五脏六腑及其组织官窍。

寒邪外客的方式，可由表逐经传变，渐入脏腑；亦可因正气素虚，或误治伤阳，致寒邪直入三阴。

寒邪伤人，既可兼邪，又可兼正虚，尚可兼宿疾，还有寒热、虚实的相兼与真假，不同的传变与转化，合病与并病等。

由于阳虚，还可衍生出阴盛格阳，阳虚水泛，阳虚血瘀、阳虚不固，阳虚湿化等。

在纷纭变幻、错综复杂的临床表现中，如何探求其本，寻觅其真谛，关键在于脉诊。然脉亦繁杂多变，真能了然亦非易事。但诊脉关键在于沉取有力与无力，沉而有力者为实，沉而无力者为虚。倘虚实能够分清，再结合其他三诊所得，仔细推敲斟酌，绝大部分病者皆可明确其证，则法从证出、方依法立，如此诊治，料不至出大格。

温阳方，已在桂枝汤证中涉及一部分，此节主要谈温脏腑之阳者。

一、四逆汤

《伤寒论》第 29 条："伤寒，脉浮，自汗出，小便数，心烦，微恶寒，脚挛急，反与桂枝汤欲攻其表，此误也，得之便厥。……若重发汗，复加烧针者，四逆汤主之。"

《伤寒论》第 91 条："伤寒，医下之，续得下利清谷不止，身疼痛者，急当救里。后身疼痛，清便自调者，急当救表。救里宜四逆汤。"

《伤寒论》第 92 条："病发热头痛，脉反沉，若不差，身体疼痛，当救其里，四逆汤。"

《伤寒论》第 225 条："脉浮而迟，表热里寒，下利清谷者，四逆汤主之。"

《伤寒论》第 323 条："少阴病，脉沉者，急温之，宜四逆汤。"

《伤寒论》第 324 条："少阴病，饮食入口即吐，心中温温欲吐，复不能吐。始得之，手足寒，脉弦迟者，此胸中实，不可下也，当吐之；若膈上有寒饮，干呕者，不可吐也，当温之，宜四逆汤。"

《伤寒论》第 353 条："大汗出，热不去，内拘急，四肢疼，又下利厥逆而恶寒者，四逆汤主之。"

《伤寒论》第 354 条："大汗，若大下利而厥冷者，四逆汤主之。"

《伤寒论》第 372 条："下利，腹胀满，身体疼痛者，先温其里，乃攻其表。温里宜四逆汤，攻表宜桂枝汤。"（《金匮要略》载同此）

《伤寒论》第 377 条："呕而脉弱，小便复利，身有微热，见厥者难治，四逆汤主之。"（《金匮要略》载同此）

《伤寒论》第 388 条："吐利汗出，发热恶寒，四肢拘急，手足厥冷者，四逆汤主之。"

《伤寒论》第 389 条："既吐且利，小便复利而大汗出，下利清谷，内寒外热，脉微欲绝者，四逆汤主之。"

甘草二两，炙　干姜三两半　附子一枚，生用，去皮，破八片
猪胆汁半合

上四味，以水三升，煮取一升二合，去滓，分温再服。强人可大附子一枚，干姜四两。

按：

1. 四逆汤证本质

纵观上述所载四逆汤证的 12 条经文，关键的一条是第 323 条，其他各条皆可看成是四逆汤的变证和或然证。

323 条中，首先冠以"少阴病"。既然冠以少阴病，就当具备少阴病"脉微细，但欲寐"的特征。

何谓但欲寐？欲寐、非寐也，乃昼不精夜不瞑。何以但欲寐？经云，阳气者，精则养神。阳气旺者，思维敏捷，形体矫健，精力旺盛；阳气衰者，不能养神，必思维呆痴，行动迟缓，精力皆衰，似醒非醒，似睡非睡，迷迷瞪瞪，昏昏噩噩的状态。少阴病的本质恰是少阴阳衰，故但欲寐。

脉乃血脉，血以充盈，气以鼓荡。少阴病阳衰，无力鼓荡充盈，脉必沉细无力。

脉微细，但欲寐，深刻而准确地反映了少阴病的本质。

2. 四逆汤变症及或然证

其他各条共提出身疼痛、下利、发热、呕吐、厥逆、恶寒、大汗出、小便数、脚挛急、脉浮、弦迟等，这些症状，皆四逆汤证的变证和或然证。

（1）厥逆。阳衰不能温煦四末而肢厥。

（2）恶寒。确切地说，应是畏寒，得衣向火可解。因阳虚不能温煦所致。

（3）大汗出。阳虚不能固摄而大汗；当阴盛格阳而阳浮时，虚阳迫津外泄，亦可大汗出，称脱汗。

（4）小便数。阳虚不固而小便数。

（5）发热。阳虚而热者，缘于虚阳浮越所致。这种热，可以是自觉症状，也可体温高达 39℃ 以上。可持续发热十数日，或数十日。发热部位可为全身性的，亦可是局部的，如头热、面热、舌热、口腔热、胸中热、背热如焚、五心烦热、或溲热、魄门热等。热时往往不伴随畏寒、恶寒。但可身热肢厥，或上热下寒。当虚阳浮越于上时，可出现面色黧而颧红如妆。

（6）吐利。阳虚，脾胃运化失司而吐利。

（7）身疼痛。其痛，颇似痹病，然非外邪所客，皆因阳虚筋骨失于温养而痛。

（8）脚挛急。脚挛乃筋之病，筋拘急而挛。筋挛的部位，可为全身性的，此为痉；或局部的，可在四肢，或胸腹，或头面。筋之拘，或为转筋，或为虚痉，或为振颤，或为抽搐痉挛，或挛缩不伸等。

筋之柔，必气以煦之，血以濡之。气属阳，血属阴。阳气虚，筋失温煦，筋亦拘挛，而为上述诸症。

以上诸症，非必阳衰时皆见。故称上述诸症为四逆汤证之变症和或然症。

（9）脉象。关于少阴本证的脉象，仲景提出了多种。

92 条："脉反沉。"阳虚不能鼓荡气血充盈于脉，故脉沉，且当沉细无力。

225 条："脉浮而迟"。迟，当迟而沉细微，乃阳衰不能鼓荡而迟。浮者，乃阳虚阴盛，虚阳浮动而浮，此浮必按之无力。

281 条："少阴之为病，脉微细。"此为少阴本病本脉。此微细，当沉取为准。微，乃浮细无力。此微，当以弱脉看，即沉细无力。

285 条："少阴病，脉沉细数。"此沉细数必当无力。无力而数，则此数非热，乃因虚而数，愈虚愈数，愈数愈虚。《濒湖脉学》云：数脉"实宜凉泻虚温补"，这是非常重要的一句话。同为数脉，数而有力者为实热，宜寒凉清泄；数而无力者为虚，不仅不能凉泻，反应温热之药补之。同为数脉，一为寒泄，一为温补，冰炭迥异，其区别就在沉取有力无力。故本条之数，乃因虚使然。

286 条："少阴病，脉微。"此微，非浮取而见，乃沉取而得，实为弱脉。

323 条："少阴病，脉沉者。"此沉，仅指脉位，当进而说明为沉而微细。

377 条："呕而脉弱"，即沉细无力。《濒湖脉学》云："沉细如绵真弱脉。"

389 条："脉微欲绝"，此阳衰较沉细微更甚，故尔欲绝也。

综观上述所列诸脉，当以沉细微为四逆汤证本脉。若兼浮，乃虚阳外浮；若兼数，乃因虚而数；若兼迟，亦阳衰而迟；若细微欲绝，乃阳衰之甚也。所以少阴本证之脉，当为沉细微。

3. 方义

少阴病为阳衰阴寒内盛，非纯阳之品，不足以回阳救逆破其阴凝。附子辛甘大热，上助心阳以通脉，下补肾阳益火之源，为回阳救逆第一药。干姜辛热，走而不守，入脾胃，温中散寒，助附子温阳散寒，相须为用。甘草甘温，温中益气，调和诸药，缓姜附之峻烈，防脉暴出，且解附子之毒。

4. 舌诊问题

仲景言舌寥寥无几。舌诊主要在温病学中发展完善起来的，所以舌诊在温病学中价值较大。而将舌诊直接移用至杂病中，则舌证符合率大减，粗估不足40%。所以在杂病中，要以脉解症，以脉解舌。如少阴病，舌应胖淡而滑，然亦可见舌暗红、舌绛、舌光绛无苔、舌绛裂等。皆因阳虚阴盛，血行凝泣而舌红暗、绛；阳虚不能气化，津液不能上承而舌干裂瘦小无苔。此等舌，就不能以温病的热入营血或肝肾阴伤来解，要以脉解舌，而非依舌定证。

5. 四逆汤应用标准

（1）脉沉细微。

（2）可用阳衰解释的一二见症。

见此二特征，即可用四逆汤治之。

二、四逆汤衍生方

四逆加人参汤

《伤寒论》第385条："恶寒，脉微而复利，利止，亡血也，四逆加人参汤主之。"

甘草二两，炙　附子一枚，生，去皮，破八片　干姜一两半

人参一两

上四味，以水三升，煮取一升二合，去滓，分温再服。

按：恶寒脉微，乃四逆汤证；复利，乃阳虚不摄而利。若利止，仍恶寒脉微，乃阳虚阴脱，津液内竭，无利可下之危候，故曰"亡血也"。本方以四逆汤回阳救逆固脱，加人参，益气生津固脱。临床见四逆汤证，无亡血者，余亦常加红参，

助其回阳。后世之参附汤,即此意,不以亡血否为限。

茯苓四逆汤

《伤寒论》第 69 条:"发汗,若下之,病仍不解,烦躁者,茯苓四逆汤主之。"

茯苓四两　人参一两　附子一枚,生用,去皮,破八片　甘草二两,炙　干姜一两半

上五味,以水五升,煮取三升,去滓,温服七合,日二服。

按:本太阳病,误汗误下,损伤阳气。"病仍不解",非太阳表证不解,乃少阴阳衰,当见恶寒、厥逆、下利、脉微细等,治以四逆汤回阳。加人参者,益气生津;加茯苓者,宁心安神,渗泄阴浊。

烦躁之因甚多,邪扰于心者,可烦躁,正虚心无所倚者可烦躁。病位在心者可烦躁,五脏相干者可烦躁。不可烦躁皆以火论,此乃阳虚,亦可烦躁。究为何因,当以脉断。

干姜附子汤

《伤寒论》第 61 条:"下之后,复发汗,昼日烦躁不得眠,夜而安静,不呕,不渴,无表证,脉沉微,身无大热者,干姜附子汤主之。"

干姜一两　附子一枚,生用,去皮,切八片

上二味,以水三升,煮取一升,去滓,顿服。

按:误下误汗,阳虚阴盛,以脉沉微可知。不呕、不渴、无表证者,指无太阳、少阳、阳明三阳经证,病在阴也。"昼日烦躁不得眠,夜而安静"者,昼主阳,已虚之阳得时令之助而动,则烦躁不得眠。夜主阴,阳本虚,又逢入夜阴盛,则阳衰而静。此静,非安舒静卧,乃委靡之状,但欲寐也。"身

无大热者"，既已明言无表证，则此身无大热显然不是指表证而言，乃指虚阳浮越之热也。身无热，阳未浮，故无须甘草之缓以防阳越，直用姜附，回阳救逆破阴凝。

附子生用，未久煎，且顿服，取回取破阴之迅捷。吾意用附子，还是用炮附子久煎为妥，余曾用炮附子 8 克未久煎，而出现唇舌麻、心律不齐、恶心呕吐。若附子量大时，不仅久煎，尚可少量多次分服。

通脉四逆汤

《伤寒论》第 317 条："少阴病，下利清谷，里寒外热，手足厥逆，脉微欲绝，身反不恶寒，其人面色赤，或腹痛，或干呕，或咽痛，或利止脉不出者，通脉四逆汤主之。"

《伤寒论》第 370 条："下利清谷，里寒外热，汗出而厥者，通脉四逆汤主之。"（《金匮要略》同此）

甘草二两，炙　附子大者一枚，生用，去皮，破八片　干姜三两，强人可四两

上三味，以水三升，煮取一升二合，去滓，分温再服，其脉即出者愈。面色赤者，加葱九茎；腹中痛者，去葱，加芍药二两；呕者，加生姜二两；咽痛者，去芍药，加桔梗一两；利止脉不出者，去桔梗，加人参二两。病皆与方相应者，乃服之。

按：此论少阴病阴盛格阳的证治。

1. "少阴病，下利清谷，手足厥逆，脉微欲绝"，皆少阴阳衰阴盛之征。"外热，身反不恶寒，其人面色赤"，皆阴盛格阳，虚阳浮越之象。"里寒外热"，里寒是本，外热是假象，此阴阳格拒之重危证。

通脉四逆汤乃四逆汤加大剂量而成，附子用大者一枚，干姜由一两半增至三两，意在破阴回阳，引火归原，使浮游之火

下归宅窟。阳气复，气血通达而脉复，故称通脉四逆汤。

2. 脉象。阴盛格阳或戴阳，若脉仍沉细微者，可迳用通脉四逆回阳救逆，引火归原。若阴寒盛，格阳于外，脉亦浮，或浮大，按之沉细无力；或阳浮于上，阳脉浮大而虚，尺微细欲绝者，当于通脉四逆方中，加山茱萸以敛其真气，加生龙骨、牡蛎以镇摄浮阳，防止阴阳离决脉暴出而亡。

3. 诸或然症

（1）若面赤者加葱。此虚阳浮越于上，曰戴阳。加葱以宣通阳气，破其阴凝之格拒。汉时葱小，加九茎，若现在市售之葱，九茎恐有三斤，量过重，宜减量用之。

（2）腹痛去葱加芍药。腹痛之因，寒热虚实皆有。去葱者，知此腹痛非寒凝所致。芍药酸寒，养阴柔肝，缓急止痛，必因阴血虚而腹痛者用之。证本阴，何不用温热药以止痛，反用阴柔酸寒之芍药？概阳既衰，阴无不损者，故于大量热药中加芍药，以解痉挛和阴血而止痛。

（3）呕者加生姜。生姜温胃散寒，降逆止呕，故用之。

（4）咽痛者，去芍药加桔梗一两。咽痛非必因火、而阴寒凝痹二阳者亦不鲜见。加桔梗以利咽开结。

（5）利止脉不出者，去桔梗之升提开肺，加人参以益气生津，固脱复脉。

"病皆与方相应者，乃服之。"这是治疗的总原则，后世演为方证相应。

白通汤

《伤寒论》第314条："少阴病，下利，白通汤主之。"

《伤寒论》第315条："少阴病，下利脉微者，与白通汤。"

葱白四茎　干姜一两　附子一枚，生，去皮破八片上三味，以水三升，煮取一升，去滓，分温再服。

按： 四逆汤本下利脉微，白通汤亦下利脉微，皆少阴虚寒下利，二方有何不同？白通汤是四逆汤减干姜量，以葱白易甘草。甘草甘缓，而葱白辛散，通阳气，破阴凝。生活中可见，有人吃葱后出汗。何以汗出？必阳气通，阴凝解，玄府开，阳可升腾敷布而汗，此即葱白通阳之佐证。该方用葱，意亦通阳破阴凝。317 条中面赤者加葱，此方亦加葱，想必也有阴盛格阳之面赤。

白通加猪胆汁方

《伤寒论》第 315 条："少阴病，下利脉微者，白通加猪胆汁汤主之。服汤脉暴出者死，微续者生。"

葱白四茎　干姜一两　附子一枚，生，去皮，破八片　人尿五合　猎胆汁一合

上五味，以水三升，煮取一升，去滓，内胆汁、人尿，和令相得，分温再服。若无胆，亦可用。

按：

1. 白通汤治少阴病阴盛戴阳证。在白通汤证的基础上，进而出现"下利不止，厥逆无脉，干呕烦者"，予本方治之。

利不止，是真阳衰微不能固摄所致。厥逆无脉，不仅亡阳，且阴液亦竭，故尔无脉。阴寒上干心胃而呕烦。

2. 何以与白通汤未效？非药不对症，乃阴寒格拒使然。所谓格拒，其表现有两种：一是拒不受药，服后即吐，必予反佐，伏其所主，先其所因。一种是阴阳离决。

格阳戴阳，本为阴盛格阳，虚阳浮越。予热药回阳，引火归原，治疗正确，本无瑕疵。当虚阳已浮之时，再用纯阳之品，恐火未归原而虚阳更加浮越，形成阴阳离决之势。因毕竟四逆辈皆辛热之品，辛则能行、能散，则推荡阳更加升散，致

成阴阳离决之势。

何以判断已成阴阳离决之势？主要有两点，一是颧更加浮艳；二是脉浮大，即脉暴出，这是回光返照的表现。这时人亦较精神，也想进食，此称除中。

欲避免回阳之时阳更浮越，就须用反佐法，其始则同，其终则异，避免格拒。此法不如加山茱萸、生龙牡效佳。

通脉四逆加猪胆汁汤

《伤寒论》第390条："吐已下断，汗出而厥，四肢拘急不解，脉微欲绝者，通脉四逆汤加猪胆汁汤主之。"

甘草二两，炙　干姜三两，强人可四两　附子大者，一枚，生，去皮，破八片　猪胆汁半合

上四味，以水三升，煮取一升二合，去滓，内猪胆汁，分温再服，其脉即来。无猪胆，以羊胆代之。

按："吐已下断"，即吐利停止。若属阳复，必见四肢转暖，脉由微渐起，乃入坦途。若虽吐下止，而厥不回，汗不止，四肢拘急，脉微欲绝，乃阳亡阴竭，已无物可吐、可下，使吐利断。若骤补其阳，必虚而不受，反使阴阳离决。通脉四逆加猪胆汁，反佐之法，伏其所主先其所因，制成糖衣裹着的炮弹，则无格拒之虞。

当归四逆汤

《伤寒论》第351条："手足厥寒，脉细欲绝者，当归四逆汤主之。"

当归三两　桂枝三两，去皮　芍药三两　细辛三两　甘草二两，炙　通草二两　大枣二十五枚，擘

上七味，以水八升，煮取三升，去滓，温服一升，日三服。

按：此乃阴虚血弱证治。阳虚，四末不温而手足厥寒；血弱而脉细欲绝。

阳虚手足厥寒，本当用四逆汤以回阳，但辛热之品，虽可回阳，亦可耗伤阴血，于血弱者不宜。血弱者，本当用归芍以养血，但单纯养血，又不足以回阳，两相掣碍，又须两相兼顾。本方养血通阳，乃两相兼顾者。辛热回阳者不宜，则改以桂枝、细辛、通草以通阳；血虚者，以归、芍、大枣养阴血；甘草调和诸药。

本证虽有阳虚，但其虚未甚，尚未见吐利、厥逆、大汗、阳浮、喘喝欲脱、心中澹澹大动等阳欲亡之征兆，故予温经通阳。若阳衰欲亡者，必以回阳救逆为急务。病情不甚急者，尚可兼顾；若病情急者，只能单刀直入，不可能面面俱到，统筹兼顾。

当归四逆加吴茱萸生姜汤

《伤寒论》第352条："若其人内有久寒，宜当归四逆加吴茱萸生姜汤"。

当归三两　芍药三两　甘草二两，炙　通草二两　桂枝三两，去皮　细辛三两　生姜半斤，切　吴茱萸二升　大枣十五枚，擘

上九味，以水六升，清酒六升和，煮取五升，去滓。温分五服。

按：此方乃当归四逆汤合吴茱萸汤意。吴萸增一升，生姜减二两，去人参，加大枣二枚，且加清酒六升煎。

当归四逆汤本为阳虚血弱者设，治"手足厥寒，脉微细欲绝者"。本方是在当归四逆汤的基础上，又兼内有久寒者。

内有久寒，何以知之？脉已然细欲绝，为阴脉，内有久寒亦当见此阴脉，或沉细且拘。所异者，当有久寒之症状，可见脘腹寒痛、呕吐痰涎，或腹痛如疝，便结或下利等。

本方是在当归四逆汤养血通脉，温经散寒的基础上，重用吴萸温肝暖胃散寒；生姜温胃散寒，降逆止呕；更用清酒煎药，以增其温通散寒之功。

三、真武汤

《伤寒论》第82条："太阳病，发汗，汗出不解，其人仍发热，心下悸，头眩，身𥆧动，振振欲擗地者，真武汤主之。"

《伤寒论》第316条："少阴病，二三日不已，至四五日，腹痛，小便不利，四肢沉重疼痛，自下利者，此为有水气，其人或咳，或小便不利，或下利，或呕者，真武汤主之。"

茯苓三两　芍药三两　白术二两　生姜三两，切　附子一枚，炮，去皮，破八片

上五味，以水八升，煮取三升，去滓，温服七合，日三服。若咳者，加五味子半升、细辛一两、干姜一两；若小便利者，去茯苓；若下利者，去芍药，加干姜二两；若呕者，去附子，加生姜，足前为半斤。

按：

1. 第82条，本太阳病，发汗不解，何以仍发热。有的医家将此热解为过汗伤阳而虚阳浮越之热。若果为虚阳浮越，证属阴盛格阳，法当予白通汤加猪胆汁，而此证并未用白通汤，而是用真武汤，可见此热非阴盛格阳。

本条何以发热？乃因水饮内停，营卫不和而热，虽有表证，实无表邪。观前之第28条，仍头项强痛，翕翕发热，方用桂枝去桂加茯苓白术汤，水饮除，三焦通，营卫和，表证自解。因是水饮引起的表证，所以发汗不解。

本条亦是水饮停蓄，三焦不通，营卫不和而发热。与桂枝

去桂加茯苓白术汤所不同者，肾阳虚耳，故加附子以温少阴之阳。

2. 其心下悸、头眩、身𥆧动、振振欲擗地者，皆阳虚水饮所作。饮凌于心而心下悸，饮凌于巅而头眩，阳虚经脉失养而身𥆧动、振颤动摇欲仆。

3. 第316条，与82条相互补充，同为阳虚水泛，腹寒则经脉拘而腹痛，气化不行而小便不利，清阳不实四肢而沉重酸痛，阳虚不固而下利。

4. 或然症。水饮变动不居，或然症亦多。咳者，寒饮犯肺，以干姜、细辛、五味子温化寒饮。

小便不利，乃阳虚不能气化，当重在温阳、通阳，而不重在分利，故去茯苓。吾意未必去之，当加桂枝以通阳气化。

下利者去芍药，加干姜，温振脾阳。若呕者，去附子，加生姜至半斤。生姜固可温胃散寒止呕，但毕竟本证属少阴寒证，是由于肾阳虚不能制水，致水泛上干于胃而呕，附子不应去之。

5. 方义。证为阳虚水泛，所以阳虚为本，水泛为标。附子温少阴之阳，治其本，茯苓白术培土以制水，且兼利水治标。生姜散寒饮。

为何加芍药？解释有三：

一种解释是芍药佐附子之刚燥。可是四逆辈附子生用，其性较本方用炮附更刚烈，何不用芍药佐之？附子汤用附子二枚，量比真武汤大一倍，何不用白芍佐之，他方皆不佐，独本方附子量小且炮制后用，反倒佐之，讲不通。

二种解释是芍药利尿。本证是阳虚气化不利而小便不利，利尿药那么多，为何偏偏选一酸寒的芍药来利尿，也难以讲通。

三种是芍药益阴。阳虚气化不利而小便不利，阴气本盛，何以还须养阴？水泛者乃邪水，邪水的产生，亦是津液停蓄而生为水湿痰饮。"邪水盛一分，真水少一分"，津液既已化为阴水，则正水必少，此时加芍药，乃益其真阴，固其正水也。

湿盛则燥，所以化湿之时，常加养阴生津之药。邪水盛一分，则真水少一分，所以化饮之时，常加护阴之品，二者同理。

四、真武汤衍生方

附子汤

《伤寒论》第 304 条："少阴病，得之一二日，口中和，其背恶寒者，当灸之，附子汤主之。"

《伤寒论》第 305 条："少阴病，身体痛，手足寒，骨节痛，脉沉者，附子汤主之。"

《金匮要略》妇人妊娠："妇人怀孕六七月，脉弦发热，其胎愈胀，腹痛恶寒，少腹如扇。所以然者，子脏开故也，当以附子汤温其脏。"

附子二枚，炮，去皮，破八片　茯苓三两　人参二两　白术四两　芍药三两

上五味，以水八升，去滓，温服一升，日三服。

按：

1. 此方虽未讲水泛诸症，但从方义分析，亦有温阳制水之功，义同真武，故列为真武汤之衍生方。

2. 少阴病，背恶寒，手足寒，阳虚也。身痛、骨节痛，筋骨失于温养也。脉必沉细微，故知诸症皆阳衰寒盛所致。至于水饮泛溢，虽未明言，亦尽在不言中。

3. 妇人妊娠，少腹如扇，若扇当动词讲，则少腹恰如扇搧；若当形容词讲，则少腹胀满，如扇之张大。折叠扇扇把

小，扇面宽，少腹如扇面那样张开，那样胀大。以其脉微细，故知阳虚寒盛所致。

4. 此方附子二枚、白术四两，且加人参，虚寒甚于真武汤。用芍药者，意同真武汤。真武汤附子、白术量少于附子汤，且未加人参，但加生姜，重在温散水气，二方各有侧重。

五、麻黄细辛附子汤

《伤寒论》第301条："少阴病，始得之，反发热，脉沉者，麻黄细辛附子汤主之。"

麻黄二两，去节　细辛二两　附子一枚，炮，去皮，破八片

上三味，以水一斗，先煮麻黄，减二升，去上沫，内诸药，煮取三升，去滓，温服一升，日三服。

按：麻黄细辛附子汤是温阳散寒的一张重要方子，可用于三种情况：

一是太少两感，表里双解。

二是寒邪直入少阴。

三是阴虚寒凝，纯虚无邪者。

1. 用于太少两感

（1）本条开首即冠以"少阴病"，就应具少阴病的特征。这个特征可概括为两点：

第一点是脉沉细微，或脉沉弦无力，脉沉细数无力，脉迟无力，或尺脉微等，意同沉细微，皆肾阳衰。

第二点是可用肾阳衰解释的衰竭症状，如但欲寐，畏寒蜷卧、厥逆背寒、呕吐下利、小便不利、头晕目眩等等。

只要具备上述两点，即可断为少阴病，肾阳虚衰。由于虚衰的程度不同，兼证之殊，病位有别，因而症状相异，但其本质皆为肾阳虚，可统归于少阴病。

（2）"始得之"问题。麻黄细辛附子汤证，皆称太少两感。太阳病与少阴病之间是什么关系？可有两种关系：一是太少合病，二是太少并病。

第一种：始得之，从麻黄附子甘草汤来推算，应该是得病的第一天。

得病第一天，即现太少合病，既有太阳表实证，又有少阴之阳衰证。临床中，这种病证可能吗？除非危重病，既有太阳表证，又出现如此衰竭的少阴病，一般疾病不会如此迅速恶化衰竭。除非素体阳虚又感寒者，所以基本可以除外太少合病。

第二种：并病。若始得病为太阳病，一日之内由于太阳病的传变，就出现阳气衰竭的少阴病，除非危重病，如暴发型流脑、中毒菌痢等，一般不会如此迅速进入衰竭状态。所以一日之内太阳并少阴的可能性亦极少。

可能性较大的，应是少阴并太阳，平素就体弱阳虚，又感太阳表证，形成太少并病，这种情况是常见的，大量的，这就是阳虚外感。

（3）为何发热？少阴病，以肾阳衰为本，应呈现一派虚寒之象，如畏寒肢冷，委靡蜷卧等，不当发热，今发热，故为反。

此热何来？有两种解释，一是风寒客于太阳，故称太少两感，表里同病。一是少阴虚寒，格阳于外，虚阳外浮而发热，二者皆可出现反发热。

若为太阳表证之热，当恶寒发热伴头身痛等。本条未言恶寒、头身痛否，可理解为仲景省略之笔，以反发热，点出太阳表证。

太阳表证，有表实与表虚之分，阳虚外感，当为虚人外感，解表应用桂枝汤，《伤寒论》中多次提到救里用四逆汤，救表用桂枝汤，何以此方不用桂枝而用麻黄？想必是表寒重，故用麻黄解表。

表寒当汗解之，可是麻辛附汤未言汗，但据麻黄附子甘草汤"微发汗"，推知麻辛附汤亦当微发其汗。

2. 用于寒邪直入少阴

"邪之所凑，其气必虚"。阳虚者，阴必凑之，故肾阳衰者，寒邪可直入少阴。此时麻辛附汤亦可用。附子温肾阳治本。细辛散寒，且领麻黄直入于肾，散肾经之寒从表而解。"肾合三焦膀胱，三焦膀胱者，凑理毫毛其应。"麻黄细辛开达玄府，散寒邪从肾外达毫毛而解，此亦逆流挽舟之法。

3. 用于少阴阳虚寒凝，纯虚无邪者

麻黄本散寒解表发汗，但少阴纯虚无邪者，本方亦可用之，但此时麻黄的作用不同。阳虚寒凝者，麻黄可解寒凝，且发越阳气，鼓舞阳气之升发、敷布，而非解表散寒。仲景于《金匮要略·痰饮》即云："麻黄发其阳故也"。观《金匮要略·水气病》之桂甘姜枣麻辛附汤，乃转环一身之大气。大气者，即人身之阳也，如乾坤之一轮红日，少阴阳虚寒凝者犹用麻黄，此时之麻黄，非为解表散寒，乃发越鼓荡阳气之升腾。肾阳衰而寒凝者用麻黄，亦即此意。故麻辛附汤，亦用纯虚无邪之少阴阳衰寒凝者。

4. 用于格阳戴阳证

格阳戴阳，是阴盛格阳。虚阳已然浮越，敛之犹恐不及，还敢用麻黄、细辛之辛散走窜之品吗？此时用麻辛，意在破阴凝之格拒，交通阴阳。阳中有阴，阴中有阳，使阴阳互交而不格拒，虚阳自敛。

本条之"反发热"，亦可是阴盛格阳而热。此时用麻辛，即破其阴凝，交通阴阳。观通脉四逆汤加减："面色赤者，加葱九茎"。白通汤"加葱白四茎。"即使汉代葱没有现代的葱大，但九根葱也够多的。葱辛温发散，已然格阳尚且重用，意在破阴凝，交通阴阳。麻黄亦辛散，格阳证用之，意在破阴凝，交通阴阳，故麻辛附汤，亦用于格阳证。

格阳证用麻辛附汤，是度仲景之意，吾临证时，还是用四逆、通脉加猪胆汁法，恒加山萸、龙牡，仿张锡纯之来复汤法。

对格阳证的理解，多是指阳虚阴盛，虚阳浮越于外，形成真寒假热证。但馁弱之阳，亦可被隔拒于局部，在阳虚阴盛的基础上，出现局部的热象，如舌热、咽热、手足心热、二阴热等等。此即积阴之下必有伏阳，此乃阳虚阴凝而阳郁，此亦可称为格阳，是阳虚阴凝而阳被阻隔于局部。这种局部的热，不应清之，关键在于破其阴凝，使阳得以通达，此热自解。此即麻黄细辛破阴凝，交通阴阳之意。

六、麻黄细辛附子汤衍生方

麻黄附子甘草汤

《伤寒论》第302条："少阴病，得之二三日，麻黄附子甘草汤微发汗。以二三日无证，故微发汗也。"

《金匮要略·水气病》："水之为病，其脉沉小，属少阴。浮者为风，无水胀者为气。水发其汗即已。脉沉者，宜麻黄附子汤；浮者，宜杏子汤。"

麻黄二两，去节　甘草二两，炙　附子一枚，炮，去皮，破八片

上三味，以水七升，先煮麻黄一两沸，去上沫，内诸药，煮取三升，去滓，温服一升，日三服。

按：

1. 本条究竟是太少两感，还是纯粹的少阴证？一般皆认为是太少两感，其依据有二：

一是方中有麻黄，麻黄解表散寒发汗。

二是微发汗，汗法是针对表证的，所以认为此条是太少两感。

我的见解是此条可以是太少两感，而用此方发微汗；也可以纯为少阴阳虚寒凝，没有太阳表证，此方亦可用之。这个问题涉及汗法的应用范围、机理、意义等一系列理论问题。

2. 使用麻黄问题。本条明明讲是"少阴病，得之二三日"，而非少阴太阳合病得之二三日。少阴阳虚寒凝，属于纯为阳虚而无客寒者，能用麻黄辛散之品吗，能用汗法发其汗吗？能！

麻黄除解表散寒发汗、平喘止咳利尿的功能之外，还可散里寒，解寒凝，发越鼓舞阳气之升发敷布。正如尤在泾于《金匮要略心典》曰："麻黄非独散寒，且可发越阳气，使通于外，结散阳通，其病自愈。"

少阴阳虚阴盛者，阴寒内盛亦必凝痹气血，阳气不得敷布升发，此时用麻黄附子甘草汤，附子回阳治其本，麻黄鼓舞发越阳气，使其升发敷布。所以麻黄可用于表寒证、里寒证，亦可用于纯虚无邪的阳衰寒凝证。不必一见有麻黄，就扯出个表实来，否则用麻黄就不好解释，于是自古以来，就把此条解为太少两感证，失于片面。

3. 发汗问题。皆知表证可汗，其实里证亦可汗，纯虚无邪者亦可汗。

"阳加于阴谓之汗"，汗分正汗与邪汗。正汗出，必阴阳充盛，且升降出入正常，方能作汗。阳气根于肾，生于中焦，宣发敷布于上焦，通过三焦经络，直达外之膜理毫毛。这种正汗出，恰恰反映了阴阳已然调和。

经云："地气上为云，天气下为雨。"张锡纯据内经之旨，曰："人身之汗，犹天地之雨也。天地阴阳和而后雨，人身阴阳和而后汗。""发汗原无定法，当视其阴阳所虚之处而调补之，或因其病机而利导之，皆能出汗，非必发汗之药始能汗也。"白虎汤、承气汤、清营汤、复脉汤等，皆可发汗。所以从一定意义上来讲，汗吐下温清补和消八法，皆可令阴阳调和而自然汗出。正如《医学心悟》云："盖一法之中，八法备焉；八法之中，百法备焉。"又云："凡一切阳虚者皆宜补中发汗，一切阴虚者皆宜养阴发汗，夹寒者皆宜温经发汗，伤食者皆宜消导发汗。"这就是发汗原无定法。八法皆可为汗法，亦视其用之何如耳。

本条之"微发汗"，恰为阴阳调和之正汗。正汗出，标志阴阳已然调和，此即测汗法。所以本条之"微发汗"，不应狭隘地理解为解表，又牵强地扯出太阳表证，因而认为本条为太少两感。本方温阳解寒凝，照样可使阴阳调和而自然汗出。

把本条中用麻黄及发微汗两个问题弄清楚了，那么该方、该法就不局限于太少两感狭隘范围了，阳虚表寒者可用，阳虚里寒者可用，阳虚寒凝纯虚无邪者亦可用，这就大大拓展了以此方为代表的汗法应用范围。

4. 无证问题。是无里证还是无表证？

若指无里证而有表证，此方可用否？可用。既然冠以少阴病，就必然具备少阴病的特征。前已述及，少阴病的特征有二：一是脉沉微细；一是可用阳虚解释的一二症，如吐利、畏寒、肢厥、但欲寐等。这些阳衰症状可还不明显，但脉必沉细微。若症没有，脉也不微，那么少阴证也就不存在了。既然冠以少阴证，症状不明显，能反映少阴病本质的只有脉微了。少阴阳虚，本不应汗，仲景已明确提出脉微不可汗，此条，因里证尚不著，故予温阳发汗，表里双解。

若无表证，仅有里证者，本方可用否？可用。但此时用麻黄，已不为发汗散寒解表，而在于发越阳气解寒凝。

以上讨论，应明确两个问题：

二是阳虚兼表者，可表里双解，扶正祛邪；

三是无表者，纯为里阳虚者，此方可用，汗法亦可用，不必囿于太少两感的狭小范围，凡里证有客寒者可用，里证纯虚无客寒而阳虚阴凝者亦可用，使本方、本法的应用范围得以拓展。

桂甘姜枣麻辛附汤

《金匮要略·水气病》："气分，心下坚，大如盘，边如旋盘，桂甘姜枣麻辛附子汤主之。"

桂枝三两　生姜三两　甘草二两　大枣十二枚　麻黄二两
细辛二两　附子一枚，炮

上七味，以水七升，煮麻黄，去上沫，内诸药，煮取二升，分温三服。当汗出如虫行皮中则愈。

按：本方实乃桂枝去芍药汤与麻黄细辛附子汤合方。桂枝去芍药汤，见于《伤寒论》第21条，太阳病误下伤阳而脉促胸满者；麻黄细辛附子汤，见于《伤寒论》第301条，太少合病者。一为手少阴阳虚，一为足少阴阳虚。阳虚寒凝，水饮不化，积于心下而鞕满如盘。所谓气分，即水饮乘阳之虚，而结于气分者。方以辛热通阳而化其饮，阳行饮散而气化令行，阳施阴布而汗出，玄府开，阴阳和而愈。

此方接前一条，云"大气一转，其气乃散。"大气者，乃人身之阳也，大气转寰，犹红日高悬，"离照当空，阴霾自散"。

吾临床凡见阳虚阴盛，脉弦而无力者，此方屡用之。

七、理中汤

《伤寒论》第 277 条："自利不渴者，属太阴，以其脏有寒故也，当温之，宜服四逆辈。"

《伤寒论》第 386 条："霍乱，头痛发热，身疼痛。热多欲饮水者，五苓散主之；寒多不用水者，理中丸主之"。

《伤寒论》第 396 条："大病差后，喜睡，久不了了，胸上有寒，当以丸药温之，宜理中丸。"

《金匮要略·胸痹》："胸痹，心中痞气，气结在胸，胸满，胁下逆抢心，枳实薤白桂枝汤主之，人参汤亦主之。"

人参　干姜　甘草，炙　白术各三两

上四味，捣筛，蜜和为丸，如鸡子黄许大，以沸汤数合，和一丸，研碎，温服之，日三四，夜二服。腹中未热，益至三四丸，然不及汤。

汤法：以四物依两数切，用水八升，取三升，去滓，温服一升，日三服。若脐上筑者，肾气动也，去术，加桂四两；吐多者，去术加生姜三两；下多者，还用术；悸者，加茯苓二两；渴欲得水者，加术，足前成四两半；腹中痛者，加人参，足前成四两半；寒者，加干姜，足前成四两半；腹满者，去术，加附子一枚。服汤后，如食顷，饮热粥一升许，微自温，勿发揭衣被。

按：

1. 发热问题。第 386 条冠以霍乱。382 条云"呕吐而利，此名霍乱。"所以，本条的症状当有吐利、头痛发热、身疼痛、不欲饮水。

头痛发热身疼痛，颇似表证的表现；而吐利不用水，是里虚寒的表现。为何未用救表宜桂枝汤，救里用四逆汤呢？此热究竟因何而热？既然不用桂枝汤以救表，则此热非表热可知；用理中汤治此热，当属脾胃虚寒而气浮于外，这种热，同于李东垣用补中益气汤甘温除热法。

2. 喜睡，且久不了了，阳虚也。阳气者，精则养神，阳虚则喜睡。

3. 胸痹以人参汤主之，同于理中汤。皆阳虚阴乘阳位而胸痹，故以理中汤温阳健脾益气而治之。

4. 诸或然证加减法。亦示人观其脉证，知犯何逆，随证治之之法。

5. 最佳药效为腹中热，未热者加之，这是用理中丸的最佳药效标准。

八、理中汤衍生方

甘草干姜汤

《伤寒论》第 29 条："伤寒，脉浮，自汗出，小便数，心烦，微恶寒，脚挛急，反与桂枝汤欲攻其表，此误也，得之便厥，咽中干，烦躁吐逆者，作甘草干姜汤与之，以复其阳。"

《伤寒论》第 30 条："证象阳旦，按法治之而增剧，厥逆、咽中干、两胫拘急而谵语。……更饮甘草干姜汤，夜半阳气还，两足当热。"

《金匮要略·肺痿》："肺痿，吐涎沫而不咳者，其人不渴，必遗尿，小便数，所以然者，以上虚不能制下故也。此为肺中冷，必眩，多涎唾，甘草干姜汤以温之。若服汤已渴者，属消渴。"

甘草四两，炙　干姜二两

上二味，以水三升，煮取一升五合，去滓，分温再服。

按：干姜甘草汤的三条经文，共提出下列病名及症状：肺痿，这是病名。症状有：自汗出小便数、心烦、微恶寒、脚挛急、厥、咽中干、烦躁吐逆、谵语、不渴、必遗尿、眩多涎唾等。

1. 何谓肺痿？肺痿，首见于《金匮要略》一书。但肺痿究属何病，表现如何？仲景语焉不详，致后世莫衷一是，众说纷纭。中医内科学第三版统编教材云："肺痿，指肺叶痿弱不用，临床以咳吐浊唾涎沫为主症"。肺叶痿弱不用，言其病机，而医生临床所能见者，仅咳吐浊唾涎沫一症。但是，临床是否见有咳吐浊唾涎沫一症即可诊断为肺痿呢？显然不能，因为除肺痿有此症以外，五苓散证亦有吐涎沫；吴茱萸汤证亦有吐涎沫；水在肺亦有吐涎沫。以吐涎沫为主症者非止一端，显然不能一概以肺痿而论。

如何理解肺痿病呢？必须从仲景所述原文进行分析，关于肺痿的病因病机，仲景曰："或从汗出，或从呕吐，或从消渴，小便利数，或从便难，又被快药下利，重亡津液，故得之。"由于重亡津液，耗伤肺阴，阴伤则虚热内生，这就是仲景所说的："热在上焦者，因咳为肺痿。"这个上焦之热，是因于重亡津液所致，必然是一种虚热。虚热内生则进而伤气，使肺气耗散。于是阴亏、虚热、气耗这三者就构成了肺痿的病理基础。肺为水之上源，肺气为热所伤，则津液不能四布，既不能洒陈于六腑，又不能输精于皮毛，肺脏本身也得不到津液的滋润，则进而加剧了肺的阴虚、虚热、气耗，形成了恶性循环，导致五脏六腑的一系列病变。根据肺痿的这一病理变化，不难推断肺痿的症状当有口干舌燥、痰中带血、骨蒸盗汗、气短喘促、语声低怯、皮毛干枯消瘦、失精亡血等等。

经上述分析，似乎可以认为肺痿就是肺脏以阴虚内热为主要病理改变的一种病症了。难怪日人丹波元简在《金匮要略玉函要略辑义》一书中说："肺痿非此别一病，即是后世所谓劳嗽耳。"《妇人良方》亦说："劳嗽寒热盗汗，唾中有红腺，名曰肺痿。"持此论者颇有人在，似乎肺痿就是劳嗽，已为世所公认。可是仲景为什么不将肺痿列入虚劳篇中，而别列一篇曰肺痿呢？二者显然有所区别。

二者有何区别呢？关键就在于一个痿字。用肺痿一词来命名此病，深刻地反映了此病的症结所在。痿者萎也，犹草木之枯萎而不荣。痿字有两种含义，一是指肺的功能低下，有痿弱、馁弱的意思；另一种是指肺脏本身的器质病变，有肺叶萎缩的意思。从肺痿病来看，这两种含义都有，所以仲景称之谓肺痿。当然劳嗽与肺痿，都可以存在程度不同的器质与功能的病变，但肺痿的病理改变，必然较劳嗽更为严重，也可以说肺痿是在劳嗽的基础上进一步发展恶化而形成的。那么，恶化到什么程度就不再称为劳嗽而改称为肺痿呢？从临床角度来看，标准有二：一是口中反有浊唾涎沫；一是息张口短气。

口中反有浊唾涎沫的"反"字，是反常之意，本不该有的而有了谓之反。因为劳嗽是以阴虚为主的病证，往往是干咳少痰，或痰中带血，不应有大量浊唾涎沫且唾之不已。而肺痿病，既然是从劳嗽发展而来，当然也必然具有劳嗽的一系列症状，如骨蒸盗汗，痰中带血、干枯削瘦等等。但仲景没有泛泛地描述这些症状，而唯独提出了反有浊唾涎沫这一特征性的症状，这个反字，正是针对劳嗽提出来的。毋庸置疑，吐涎沫这一症状，也就成了劳嗽与肺痿的重要鉴别标准之一了。至于其他骨蒸盗汗等不具有特异性的症状，则意在言外，勿须赘述了。当然，就金匮要略原文来看，肺痿是与肺痈相提并论，相互比较而言的，似乎反字是针对肺痈而言，但是肺痈亦有

"时出浊唾"一症。既然二者都有吐浊唾的表现，也就无所谓反与常了，所以我认为这个反字不是针对肺痈，而是针对劳嗽提出来的，至于肺痿与肺痈的鉴别，主要依据脉之数实与数虚以及有无吐脓血等症。

肺痿为什么会出现口中反有浊唾涎沫这一特异症状呢？这是由于肺痿是在劳嗽的基础上，病情进一步恶化，使肺的功能由低下进一步发展至痿弱不用的情况时，才出现吐涎沫这一症状。因为肺主津液，肺叶既已痿弱不用，则饮食游溢之精气，不能输布于诸经，反聚之而为浊唾涎沫。正如《临证指南医案·肺痿篇》所说："肺热干痿，则清肃之令不行，水精四布失度……变为涎沫，侵肺作咳，唾之不已，故干者自干，唾者自唾，愈唾愈干，痿病成矣。"

肺痿与劳嗽相鉴别的另一标准，就是仲景在《金匮要略》首篇第五条中所说的"息张口短气者，肺痿，吐沫。"一般情况下，劳嗽虽然也可以出现呼吸困难，短气，但其程度没有肺痿严重，待劳嗽发展成肺痿时，其呼吸更加困难，不得不借助于张口抬肩来进行呼吸时，就可以认为劳嗽已经转化成肺痿了。然而就脉象而言，肺痿与劳嗽都可以出现虚数的脉，二者不足以鉴别，只是对肺痈的脉实数有鉴别意义。不言而喻，反吐浊唾涎沫，息张口短气及脉虚数这三个症状，必然同时出现，因为是在同一病理基础上产生的。

劳嗽转成肺痿之后，治疗应着重养阴清热，益气生津，所以《肘后方》提出以麦门冬汤治疗肺痿，后世医家多从之。

除重亡津液致肺痿者外，仲景又提出肺中冷致肺痿，其症状表现为："吐涎沫而不咳者，其人不渴，必遗尿小便数……头眩多涎唾。"肺中冷，制节无权，则上虚不能制下，故遗尿小便数；阳虚浊阴上干而头眩。这种肺痿，必然有阳气虚衰的其他症状，如自汗、畏寒、肢冷等。其来源可由于形寒饮冷或误治伤肺，也可以由虚热肺痿进而损伤阳气，阴病及阳转化而来。只要肺痿出现阳气衰微的表现，即应予甘草干姜汤，辛甘化阳以温肺复气。但是，肺痿以阴虚者多，而阳虚者少，或可把阳虚之肺痿看成是肺痿的一种变证。综上所述，我们可以得出如下几点结论：

（1）肺痿不同于劳嗽，肺痿是在劳嗽的基础上进一步恶化而形成的。

（2）肺痿病既有肺气萎弱不用的功能性改变，又有肺叶萎缩的器质性改变。

（3）肺痿与劳嗽的鉴别之点就在于有无吐浊唾涎沫及息张口抬肩。

（4）肺痿除吐浊唾涎沫、息张口短气、脉虚数等症以外，尚应有骨蒸盗汗、五心烦热、痰中带血、干枯消瘦或声哑喉痹等证。

（5）肺痿除因重亡津液形成的虚热型之外，尚有因形寒饮冷伤肺及阴病及阳所造成的虚寒型肺痿，此属肺痿的一种变证。

（6）虚热型肺痿当以养阴清热益气之剂为主，如麦门冬汤；虚寒型肺痿，当以温肺益气之剂为主，如甘草干姜汤。

2. 干姜甘草证之病机为脾肺阳虚，所以诸症皆依此病机解之。自汗出、小便数、遗尿、多涎唾，皆阳虚不摄也；恶寒者，阳虚不温也；脚挛急、两胫拘急，乃阳虚不能温煦，筋挛而拘急；阳虚心神不宁而烦躁、谵语；阳虚气化不利，津不上承而咽干；眩乃阳不上达，阴霾反干于上也；阳虚胃气逆而吐逆。甘草干姜汤温脾肺之阳，诸症随之而解。

甘姜苓术汤

《金匮要略·五脏风寒》："肾著之病，其人身体重，腰中冷，如坐水中，形如水状，反不渴，小便自利，饮食如故，病属下焦，身劳汗出，衣里冷湿，久久得之。腰以下冷痛，腹重如带五千钱，甘姜苓术汤主之。"

甘草　白术各二两　　干姜　茯苓各四两

上四味，以水五升，煮取三升，分温三服，腰中即温。

按：尤氏曰："肾受冷湿，着而不去，则为肾著。"

此病之因，缘于"身劳汗出，衣里冷湿，久久得之"。劳则气耗，汗出伤阳，久则湿浸。脾主湿，湿不化而下流肾府，故身重，腰冷痛，腹重坠，一派湿盛之状。

"反不渴，小便自利，饮食如故"，乃鉴别症状。不渴者，津可上承；小便自利者，气化得行；饮食如故者，胃可受纳腐熟，说明水湿未碍三焦气化。水湿在何处？乃湿伤肾之外府，即湿聚于腰也，故称肾着病。方用苓术甘健脾渗腰间之湿，干姜温脾阳，方义通于理中汤。腰中温，乃最佳药效标准，同于理中丸之腹中热。

大建中汤

《金匮要略·腹满寒疝》："心胸中大寒痛，呕不能饮食，腹中寒，上冲皮起，出见有头足，上下痛而不可触近，大建中汤主之。"

蜀椒二合，炒去汗　干姜四两　人参二两

上三味，以水四升，煮取二升，去滓，内胶饴一升，微火煎取一升半，分温再服，如一炊顷，可饮粥二升，后更服，当一日食糜，温覆之。

按：

1. 此中焦虚寒，中土无权，厥气上冲，冲于上则心胸中大寒痛；逆于中，则上冲皮起，出见有头足，上下痛而不可触近，呕不能食。蜀椒、干姜温脾，人参、饴糖安中。中土旺，厥气潜，诸症消。

2. 此证之脉，当沉伏紧弦，按之减。

干姜人参半夏丸

《金匮要略·妇人妊娠》："妊娠呕吐不止，干姜人参半夏丸主之。"

干姜　人参各一两　半夏二两

上二味，末之，以生姜汁糊为丸，如梧桐子大，饮服十丸，日三服。

按：妊娠中虚，寒饮内生，胃气逆而呕吐不止。方以干姜、人参温中补虚，取理中汤意；以半夏生姜蠲饮降逆止呕。

半夏干姜散

《金匮要略·呕吐》："干呕、吐逆、吐涎沫，半夏干姜散主之。"

半夏　干姜等分

上二味，杵为散，取方寸匕，浆水一升半，煮取七合，顿服之。

按：此阳明寒逆，运化失司，津停为涎，气逆而呕。干姜温中散寒，半夏蠲饮止呕。

吴茱萸汤治厥阴寒逆，此治阳明寒逆，二者何以别之？厥阴寒逆者，脉当弦减，伴胸胁胀满、巅顶痛，甚者烦躁；阳明寒逆脉当缓而减，脘腹痞满寒痛。

九、吴茱萸汤

《伤寒论》第 243 条："食谷欲呕，属阳明也，吴茱萸汤主之。得汤反剧者，属上焦也。"

《伤寒论》第 309 条："少阴病，吐利，手足逆冷，烦躁欲死者，吴茱萸汤主之。"

《伤寒论》第 378 条："干呕，吐涎沫，头痛者，吴茱萸汤主之。"（《金匮要略》载同）

《金匮要略·呕吐》："呕而胸满者，吴茱萸汤主之。"

吴茱萸一升，洗　人参三两　生姜六两，切　大枣十二枚，擘

上四味，以水七升，煮取二升，去滓，温服七合，日三服。

按：

1. "食谷欲呕，属阳明也"，阳明之呕，有寒热两大证型。阳明虚寒者，胃失和降，上逆而呕，主吴茱萸汤。吴茱萸暖肝温胃，人参、大枣补中，生姜散寒止呕，共凑暖肝温胃、降逆止呕之功。

2. 属上焦问题。若胃热而呕者，予吴茱萸汤反剧，属误治。若胃寒而呕予吴茱萸汤反剧者，仲景言其属上焦也。如何理解"属上焦"？

《内经》肺主气，主治节，肺气降则胃气降。吴茱萸汤虽治胃，但未予宣降肺气，气机仍逆，故呕反剧。

《伤寒论》第 230 条："上焦得通，津液得下，胃气因和，身濈然汗出而解。"这里出提出上焦通则胃气和的问题。

叶天士《温热论》："再人之体，脘在腹上，其他位处于中，按之痛，或自痛，或痞胀、或素属中冷者，虽有脘中痞闷，宜从开泄，宣通气滞，以达归于肺。"这里也提出中焦有

脘腹胀痛痞满与肺的关系，必宣通气滞，开达肺气，肺降则胃亦降，气顺则脘痞胀痛自止。

薛生白《温热病篇》："湿热证，呕恶不止，昼夜不差，欲死者，肺胃不和，胃热移肺，肺不受邪。"此条亦明确提出肺与胃的关系。

根据上述引述条文，如何理解本条之"得汤反剧者，属上焦也"？肺与胃的关系主要表现在气机的升降顺逆上，所以治胃的同时，须兼顾于肺。

吴茱萸汤分别见于阳明、少阴、厥阴三篇，阳明虚寒何以不用理中汤，少阴寒逆犯胃何以不用四逆汤，厥阴寒逆犯胃何以不用乌梅丸，偏偏用吴茱萸汤呢？吴茱萸汤有何特殊之处吗？

吴茱萸温而散，《本经》谓其"温中、下气、止痛，逐风邪，开腠理。"《本草备要》言其"宣祛风寒湿，开郁。"又曰，"吴茱萸专入肝，而旁及脾肾。"方中又重用生姜之辛散，而未用干姜附子之温阳，所以吴茱萸汤的特点是温而散。散什么？散客寒，本为太阴或少阴或厥阴阳虚之人，又形寒饮冷，寒邪直入厥阴，寒逆犯胃而呕吐涎沫清水，烦躁欲死，巅顶痛甚。其脉当沉弦而紧，不任重按。所以，我认为吴茱萸汤证是寒邪直入厥者。

十、乌头剂诸方

乌头剂方共五首，乌头桂枝汤已述于前，此处仅剩四首乌头剂方。

乌头煎

《金匮要略·腹满寒疝》："腹痛，脉弦而紧，弦则卫气不行，即恶寒；紧则不欲食。邪正相搏，即为寒疝。寒疝绕脐痛，若发则白汗出，手足厥冷，其脉沉紧者，大乌头煎主之。"

乌头大者五枚，熬，去皮，不㕮咀

上以水三升，煮取一升，内蜜二升，煎令水气尽，取二升。强人服七合，弱人五合，不差明日更服，不可一日更服。

按：疝，从山，其形突起，其硬如岩，曰疝。寒疝者，乃因寒而发，名曰寒疝。

何以知疝因寒而发？因其脉弦紧也。沉紧，乃阴寒凝泣收引之象，为阴脉。阴寒凝于里则寒疝绕脐痛，不欲食；阴寒痹于外，则卫阳不通而恶寒；阳不达于四末而手足厥冷。汗乃五液之一，津汗同源。痛甚则汗出，俗称白毛汗，即此白津者也。

寒盛若此，非常用之温阳散寒剂可解，必雄烈之乌头，破其阴凝，通其阳痹。一剂乌头五枚，量殊重，然观其服法，乃三日之量，一日折合乌头 1.7 枚。蜜煎减其毒。

赤丸

《金匮要略·腹满寒疝》："寒气厥逆，赤丸主之。"

乌头二两，炮　茯苓四两　细辛一两　半夏四两

上四味，末之，内真朱为色，炼蜜为丸，如麻子大。先食酒饮下三丸，日再夜一服；不知稍增之，以知为度。

按：寒气厥逆，乃下焦阴寒之气厥而上逆也。攻于脘腹则疝痛，攻于胸则胸中寒痛。茯苓、半夏降其逆，乌头、细辛散其寒，珍珠护心而镇冲。

乌头汤

《金匮要略·中风历节》："病历节不可屈伸疼痛，乌头汤主之。"

乌头汤，亦治脚气疼痛不可屈伸。

麻黄　芍药　黄芪　甘草各三两，炙　乌头五枚，㕮咀，以蜜二升，煎取一升，即出乌头

上五味，㕮咀四味，以水三升，煮取一升，去滓，内蜜煎中，更煎之，服七合，不知，尽服之。

按：本方温经祛寒，除湿止痛。寒湿之邪，非麻黄、乌头不能除，黄芪、芍药甘草扶其正，助其散邪。

乌头赤石脂丸

《金匮要略·胸痹》："心痛彻背，背痛彻心，乌头赤石脂丸主之。"

蜀椒一两，一法二分　乌头一分，炮　附子半两，炮，一法一分　干姜一两，一法一分　赤石脂一两，一法二分

上五味，末之，蜜丸如梧桐子大，先食服一丸，日三服。不知，稍加服。

按：阳气衰，阴寒盛，窃于阳位而心痛，外应于背而心痛彻背。阴寒痼结，内外之气相引而背痛彻心，心痛彻背。乌附姜椒，皆辛热之品，同力逐阴邪振阳气；赤石脂以安心气。

何为知？乌头桂枝汤条下曰，其知者，如醉状，得吐者为中病，即药不瞑眩，其疾弗瘳。乌头毒性大，最佳药效与中毒量很接近。所以吾用乌头，以川乌为多，以其毒性较草乌略轻。煎时配以姜草或蜜，且久煎，以减毒性。用量宜小剂分次分服，不知加之，恐引起中毒。一剂量可在 15～30 克，吾常用 15 克上下。

| 一、温阳类诸方小结

温阳诸方分为四逆汤类、理中汤类、真武汤类、吴茱萸汤类、乌头剂类、麻黄细辛附子汤类。

1. 四逆汤治少阴阳衰阴盛者，应用标准有二。一是脉沉细微；二是有一二可用阳衰解释的症状，即可用之。若阴盛格阳者，当引火归原，加反佐法，防其阴阳离决。

2. 麻黄细辛附子汤类。若少阴病中，外感寒邪，或寒邪直中少阴，取麻黄细辛附子汤法，扶阳散寒；纯为肾阳虚而无客寒者，予麻黄细辛附子汤温阳解寒凝。若阳虚血弱者，取当归四逆汤法，养血通阳。

3. 真武汤类。少阴阳虚不能制水而水泛者，见眩、悸、喘、肿、小便不利等，观脉尺弱阳弦者，即可用真武汤法，温阳培土以制水。

4. 理中汤类。治脾阳虚，脾不运化，升降失司而吐利、脘腹胀痛而冷、倦怠无力，脉见沉缓无力，即可用之。

5. 吴茱萸汤类。若肝胃阳虚，寒客厥阴犯胃而呕吐涎沫、头痛、胸胁脘腹胀痛，弦紧而减者，可予吴茱萸汤温肝暖胃散寒。

6. 乌头类方。阳虚寒痹而痛重者，其痛或在肢体，或在胸腹，脉沉伏弦紧者，可用乌头剂，散寒止痛。

以上温阳诸方虽未全备，然大法已具，当观其脉证，师其意，用其法，灵活化裁。

第十节 寒热并用诸方

【概述】

寒热并用诸方，即寒药热药并用，治寒热错杂诸证者。

方有奇偶。单一病机者，奇方可也；然两个以上病机并立者，则制当偶之。寒热并用诸方，属偶之制也。

奇方因其病机单一，尚较易把握；而偶方则如阳春白雪，辨证遣方皆难，这部分内容，属中医殿堂中的顶层，也是我毕生追求的制高点。仲景约近半方剂皆偶之剂，如桂枝汤，既化阳，又化阴；既扶正，又祛邪，药仅五味，却寓深意。深入理解这部分偶方，对提高辨证论治水平大有裨益。

本节，重点讨论乌梅丸及泻心汤类。

一、乌梅丸

乌梅丸于《伤寒论》《金匮要略》中凡二见：

《伤寒论》338 条："伤寒脉微而厥，至七八日肤冷，其人躁无暂安时者，此为脏厥，非蛔厥也。蛔厥者，其人当吐蛔。令病者静，而复时烦者，此为脏寒，蛔上入其膈，故烦，须臾复止，得食而呕又烦者，蛔闻食臭出，其人常自吐蛔。蛔厥者，乌梅丸主之。又主久利。"

《金匮要略》："蛔厥者，当吐蛔，令病者静而复时烦，此为脏寒，蛔上入其膈，故烦，须臾复止，得食而呕，又烦者，蛔闻食臭出，其人常自吐蛔。蛔厥者，乌梅丸主之。"

乌梅丸组成、制法及服法：

乌梅三百枚　细辛六两　干姜十两　黄连十六两

当归四两，附子六两，炮，去皮　蜀椒四两，出汗　桂枝去皮，六两　人参六两，黄檗六两

上十味，异捣筛，合治之，以苦酒渍乌梅一夜，去核，蒸之五斗米下，饭熟捣成泥，和药令相得，内臼中，与蜜杵二千下，丸如梧桐子大。先食饮服十丸，日三服，稍加至二十丸。禁生冷、滑物、臭食等。

从上述经文中，可提出一系列问题。

1. 脏厥与蛔厥的关系

传统观点认为，脏厥与蛔厥是病机不同的两个并立的病名。脏厥是独阴无阳的脏寒证，而蛔厥是寒热错杂证。其理由是脏厥的临床表现为"脉微而厥，至七八日肤冷，其人躁无暂安时者，此为脏厥"。此显系但寒无热之阳衰证。

蛔厥是寒热错杂证，理由是蛔厥者烦，烦从火、从热，故蛔厥属寒热错杂证。乌梅丸是寒热并用之方，故乌梅丸治蛔厥，而不治脏厥。所以后世将乌梅丸局限于治蛔厥及久利，而把"乌梅丸为厥阴篇之主方"这一重要论断湮没了。

我们认为脏厥与蛔厥，虽病名不同，然病机一也。脏厥是独阴无阳，本质为脏寒无疑；蛔厥，仲景亦言"此为脏寒。"二者既然皆为脏寒，病机是相同的，也就没有本质的差别。脏厥言其病名，脏寒乃其病机。脏厥与蛔厥的不同，就在于是否吐蛔。在脏寒的基础上，有吐蛔一症者，曰蛔厥；无吐蛔者，曰脏厥。

2. 寒热错杂形成的机理

肝为刚脏，内寄相火，心包亦有相火。相火者，辅君火以行事，随君火以游行全身。当肝寒时，阳气馁弱，肝失升发、舒达之性，则肝气郁。当然，这种肝郁，是因阳气馁弱而郁，自不同于情志不遂而肝气郁结者，此为实，彼为虚。既然阳气

虚馁而肝郁，则肝中相火也不能随君游行于周身，亦为郁，相火郁则化热。这就是在阳气虚馁的脏寒基础上，又有相火内郁化热，因而形成了寒热错杂证，正如尤在泾所云："积阴之下，必有伏阳。"治疗这种寒热错杂证，因其前提是厥阴脏寒，所以乌梅丸中以五味热药温肝阳，人参益肝气，乌梅、当归补肝体；连柏清其相火内郁之热，形成补肝且调理寒热之方。

蛔厥可在脏寒的基础上形成寒热错杂证，脏厥就不能在脏寒的基础上形成寒热错杂证吗？当然亦可，故亦应以乌梅丸主之。

前云脏寒是独阴无阳证，不应有热。独阴无阳，是言厥阴脏寒的病机。厥阴之脏寒，自不同于少阴之脏寒。肾为人身阳气之根，而其他脏腑的阳气，乃阳气之枝杈。若独阴无阳，必肾阳已亡，根本已离，此为亡阳证，当用四逆汤回阳。若肾阳未亡，仅某一脏腑的阳气衰，犹枝杈阳衰，根本未竭，未至亡阳。所以肝的脏寒，与肾亡阳的脏寒是不同的，不应混淆。既然阳未亡，则馁弱之阳必郁而化热，同样形成寒热错杂。所以，蛔厥有寒热错杂，而脏厥同样寒热错杂。故二者本质相同，皆当以乌梅丸主之。据此可知，乌梅丸不仅治吐蛔之蛔厥，亦治脏厥，故称乌梅丸为厥阴病之主方。

3. 厥阴病，为何易出现阳气馁弱之脏寒证？

这是由厥阴的生理特点所决定的。肝主春，肝为阴尽阳生之脏，寒乍尽，阳始生，犹春之寒乍尽，阳始萌。阳气虽萌而未盛，乃小阳、弱阳。若春寒料峭，则春之阳气被戕而不升，生机萧索；若人将养失宜，或寒凉克伐，或药物损伤，皆可戕伤肝始萌之阳而形成肝寒。肝寒，则相火内郁，于是形成寒热错杂。

4. 厥阴篇的实质

俗皆谓厥阴篇驳杂，实则井然有序。厥阴病的本质是肝阳虚，导致寒热错杂。肝中之阳，乃春生少阳之气，始萌未盛，故易受戕伐而肝阳馁弱，形成脏寒。然又内寄相火，相火郁而化热，于是形成寒热错杂之证。

厥阴篇提纲证，即明确指出厥阴病寒热错杂的本质。曰"厥阴之为病。消渴，气上撞心，心中疼热，饥而不欲食，食则吐蛔，下之利不止。"此提纲证，即是寒热错杂，见消渴、气上撞心、心中疼热三症，乃相火内郁而上冲所致；饥而不欲食，食则吐蛔，下之利不止，则为脏寒之征，此即寒热错杂。既为寒热错杂，则有寒化与热化两途，所以，厥阴篇中通篇皆是围绕寒热进退之演变而展开阐述。如何判断其寒热进退？仲景提出四点主要指征：

（1）厥热之胜复。厥阴篇从 326～381 条，共 56 条。326～329 条论厥阴提纲证及欲愈的脉、时、证。330～357 条以手足厥几日及热几日，判断寒热之进退、转化。若但厥不热，则为独阴绝阳之死证。若但热不厥，乃病从热化。其中，瓜蒂散、茯苓甘草汤、麻黄升麻汤等，乃厥阴篇肢厥之鉴别条文。

（2）下利。358～375 条为以下利为指征，判断厥阴病之寒热胜复。热化者便脓血，主以白头翁汤；热入阳明下利谵语者，大承气汤；寒化者，阳虚下利清谷，主以通脉四逆汤。

（3）呕哕。376～381 条以呕哕判断寒热之进退。359 条为寒热错杂之呕，主以干姜黄芩黄连人参汤。寒化而呕者四逆汤、吴茱萸汤；阳复而脏病移腑者，小柴胡汤主之。

（4）以脉之阴阳，判断寒热之进退，散见于全篇。

其他如咽痛、饮食、烦躁、汗出等，亦皆用以判断寒热之进退。

由此可见，厥阴篇的实质是在脏寒的基础上，形成寒热错杂证。既然寒热错杂，就有寒化热化两途，因而厥阴病全篇，皆是以不同指征，从不同角度，判断寒热之进退，井然有序。

5. 乌梅丸的方义

俗皆以乌梅丸仅治蛔厥，所以在解释乌梅丸方义时，皆奔蛔虫而来，曰蛔"得酸而安，得辛则伏，得苦而下。"此解失去了乌梅丸的真谛。

厥阴篇的本质是因肝阳虚而形成寒热错杂证，治之亦应在温肝的基础上调其寒热，寒热并用，燮理阴阳。所以乌梅丸中以附子、干姜、川椒、桂枝、细辛五味热药以温阳，益肝之用；人参益肝气；乌梅、当归补肝之体；连柏泻其相火内郁之热，遂形成在补肝为主的基础上，寒热并调之方。

乌梅丸实由数方组成。蜀椒、干姜、人参乃大建中之主药，大建中脏之阳；附子、干姜，乃四逆汤之主药，功能回阳救逆；肝肾乃相生关系，子寒未有母不寒者，故方含四逆，亦虚则补其母；当归、桂枝、细辛，含当归四逆汤主药，因肝阳虚，阳运痹阻而肢厥，以当归四逆汤通阳；芩连参姜附，寓泻心之意，调其寒热复中州斡旋之功，升降之职。乌梅丸集数方之功毕于一身，具多种功效，共襄扶阳调寒热，使阴阳臻于和平，故应用广泛。若囿于驱蛔、下利，乃小视其用耳。

因厥阴病的实质是寒热错杂，其演变有寒化热化两途，所以厥阴全篇都是讨论寒热转化问题。寒热错杂者，有寒热多少之别，故有乌梅丸、麻黄升麻汤、干姜黄芩黄连人参汤；寒化者，有轻重之殊，方有当归四逆汤、吴茱萸汤、四逆汤等；热化有白虎、承气、白头翁汤，栀子豉汤等。

二、我对乌梅丸的应用

厥阴病的实质是肝阳馁弱，形成寒热错杂之证，肝阳馁弱，则肝用不及，失其升发、疏泄、调达之性，因而产生广泛的病证。

（一）肝的疏泄功能

主要体现在下列几个方面：

1. 人的生长壮老已整个生命过程，皆赖肝之春生少阳之气的升发疏泄。犹自然界，只有春之阳气升发，才有夏长、秋收、冬藏。无此阳，则生机萧索，生命过程必将停止、终结。

2. 调畅全身之气机。升降出入，无器不有，升降息，则气立孤绝；出入废，则神机化灭。周身气机之调畅，皆赖肝之升发疏泄。百病皆生于郁，实由肝郁而发。肝阳虚，肝即郁，木郁而导致五郁。当然，五郁有虚实之分。

3. 人身血的运行、津液的输布代谢、精的排泄，月经来潮，浊物排泄等，皆赖肝的升发疏泄。

4. 木能疏土，促进脾胃的运化功能、促进胆汁的生成与排泄。

5. 调畅情志。肝藏魂，肝主谋虑，胆主决断，肝与人之情志紧密相关。

6. 肝藏血，调节周身之血量及血的循行。

7. 肝与胆相表里，肝主筋、爪，开窍于目，在液为泪。

8. 肝经所循行及络属各部位的病变。

9. 奇经八脉皆附隶肝肾，故奇经病多与肝相关。

10. 肝为罢极之本。

肝具广泛功能，故肝失舒泄、敷和之性，则必然影响上述各项功能，产生广泛病变。而厥阴篇中只限于肝阳馁弱而产生的寒热错杂之病变，实为肝病的一小部分，并非肝病之全部。如肝热生风，内窜心包，下汲肾水，入营入血及真阴耗竭等，皆未论及。温病补其不足，实为仲景之功臣。凡肝阳馁弱寒热错杂而产生的上述各项功能失常，皆可用乌梅丸为主治之，因而大大扩展了乌梅丸的应用范围。

（二）乌梅丸的应用指征

1. 脉弦按之减，此即肝馁弱之脉。弦脉亦可兼濡、缓、滑、数、细等，只要弦而按之无力，统为肝之阳气馁弱之脉。

2. 症见由肝阳虚所引发的症状，只要有一二症即可。

两条具备，即可用乌梅丸加减治之。

三、半夏泻心汤

《伤寒论》第149条：“伤寒五六日，呕而发热者，柴胡汤证具，而以他药下之，柴胡证仍在者，复予柴胡汤。此虽已下之，不为逆，必蒸蒸而振，却发热汗出而解。若心下满而鞭痛者，此为结胸也，大陷胸汤主之。但满而不痛得，此为痞，柴胡不中与之，宜半夏泻心汤。”

《金匮要略·呕吐》：“呕而肠鸣，心下痞者，半夏泻心汤主之。”

半夏半升，洗　黄芩　干姜　人参　甘草，炙，各三两　黄连一两　大枣十二枚，擘

上七味，以水一斗，煮取六升，去滓，再煎取三升，温服一升，日三服。

按：

1. 此论少阳证误下后之转归。

伤寒五六日，邪入少阳，出现“呕而发热”，本当予小柴胡汤治之，然误下，可见三种不同转归。

第一种：柴胡证尚在，仍呕而发热，可继予小柴胡汤治之。药后蒸蒸而振，却发热汗出而解者，乃战汗之轻者。

第二种：误下后，少阳热陷，与水相结，出现"心下满而鞕痛"，此结胸证，先予大陷胸汤治之。

第三种：误下后，脾胃气伤，热乘虚内陷，形成寒热错杂、升降失司之痞证，予半夏泻心汤主之。

2. 仲景所论，乃少阳误下成痞。然杂病中痞证颇多，并无外感误下等因，其痞何来？

卦云，阴阳相交谓之泰，阴阳不交谓之否。痞者，否塞不通也。

阴阳相交者，乃升已而降，降已而升，阴阳升降不已。人身阴阳之升降，赖脾之斡旋，阴气上升，阳气下降，升降不息，故脾为升降之枢。倘脾胃虚，则升降失司，中焦痞塞不通而为痞。阳不降，积于上而为热；阴不升，积于下而为寒，因而形成上热下寒，寒热错杂证。

3. 临床如何把握半夏泻心汤的使用指征呢？据何而云上热，据何而言下寒？仲景只给出了三个症状，即痞满、呕吐、肠鸣。很多原因都可出现此三症，不可能统统用半夏泻心汤治之。所以，对半夏泻心汤还要进一步领会、分析。

我临床应用半夏泻心汤，主要把握其病机为湿热蕴阻脾胃，升降失司。主要指征为：

（1）脉濡数。濡主湿，数主热，这是湿热相合之脉。见此脉，则湿热的诊断起码可确定50%~80%。

（2）舌苔黄腻。这是湿热的典型舌象，但有近半数舌苔不典型，见苔薄白或微黄并不厚腻，或舌无明显变化。

（3）症状。心下痞满，或兼胃胀痛，或恶心呕吐不欲食，或脘凉，或肠鸣下利，或便滞不爽，身困倦等。

湿为阴邪，此即寒也；热乃阳邪，此即寒热错杂证。

4. 半夏泻心汤证。其根本原因是脾虚，升降失司，故以人参、炙甘草、大枣健脾，芩连苦寒清热，干姜辛热祛寒，半夏交通阴阳，共凑辛开苦降，以复升降运化之职。

半夏泻心汤是小柴胡汤去柴胡加黄连，以干姜易生姜而成。小柴胡治正虚邪客，枢机不利，阴阳出入不利；半夏泻心汤治脾虚升降失司，皆着眼于气机之升降不利。

四、半夏泻心汤衍生方

生姜泻心汤

《伤寒论》第157条："伤寒汗出解之后，胃中不和，心下痞鞭，干噫食臭，胁下有水气，腹中雷鸣，下利者，生姜泻心汤主之。"

生姜四两　甘草三两，炙　人参三两　干姜一两　黄芩三两　半夏半升，洗　黄连一两　大枣十二枚，擘

上八味，以水一斗，煮取六升，去滓，再煎取三升，温服一升，日三服。

按： 本方乃半夏泻心汤减干姜之量，加生姜而成。彼为脾虚，升降失司，寒热错杂成痞；此亦脾虚，失降失司，寒热错杂成痞。所异者，生姜泻心汤，从病机来说，夹有食滞，胁下有水气。其症状表现，心下除痞满以外，尚有鞭感，且干咳食臭，腹中雷鸣，下利。

作为临床医生，如何判断此证有食滞呢？可据心下痞鞭、干噫食臭知之。脾胃尚弱，饮食过多，遂成饮停食滞。有形之邪居于中，故心下鞭；食积作腐，故干噫食臭。据何以判断有水气呢？据腹中雷鸣、下利可知。水饮下注肠间，则雷鸣下利。

脉象与半夏泻心汤有何区别？半夏泻心汤当脉濡数；而生姜泻心汤脉当濡弦滑数，滑为食积，弦为饮也。

甘草泻心汤

《伤寒论》第158条："伤寒中风，医反下之，其人下利，日数十行，谷不化，腹中雷鸣，心下痞鞭而满，干呕心烦不得安。医见心下痞，谓病不尽，复下之，其痞益甚，此非结热，但以胃中虚，客气上逆，故使鞭也，甘草泻心汤主之。"

《金匮要略·百合狐惑》："狐惑之为病，状如伤寒，默默欲眠，目不得闭，卧起不安，蚀于喉为惑，蚀于阴为狐。不欲饮食，恶闻食臭，其面目乍赤、乍黑、乍白。蚀于上部则声嘎，甘草泻心汤主之；蚀于下部则咽干，苦参汤洗之；蚀于肛者，雄黄熏之。"

甘草四两，炙　黄芩三两　干姜三两　半夏半升，洗　大枣十二枚，擘　黄连一两　人参三两

上六味，以水一斗，煮取六升，去滓，再煎，取三升，温服一升，日三服。

按：

1. 甘草泻心汤，即半夏泻心汤加甘草一两而成。二方大同小异。大同者，皆脾胃虚弱，湿热蕴阻，升降失司。小异者，此方脾虚重于半夏泻心汤，因脾胃本虚，重予下之，使症状加重，致心下鞭。因何而鞭？仲景云："但以胃中虚，客气上逆，故使鞭也。"加大甘草用量，意在补虚。

2. 《金匮要略》以此方治狐惑。此亦湿热上蚀于喉而声嘎；蚀于阴而阴部溃烂；湿热蕴于中而默默欲眠，目不得闭，卧起不安，不欲饮食、恶闻食臭。湿热搏结有胜负，热腾则面赤，湿胜则面黑，脾胃虚面不华而白。方取甘草泻心，亦健脾清化湿热，复其升降之职。

3. 半夏泻心汤，生姜泻心汤、甘草泻心汤，三方皆大同小异。大同皆脾胃虚弱，湿热蕴阻，升降失司。所谓寒热错杂，实乃湿热蕴结。湿为阴邪，为寒；热为阳邪，为热，故湿热蕴结，即寒热错杂。

小异者，甘草泻心脾虚甚，生姜泻心夹水，皆为半夏泻心之衍生方。

黄连汤

《伤寒论》第173条："伤寒，胸中有热，胃中有邪气，腹中痛，欲呕吐者，黄连汤主之。"

黄连三两　炙甘草三两，炙　干姜三两　桂枝三两，去皮
人参二两　半夏半升，洗　大枣十二枚，擘

上七味，以水一斗，煮取六升，去滓，温服，昼三夜二。

按： 此治上热下寒腹痛欲呕者。

1. 本条首冠以伤寒二字，概泛指此证由外邪所致，非专指太阳伤寒而言。

2. "胸中有热，胃中有邪气"，是言其病机。而病机，是辨证的结果，不是辨证的依据。仲景所给出的症状，只有"腹中痛"、"欲呕吐"两点。腹痛呕吐原因甚多，何以知其为上热下寒？临床如何判断？当据脉舌而断。

胸中热者，因是伤寒外邪传变所致，此热当为实热，故寸脉当滑数。胃中有邪气者，此邪气，据方中用干姜、桂枝、半夏测之，此邪乃寒湿，脉当关脉弦紧且减，舌苔黄腻。

3. 本方乃半夏泻心汤去黄芩增黄连加桂枝而成，症由心下痞易为腹中痛。加桂枝者，功偏温通阳气且降逆，温通之力胜于半夏泻心汤，宜于寒热上下格拒而腹痛者；半夏泻心汤，清热之力胜于黄连汤，宜于湿热壅塞于中而心下痞者。

4. 本方只煎一次，不必去滓再煎，是取其气胜，以分消

走泄；半夏泻心汤是去滓再煎，取其味胜辛开苦降。服法一昼夜分五次服，亦小量频服之意。

干姜黄芩黄连人参汤

《伤寒论》第359条："伤寒本自寒下，医复吐下之，寒格，更逆吐下，若食入口即吐，干姜黄芩黄连人参汤主之。"

干姜　黄芩　黄连　人参各三两

上四味，以水六升，煮取二升，去滓，分温再服。

按：此寒热上下格拒而吐利者。本为脾阳虚而寒下，复经吐下，吐下之余，定无完气，脾更伤。脾伤则升降失司，于是寒热格拒，致食入口即吐。人参健脾，干姜温脾，芩连清热燥湿降逆。

半夏泻心汤，黄连仅一两，此方增至三两，清热苦降之力重，可见热重于半夏泻心汤证。

何以不用半夏？以半夏降逆止呕，交通阴阳，用之并无不可。

中 篇

时 方

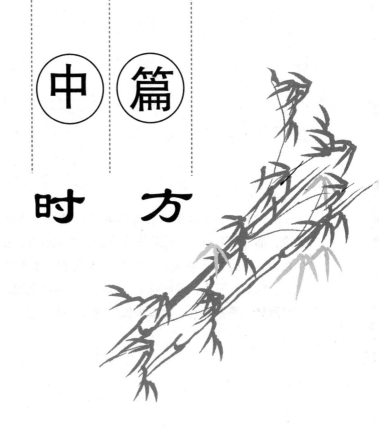

仲景之后历代诸方，概称时方。数以十万计，虽良莠混杂，然不乏名方，实补经方之未逮。这类时方，我们能掌握者甚少，有些虽也常用，但缺乏个人见解，了无新意，故不论之。如四君子汤、四物汤、二陈汤、平胃散之类，能有点个人见解者，寥寥无几。此篇中仅对窃有所悟者述之。

一、升降散（《寒温条辨》）

对温病的治疗，历代创立了许多有效方药，极大地丰富了中医学宝库。在诸多方药中，本书首推杨栗山之升降散。杨氏以升降散为治温总方，其余 14 方，皆升降散之加减。对杨氏治温 15 方，蒲辅周先生甚为赏识，于《蒲辅周医疗经验集》中悉予转录。赵绍琴老师对升降散倍加赞誉，加减灵活，应用极广。我受老师影响，应用升降散也颇多，疗效确切。余用升降散，主要掌握郁热这一关键，而不囿于温病一端。

1. 火郁证概述

"火郁发之"，首见于《素问·六元正纪大论》。郁者，抑遏之谓；火郁，乃火热被遏伏于内不得透发。发之，是火郁证的治则，即疏瀹气机，使郁火得以透达发越之意。

火郁非一病之专名，乃一系列病证的共同病机。凡因火热被郁遏于内不得发越而引起的一系列病证，皆可称为火郁证。因火与热同性，故火郁又常称为热郁。

（1）火郁的病因病机。人身之气，升降出入，运行不息，神明变化所由生也。一旦气机郁遏不达，升降出入不畅，阳气失其冲和之性，即郁而化热，此即"气有余便是火"之谓。费伯雄曰："凡郁病必先气病，气得流通，何郁之有。"

气机何以被郁？一为邪气阻滞，二为七情所伤，三为正虚无力升降，致阳气郁而化火。《医碥》曰："六淫、七情皆足以致郁"，又曰："气不足以郁而成火，东垣所谓阳虚发热也。"由此可见，形成郁热的原因非常广泛，六淫七情、气血痰食、饮食劳倦、正气虚馁，凡能影响气机升降出入者，皆可使阳郁化热而为郁热。

（2）火郁的临床特点。因火郁证包括范围甚广，且致郁因素不同，所郁部位有别，郁闭程度不等，正气强弱之殊，兼杂邪气之异，因而表现得纷纭繁杂。尽管千差万别，但由于都具火郁于内这一共同病理基础，故临床有其共性可循。下面从脉、舌、神、色、症几个方面加以叙述。

①脉：典型的火郁脉为沉而躁数。若见到这种典型的火郁脉，则火郁症的诊断起码可以肯定 50% ~ 90%。

沉主气，由于气滞不畅，气血不能外达以鼓荡血脉，故脉沉。凡火郁证，皆有气郁不畅这一共同病理改变，故脉皆当沉。恰如《四言举要》所云："火郁多沉"。

躁数之脉，乃火热被遏伏之象。火热属阳，主动。火热被郁于内，必不肯宁静，奔迫激荡，致脉沉而躁数。此脉在火郁证的诊断中，具有极为重要的意义。

关于躁数脉，在《内经》《伤寒论》中都有很多重要论述。《内经》："有病温者，汗出辄复热，而脉躁疾，不为汗衰，狂言不能食……名阴阳交，交者死也"；"汗出而脉尚躁盛者死"。《伤寒论》："脉数急者，为传也"。数急即躁数之脉。

脉躁数，乃热邪亢盛，阴不制阳，阳亢无制，主病进。它不仅作为热病是否传变的一个重要判断指征，而且是热病判断生死转归的一个重要指征，可见其意义之重要。

我们多年来临床反复体验，躁脉的意义确如经典所言，不仅作为热病传变，转归的判断依据，甚至据脉数的程度，还可大致判断体温变化的程度及发展变化的时间。如有的患儿体温在 40℃ 左右，若其脉虽数已趋缓和，可以判断此热不足虑，一经清透之后，少则半日，多则一日，体温就可趋于正常；也有的体温已然正常，但脉尚躁数，可预知不愈半日，体温将复又升高。甚至可据躁数程度，大致估计体温升高的度数，此已屡试不爽。

火郁脉，因郁闭程度及火热盛衰的不同，也有很多变化。若热郁而伸，已有外达之势者，脉可由沉位渐浮起，呈浮数、浮洪之脉。若郁闭重者，脉可见沉细、沉迟、沉涩、沉而促结，甚至脉伏、脉厥。脉虽细、迟、涩、结，但绝非阴脉，按之必有一种躁急不宁之象。如《医家心法·诊法》曰："拂郁之脉，大抵多弦涩迟滞，其来也必不能缓，其去也必不肯迟，先有一种似数非数躁动之象"。《寒温条辨》云："温病脉沉涩而小急，此伏热之毒，滞于少阴，断不可误为虚寒。"

②舌：火热郁闭，不得外达而上灼，其舌当红。由于火郁轻重之不同，舌红程度亦有差别。轻者，舌质可无改变，但必不淡；郁热初起者，可舌边尖红，或舌尖起粟点；重者红；再重则绛而少津，甚至绛紫干敛，或舌蹇。

③神色：面色当红而滞，总有一种热邪拂郁不达的红而暗滞之感。

④神志：轻者心烦少寐，重则谵语、狂躁，甚至昏厥。

⑤症：内呈一派热象，如渴喜冷饮、口哕喷人、气粗喘促、胸腹灼热、溲赤便结或下利臭秽等。外呈一派寒象，如恶寒肢厥、甚至通体皆厥、或脘腹冷、背冷等。

由于热郁部位不同，尚兼有不同脏腑见证。如心经郁热，见烦躁不寐、谵狂昏厥、斑疹疮疡、口舌生疮等；肺经郁热，见咽痛咳喘、胸闷胸痛等；肝经郁热，见头晕目眩、胁肋胀痛、烦躁易怒、抽搐瘛疭等；脾经郁热，见身热倦怠、呕吐下利、脘腹胀满、牙痛龈肿等。

（3）火郁的治疗。火郁的治疗，概括起来就是清透二字。有热固当清，有郁固当透。

"火郁发之"，王冰以汗训发，失于褊狭。发之，固然包括汗法，然其含义，远比汗法要广。凡能畅达气机，使郁热得以透发者，皆谓之发。张景岳喻之"如开其窗，揭其被，皆谓之发。"

如何使气机畅达？原则是"祛其壅塞，展布气机"。首先要分析致郁之因，采用针对性的措施，以祛其壅塞，使气机得以展布。如外感致郁者当散邪，气滞致郁者当疏达，血瘀致郁者当活血，食积致郁者当消导。凡此，皆谓祛其壅塞，展布气机。清热透邪，当贯彻火郁的全过程。若不知火郁之机理，见热即清，过于寒凉，以期截断扭转，往往冰伏气机，反使郁热内走。瞿文楼曰："温虽热疾，切不可简单专事寒凉。治温虽有卫气营血之别，阶段不同，但必须引邪外出。若不透邪，专事寒凉，气机闭塞，如何透热，又如何转气？轻则必重，重则无法医矣。"

2. 组成、主治

龚廷贤《万病回春·瘟疫门》有："内府仙方"一首："僵蚕二两，姜黄、蝉蜕各二钱半，大黄四两，姜汁打糊为丸，重一钱一枚。治肿项大头病、虾蟆病。大人服一丸，小儿减半，蜜水调服，立愈"。杨栗山于《伤寒温疫条辨》云："是方不知始自何氏，二分晰义，改分量服法，名为赔赈散，予更其名曰升降散。""炼蜜丸又名太极丸"。改后之升降散为：白僵蚕酒炒二钱，全蝉蜕去土一钱，广姜黄去皮三钱，川大黄生四钱，合研匀。病轻者分四次服，最重者分两次服。黄酒两盅，蜜一两，调匀冷服。杨氏将其列为治温15方之总方，主治病证计有："表里三焦大热，其证不可名状者，此方主之。如头痛眩晕，胸膈胀闷，心腹疼痛，呕哕吐食者；如内烧作渴，上吐下泻，身不发热者；如憎寒壮热，一身骨节酸痛，饮水无度者；如四肢厥冷，身凉如冰，而气喷如火，烦躁不宁者；如身热如火，烦渴引饮，头面浮肿，其大如斗者；如咽喉肿痛，痰涎涌盛，滴水不能咽者；如遍身红肿发块如瘤者；如斑疹杂出，有似丹毒风疮者；如胸高胁起胀痛，呕如血汁者；如血从口鼻出或目出，或牙缝出、毛孔出者；如血从大便出甚如烂瓜肉，屋漏水者；如小便涩淋如血滴点作疼不可忍者；如小便不通，大便火泻无度，腹痛肠鸣如雷者；如便清泻白，足重难移者；如肉𥆧筋惕者；如舌卷囊缩，或舌出寸许，绞扰不住，音声不出者；如谵语狂乱，不省人事，如醉如痴者；如头痛如破，腰痛如折，满面红肿，目不能开者；如热盛神昏，形如醉人，哭笑无常，目不能开者；如手舞足蹈，见神见鬼，似疯癫狂祟者；如误服发汗之药变为亡阳之证而发狂叫跳，或昏不识人者。外证不同，受邪不一，凡未曾服过他药者，无论十日、半月、一月，但服此散，无不辄效也。"

升降散所治计约 70 余证，包括了叶氏所说的卫气营血各个传变阶段的病变。以其受邪则一，故皆予升降散治之。

3. 方义

（1）用僵蚕、蝉蜕的意义。升降散以僵蚕为君，辛咸性平，气味俱薄，轻浮而升，善能升清散火，祛风除湿，清热解郁，为阳中之阳。蝉蜕为臣，甘咸性寒，升浮宣透，可清热解表，宣毒透达，为阳中之阳。二药皆升而不霸，无助热化燥、逼汗伤阴之弊。

温病的本质是郁热。"火郁发之"，务使郁伏于里之热邪透达于外而解，这就是治温病三字诀中的"透"。僵蚕、蝉蜕，二药皆升浮宣透，故可透达郁热。温病初起之表证，皆是热郁阳遏不达所致，故温病初起，僵蚕，蝉蜕即可用之。若热邪深陷气分、乃至血分，其热邪闭郁的程度更重，虽已无表证，亦当透达郁热。僵蚕、蝉蜕，功在疏透郁热，非为表证之专设，故杨氏治温 15 方中皆用之，充分体现了透邪外达贯穿于温病治疗的始终这一学术思想。

张锡纯为近代温病名家，以善用白虎著称。其治温病共列九方，除治温病阴伤之滋阴清燥汤、滋阴固下汤二方外，其余七方，皆用蝉蜕，也体现了透邪外达的原则。张氏于《衷中参西录》中，并未提及《伤寒温疫条辨》，或未见此书，然其见解，与杨氏如出一辙。张氏除用蝉蜕透散之外，更随症加用薄荷、连翘等，助其透散之力。

（2）用姜黄的意义。温病本质是郁热。热邪何以被郁？关键在于气机郁滞，郁热外出之路不畅。欲使郁热得以透达于外而解，必须展布气机。姜黄气辛味苦性寒，善能行气活血解郁。气机畅达，热乃透发。

杨氏 15 方中，计有升降散、增损双解散、加味凉膈散、增损大柴胡汤四方用姜黄，其余各方未用。温病本质是郁热，毫无疑问，都存在不同程度的气滞，基于此，姜黄皆可用之，不必删去。

（3）用大黄的意义。大黄苦寒降泄，清热泻火，通腑逐瘀，擅降浊阴，推陈致新。温病乃里有郁热，故用大黄以清热泻火，使里热下趋而解。

姜蚕、蝉蜕透热；姜黄行气血而调畅气机，以利热邪外达；大黄降泄，使热下趋。四药性味虽然各异，但都是集中解决郁热这一主要矛盾。郁热是各种温病、各个传变阶段的共同本质，必以升降散为治温之总方。

①温病表证阶段用大黄问题。温病初起，表证未解，何以遽用大黄？不虑其引邪入里乎？答曰：温病初起之表证，实乃里之郁热使然，与伤寒邪客肌表不同，虽有表证，实无表邪。只有里热清，表证始解。其邪本不在表而在里，也就不存在什

么引邪入里的问题。

或问：到气才可清气，何以初起即用气分药？曰：大黄虽亦入血，但主要为治阳明热结之要药，毫无疑问，亦属气分药。但温病初起并不忌用，恰恰说明温病初起就是郁热在里，而且是以气分热盛为主要病变。卫分证只不过是个里热之标象而已，不存在什么卫分阶段，也就不存在清气法的上限问题。所以，初起即用大黄清泄其在里之热。叶氏风温，屡用栀子豉汤，亦不拘于自己所说的上限，而是全力清透里热。

②邪犯上焦用大黄问题。吴氏三焦治则，强调治上勿犯中下，何以温病初起邪犯上焦即用大黄？曰：吴氏三焦治则，貌似法度森严，实则胶柱刻板，脱离实际。里热炽盛，燔灼三焦，充斥内外，何以局限于上焦，而中下二焦毫无干系？温病始终以热郁气分为主要病变环节，故有的医家强调，阳明为病温之渊薮，主以白虎、承气二法，正是此理，何以能画地为牢，把治上勿犯中下当成戒律。总缘对温病之郁热在里这一本质认识不真、不切、不敢始即率尔撤其里热，故尔层层设防，步步退却，仍未脱却先表后里之禁锢，惟恐引邪深陷。还是杨栗山认识得透彻，曰："伤寒以发表为先，温病以清里为主，此一着最为紧要关隘。"若囿于"先解其表，乃攻其里，此大谬也。"热与糟粕相结，"开导其里热，里热除而表证自解矣。"何其透彻，快哉。

③温病下利用大黄问题。大黄为治疗热结阳明之主药。有燥屎而大便鞭，或热结旁流，大黄为必用之品。若温病尚无热结，或伴有下利，升降散中之大黄还用否？曰：仍当用之。大黄非专为燥屎而设。有以泄热而用者，有以解毒而用者，有以祛瘀逐痰而用者，有以疏泄结气而用者。杨栗山于《伤寒温疫条辨·卷三·大便自利》项下云："若温病怫热内盛，发热

烦渴，小便色赤，大便自利，升降散主之。""内热甚而利不止，燥闷狂乱者，增损三黄石膏汤加酒大黄，腹满痛更加之。"

温病下利，乃里热下迫所致。其利，色当深褐，味当臭秽，或如酱，或如藕泥，或脓血杂下，或如烂肉，可日下数行、数十行，乃至百余行。撤其里热，下利自止，非必下证悉具方下之。故有"温病下不嫌早"之说。至于大黄用量，可据症情而斟酌，总以热邪下泄之路通畅为宜。

（4）升降散加减。温病由于郁热程度、兼夹邪气、邪袭病位、正气强弱等诸多不同，因而应用升降散时，尚须依据具体情况，灵活加减。

因湿遏热郁者，加茵陈、滑石、佩兰、菖蒲等；温邪袭肺者，加豆豉、栀子、连翘、薄荷、牛蒡子等；情志怫逆致热郁者，加玫瑰花、代代花、绿萼梅、川楝子等；瘀血致郁者，加赤芍、丹皮、桃仁、红花、紫草等；痰浊蕴阻而热郁者，加瓜蒌、川贝、黛蛤散、杏仁、竹沥等；食积中阻热郁者，加三仙、鸡内金、炒枳壳、焦槟榔等；阳明腑实热瘀者，加芒硝、枳实；郁热重者，加石膏、知母、黄芩等；热郁津伤者，加芦根、花粉、石斛等；气血两燔者，加石膏、知母、黄芩、水牛角、生地、丹皮、赤芍等；热郁兼气虚者，加西洋参、生芪、山药等；肝经郁热上扰者，加桑叶、菊花、苦丁茶、胆草、栀子、石决明等。总之，加减颇多，应用甚广。

（5）新加升降散。余用升降散，恒加豆豉10克，栀子7克，连翘15克，薄荷4克，助其清透之力，名之曰新加升降散。

①加栀子、豆豉，乃受叶天士治风温诸案之启发。上焦心肺所居，包括卫气营血各个传变阶段。上焦气机畅达，则郁伏

之热可透达于外而解；若气机窒塞，则逼热入营，出现逆传心包。所以，解决好气分郁热至为关键。栀子豉汤，辛开苦降，宣透胸膈郁热之主方。虚烦不得眠，反复颠倒，已露热淫心营之端倪；胸中窒，乃气机窒塞不通。此时若不辛以开郁，宣畅气机，必逼热入营，出现神昏谵语或狂躁。所以升降散加栀子豉汤，增其宣泄郁热之力。

②重用连翘者，受张锡纯之启发。张氏称连翘"升浮宣散，流通气血，治十二经血凝气聚"；"治外感风热，用至一两必能出汗，且发汗之力甚柔和，又甚绵长"。张氏曾治一少年风温初得，俾单用连翘一两煎汤服，彻夜微汗，翌晨病若失。余取其清热解毒，入心经且散热结，升浮宣散，透热外达。

③少加薄荷者，取其辛凉宣散，辛以解郁，疏风热而外达。

凡郁热者，不论外感内伤、内外儿妇各科，余皆以此方化裁，颇觉得心应用。

（6）杨氏治温15方。杨栗山治温15方，曰："轻则清之，神解散、清化汤、芳香饮、大小清凉散、大小复苏饮、增损三黄石膏汤八方；重则泻之，增损大柴胡汤、增损双解散、加味凉膈散、加味六一顺气汤、增损普济消毒饮、解毒承气汤六方；而升降散其总方也，轻重皆可酌用。"兹将各方抄录于下：

①增损大柴胡汤。温病热郁腠理，以辛凉解散，不至还里而成可攻之证，此方主之，乃内外双解之剂也。

柴胡四钱　薄荷二钱　陈皮一钱　黄芩二钱　黄连一钱　黄柏一钱　栀子一钱　白芍一钱　枳实一钱　大黄二钱　广姜黄七分　白僵蚕酒炒三钱　金蝉蜕十个　呕加生姜二钱　水煎去渣，

入冷黄酒一两，蜜五钱，和匀冷服。

②增损双解散（温病主方）

白僵蚕酒炒三钱　全蝉蜕十二枚　广姜黄七分　防风一钱　薄荷一钱　荆芥穗一钱　当归一钱　白芍一钱　黄连一钱　连翘去心一钱　栀子一钱　黄芩二钱　桔梗二钱　石膏六钱　滑石三钱　甘草一钱　大黄酒浸二钱　芒硝二钱，水煎去渣，冲芒硝入蜜三匙，黄酒半酒杯，和匀冷服。

③加味凉膈散（温病主方）

白僵蚕酒炒二钱　蝉蜕全十二枚　广姜黄七分　黄连二钱　黄芩二钱　栀子二钱　连翘去心　薄荷、大黄、芒硝各三钱　甘草一钱　竹叶三十片

水煎去渣，冲芒硝，入蜜酒冷服。若欲下之，量加硝黄。胸中热，加麦冬。心下痞，加枳实。呕渴加石膏。小便赤数，加枳实、厚朴。

④增损三黄石膏汤（温病主方）

表里三焦大热，五心烦热，两目如火，鼻干面赤舌黄唇焦，身如涂朱，燥渴引饮，神昏谵语，服之皆愈。

石膏八钱　白僵蚕酒炒三钱　蝉蜕十个　薄荷二钱　豆豉三钱　黄连、黄柏盐水微炒　黄芩、栀子、知母各二钱，水煎去渣，入米酒蜜冷服。腹胀疼或燥结，加大黄。

⑤神解散

温病初觉憎寒体重，壮热头痛，四肢无力，偏身酸痛，口苦咽干，胸腹满闷者，此方主之。

白僵蚕酒炒一钱　蝉蜕五个　神曲三钱　金银花二钱　生地二钱　木通、车前子炒研　黄芩酒炒　黄连、黄柏盐水炒　桔梗各一钱

水煎去渣，入冷黄酒半小杯，蜜三匙，和匀冷服。

⑥清化汤

温病壮热憎寒，体重舌燥口干，上气喘吸，咽喉不利，头面浮肿，目不能开者，此方主之。

白僵蚕酒炒三钱　蝉蜕十个　金银花二钱　泽兰叶二钱　广皮八分　黄芩二钱　黄连、炒栀子、连翘去心　龙胆草酒炒　元参、桔梗各一钱　白附子炮　甘草各五分，大便实加酒大黄四钱。咽痛加牛蒡子研炒一钱。头面不肿去白附了。水煎去渣，入蜜酒冷服。

⑦大清凉散

温病表里三焦大热，胸满胁痛，耳聋目赤，口鼻出血，唇干舌燥，口苦自汗，咽喉肿痛，谵语狂乱者，此方主之。

白僵蚕酒炒三钱　蝉蜕全十二枚　全蝎去毒三个　当归、生地酒炒　金银花、泽兰各二钱　泽泻、木通、车前子炒研　黄连姜汁炒　黄芩、栀子炒黑　五味子、麦冬去心　龙胆草酒炒　丹皮、知母各一钱　甘草生五分，水煎去渣，入蜂蜜三匙，冷米酒半小杯，童便半小杯，和匀冷服。

⑧小清凉饮

温病壮热烦躁，头沉面赤，咽喉不利，或唇口颊腮肿者，此方主之。

白僵蚕炒三钱　蝉蜕十个　银花、泽兰、当归、生地各二钱　石膏三钱　黄连、黄芩、栀子酒炒　牡丹皮、紫草各一钱，水煎去渣，入蜜酒童便冷服。

⑨加味六一顺气汤（温病主方）

治同前证。少阴厥阴病、口燥咽干，怕热消渴，谵语神昏，大便燥实，胸腹满硬，或热结旁流，绕脐疼痛，厥逆脉沉者，此方主之。

白僵蚕酒炒三钱　蝉蜕十个　大黄酒浸四钱　芒硝二钱五分

柴胡二钱　黄连、黄芩、白芍、甘草生各一钱　厚朴一钱五分
枳实二钱，水煎去渣，冲芒硝，入蜜酒，和匀冷服。

⑩大复苏饮

温病表里大热，或误服温补和解药，以致神昏不语，形如
醉人，或哭笑无常，或手舞足蹈，或谵语骂人，不省人事，目
不能闭者，名越经证；及误服表药而大汗不止者，名亡阳证，
并此方主之。

白僵蚕三钱　蝉蜕十个　当归三钱　生地二钱　人参、茯
苓、麦冬、天麻、犀角镑磨汁入汤和服　丹皮、栀子炒黑　黄
连酒炒　黄芩酒炒　知母、生地各一钱　滑石二钱，水煎去渣，
入冷黄酒蜜、犀角汁和匀冷服。

⑪小复苏饮

温病大热，或误服发汗解肌药，以致谵语发狂，昏迷不
省，燥热便秘，或饱食而复者，并此方主之。

白僵蚕三钱　蝉蜕十个　神曲三钱　生地三钱　木通、车前
子炒各二钱　黄芩、黄柏、栀子炒黑　黄连、知母、桔梗、牡
丹皮各一钱，水煎去渣入蜜三匙，黄酒半小杯，小便半小杯，
和匀冷服。

⑫增损普济消毒饮

太和年，民多疫疠，初觉憎寒壮热体重，次传头面肿盛，
目不能开，上喘咽喉不利，口燥舌干，俗名大头瘟。东垣曰：
半身以上，天之阳也，邪气客于心肺，上攻头面而为肿耳。经
谓清邪中于上焦，即东垣之言益信矣。

元参三钱　黄连二钱　黄芩三钱　连翘去心　栀子酒炒　牛
蒡子炒研　蓝根如无以青黛代之　桔梗各二钱　陈皮、甘草生各
一钱　全蝉蜕十二个　白僵蚕酒炒　大黄酒浸各三钱，水煎去渣，
入蜜酒童便，冷服。

⑬解毒承气汤

温病三焦太热，痞满燥实，谵语狂乱不识人，热结旁流，循衣摸床，舌卷遗囊缩，及瓜瓤疙瘩瘟，上为痈脓，下血如豚肝等证，厥逆脉沉伏者，此方主之。

白僵蚕酒炒三钱　蝉蜕全十个　黄连一钱　黄芩一钱　黄柏一钱　栀子一钱　枳实麸炒二钱五分　厚朴姜汁炒五钱　大黄酒洗五钱　芒硝三钱另入

⑭芳香饮

温病多头痛、牙痛、心痛、胁痛，呕吐黄痰，口流浊水，涎如红汁，腹如园箕，手足搐搦，身发斑疹，头肿舌烂，咽喉痹塞等证。此虽怪怪奇奇，不可名状，皆因肺胃火毒不宣，郁而成之耳。治法急宜大清大泻之。但有气血损伤之人，遽用大寒大苦之剂，恐火转闭塞而不达，是害之也，此方主之。其名芳香者，以古人元旦汲清泉以饮芳香之药，重涤秽也。

元参一两　白茯苓五钱　石膏五钱　蝉蜕全十二个　白僵蚕酒炒三钱　荆芥三钱　天花粉三钱　神曲炒三钱　苦参三钱　黄芩二钱　陈皮一钱　甘草一钱，水煎去渣，入蜜酒冷服。

纵观杨氏所列各方，反映了一个重要学术观点，即温病本质是郁热在里，所以各方都以清透为主，全力解决里热这一主要矛盾。

清：轻者八方，皆用芩、连、栀子，或加石膏、知母、双花、连翘等清热。重者六方，在以芩连、栀子清热的基础上，更增硝黄以逐热，或并用木通、竹叶、车前、泽泻等引热从小便而出。

透：十五方皆用僵蚕、蝉蜕以透热，有的更增薄荷、豆豉、桔梗、牛蒡子、荆芥、防风等，增强疏透之力。疏达气机，选姜黄、枳实、厚朴、陈皮等。

热陷血分者，加用丹皮、泽兰、紫草、当归等凉血活血。

滋：热盛阴伤者，加用生地、元参、麦冬、白芍、花粉等清热滋阴。

所列各方，大同小异，都可看成是由升降散加减而成。要在悟透升降散的法度、方义，则其余 14 方之机理、方义，可触类旁通。

二、补中益气汤（《脾胃论》）

1. 气虚发热的机理

气虚发热，以甘温法治之，乃东垣一大发明，代表方为补中益气汤。

关于气虚发热，东垣称阴火、贼火，其机理在《脾胃论》《内外伤辨惑论》等著作中都有说明，但阐述得不够清晰，致后人多有歧义。在统编五版教材《中医内科学》中，曾并列了七种病机，曰气郁、湿热、阴虚、血虚、气虚、阳虚等。因歧义颇多，故不避冗长，详论之。

东垣于《脾胃论·卷中·饮食劳倦所伤始为热中论》曰："若饮食失节，寒温不适，则脾胃乃伤；喜怒忧恐，损耗元气，既脾胃气衰，元气不足，而心火独盛。心火者，阴火也，起于下焦，其系系于心。心不主令，相火代之。相火者，下焦包络之火，元气之贼也。火与元气不两立，一胜则一负。脾胃气虚则下流于肾，阴火得以乘其土位。故脾证始得，则气高而喘，身热而烦，其脉洪大而头痛，或渴不止，其皮肤不任风寒，而生寒热。"这段话，是东垣解释由于脾虚而产生阴火的机理，读起来有点绕，没说清楚。东垣对阴火机理的阐述，说法有几种：

第一：饮食劳倦损伤脾胃，元气耗伤，升降失司，这是阴火的始发环节。

第二："脾胃气虚，则下流于肾"，这是阴火发生的第二个环节。是什么东西下流于肾？东垣于《内外伤辨·辨寒热》项下云："乃肾间受脾胃下流之湿气，闭塞其下，致阴火上冲，作蒸蒸燥热。"湿气下流肾间，闷塞其下，就是阴火发生的第二个环节。

湿气下流肾间，为什么就产生阴火呢？因肾中有相火，相者，乃辅君之臣，在生理情况下，此相火伴君火游行于全身，辅君以行事，发挥温煦激发的功能。当脾湿下流于肾时，则闭塞气机，肾中相火不能升降出入，失却其伴君游行于全身，辅君行事的功能，相火郁而成火热，东垣把这种火称为阴火。阴火上冲则出现气高而喘、身热而烦等诸症。

脾湿下流之阴火，与下焦湿热之二妙丸证有别，前者为脾虚所产生的虚火，后者为下焦湿热相合之实证。

脾湿下流之阴火，与肾水亏而相火妄动，及肾阳衰而龙雷之火飞腾，三者虽皆为虚火，但病机不同，治则亦异。前者为脾胃气虚所致，当健脾升清，培补元气；肾水亏者，当滋阴以配阳；阳虚而龙雷火动者，当引火归原。

第三："元气不足，心火独盛。"前面已明言，脾虚湿气下流，阴火上冲，此处为什么又蹦出个"心火独盛"呢？揣度东垣之本意，可能是为了解释气高而喘，心热而烦，头痛或渴，脉洪大等心经火盛诸症。心火乃君火，主一身之阳，犹天空之太阳，温煦激发全身脏腑器官的功能。在病理情况下，亦用心火一词，乃指心火旺、心火盛等，一般指心经实火而言，此火可上灼、下迫、内陷，引起口糜淋痛、疮疡、瞽瘕、躁狂、昏谵、动血等，法当清热泻火。而东垣此处所言之心火，乃脾湿下流，阴火上冲。心肾皆属少阴，且有经络相通，肾中阴火沿经络上达于心，于是心火独盛。但心不受邪，包络代心受邪，导致心包络之相火亦随之上冲，故曰："心火者，阴火也，起于下焦"，"相火者，下焦包络之火"，自与心经实火有别。

第四："心不主令，相火代之"，这是指心之君火与肾中相火之间的关系。正常情况下"君火以明，相火以位"，即红日当空，天运朗朗，肾中相火即安于水中。若君火衰，心不主令，则阴霾蔽空，肾中相火起而代之，称为龙雷之火飞腾，焚原燎屋，不可水灭，不可直折，当引火归原，使"离照当空，阴霾自散"，龙雷之火潜于水中，安于其位。

东垣所说的气虚发热是脾虚所致，此与阳衰的发热不同。扯出一个心不主令，相火代之，是对气虚发热的混淆，把读者搞懵了。

第五：东垣又扯出了血虚引发阴火的问题，于《脾胃论·脾胃盛衰论》曰："饮食不节，劳役所伤，以致脾胃虚弱，乃血所生病"；于升阳散火汤解中亦云："此病多因血虚而得之。"血虚而热，自与脾虚湿气下流不同，猜度东垣之意，在于解释气虚为热的机理。血虚不能内守，气失依恋，因而气浮荡而为热。东垣所指之血虚，仍指脾虚生化不足而荣血虚者，着眼于脾虚而言。其实，脾虚则气虚，已虚之气易浮动而热，不必再扯上血虚，徒生歧义。

第六：《脾胃论·饮食劳倦所伤始为热中论》中，又提出热中问题。中，乃指脾胃；所谓热中，即脾胃热。脾胃何以热？曰："阴火得以乘其土位"，故脾胃热。又云："心火下陷土中"，故成热中。二者是不同的，阴火乘土者，当培土以制阴火；心火下陷土中者，当清心泻火，二者本质不同，治法相殊。

第七：东垣于《内外伤辨惑论·辨阴证阳证》篇中又提出冲脉火逆的理论，曰："谓脾胃之气不足，而反下行，极则冲脉之火逆而上，是无形质之元气受病也，系在上焦，心肺是也。"这里指的阴火上冲，是冲脉之火上逆。《内经》有"冲脉为病，逆气里急"的记载，但无冲脉火逆的论述。这无疑给气虚发热又多了一种解释，多一个枝蔓，多一分疑惑。

第八：东垣于火郁汤条中又云："胃虚过食冷物，抑遏阳气于脾土，火郁则发之。"寒遏阳郁为热，首当温散其寒，此与甘温除大热有别。

总之，东垣对甘温除大热的机理提出了多种解释，我认为没有讲清楚，反把人搞糊涂了，有点欲明反晦。

那么，应如何理解脾虚而阴火上冲呢？尤在经于《金匮要略心典·痰饮篇·小青龙汤》项下注云："土厚则阴火自伏"，真乃一语破的，简洁而明了。

关于五行生克的理论，往往理解得不够全面。五脏配属五行，金木水火土各代表一脏，是代表了该脏的全部功能。如水与木的关系，一般只云水能涵木，但是肾阳以温煦肝阳、肾精以充养肝血，则鲜有论者。土能克水，此水代表肾的全部功能，肾乃元阴元阳所居，土能克水，既能制约肾水之泛滥，又能制约肾中相火之上冲，这就是"土厚则阴火自伏"的道理，也是土虚而阴火上冲的病机，其治疗大法，自当培土以制阴火。倘能如此理解，就无须再扯上湿气下流、心火独盛、君不主令、血虚、冲脉火逆、寒遏等等，枝蔓愈繁，滋惑愈多。

2. 临床应用

关于补中益气汤的应用，后世发生了演变，现多用于三种情况：一是虚人外感，用以扶正祛邪；二是用于因气虚而长期、反复发热者，用以甘温除热；三是用于治疗脾虚中气不足的内伤杂证，如倦怠、乏力、头昏、头沉、胸闷气短、脘腹胀满、食谷不馨、自汗畏风、易致外感、九窍不利、便溏白带、脉弱舌淡等。而东垣创立此方时，是用以治疗疫病流行的。李杲所处的年代，正值宋金元战乱，饥荒连年，疫病流行，东垣于《内外伤辨惑论》云："都人不受病者万无一二，既病而死者，继踵而不绝。都门十有二所，每日各门所送多者二千，少者不下一千，似此者几三月。"且大梁、东平、太原、凤翔病伤而死，无不然也。可见疫病流行，夭枉之惨烈。惜医者不识，误作外伤风寒表实之证治之，医杀之耳。东垣指出此"皆由中气不足，乃能生发耳"，创补中益气汤治之。因一般之脾虚中气不足之证，不属郁热范畴，故不论之，本文重点讨论补中益气汤甘温除大热的机理和临床应用。

3. 组成

黄芪病甚劳役，热甚者，一钱　甘草已上各五分，炙　人参去芦，三分。有嗽去之。

以上三味，除烦热之圣药也。当归身二分、酒焙干或日干、以和血脉。橘皮不去白、二分或三分以导气，又能益元气，得诸甘药乃可，若独用为泻脾胃　升麻二分或三分。引胃气上腾而复其本位，便是行春升之令。柴胡二分或三分、引清气行少阳之气上升。白术三分、除胃中热利腰脊间血。

上件药咬咀，都作一服，水二盏，煎后一盏，量气弱、气盛，临病斟酌水盏大小，去渣，食远稍热服。如伤之重者，不过二服而愈。若病日久者，以权主加减法治之。（下略）

4. 方义

气虚发热的病机，关键在于脾虚不能制下焦之火，导致阴火上冲。所以治此阴火，法当健脾升清。方以黄芪、人参、白术、甘草健脾益气，补肺固表，升阳举陷，培土以制阴火。当归和血，陈皮理气防滞。脾以升为健，用升麻、柴胡者，升举脾之清阳，脾气复而阴火自敛。

5. 气虚发热的临床特点和使用指征

气虚发热，具有以下特点：

第一：发热病程可长可短，长者可数月、数年。

第二：间断发热，每隔数日或数月发热一次，每次发作可持续三五日或七八日。体温一般在38℃以下，亦有高达39℃以上者；亦有仅是自觉发热症状，体温不高。

第三：每次发作，一般都有明显诱因，或烦劳，或外感。经云，"阳气者，烦劳则张。"劳，包括劳心、劳力、房劳；烦，指情绪波动，或休息不好，易于发作，至于外感因素，另论。

第四：一日之中，多于晨起日升至午前为著，因阳气虚，不能固于其位而易升浮，上午正当阳升之时，故阳易升浮而热著。

第五：伴有气虚的症状，如倦怠肢困，精神不振，心慌气短，自汗畏风等。所畏之风，非室外旷野之风，乃畏户牖缝隙之风。

第六：脉虚，这是判断气虚发热的关键指征。所谓脉虚则正虚，然正虚又有阴阳气血之分。一般而言，阴虚脉细数，且伴虚热之征；阳虚者脉微细，伴寒象；血虚者，一般都兼有气虚、阳虚，伴不华、不荣之象，脉多细无力；气虚者脉虚，伴气虚之见症。

气虚之脉，主要特征是脉沉取无力。其无力的程度，有轻重之别，轻者吾称之为脉减或逊，明显者称沉取无力。其脉位可浮可沉，因气虚无力鼓荡血脉，故脉可沉，虚的程度较轻者，脉亦可不沉。若脉浮而按之无力者，乃气虚而浮动之象，此时于益气升阳方中，加收敛之品，防其脱越，常于方中加白芍，重者加山萸、五味子。至于脉见弦、滑、数者，只要沉取无力，皆以虚看。脉的分部，若寸部无力，乃清气不升；关脉无力，乃肝脾虚；尺部无力，属肾气虚，或肾阳虚，再结合其他三诊来断。

脾虚则百病由生，而补中益气汤乃健脾益气之代表方，故应用甚广。此处所言，仅限于甘温除大热者。

6. 关于气虚发热与外感发热的讨论

东垣将内伤发热与外感表证发热截然分开，并著《内外伤辨惑论》详辨之。

若典型的外感发热，属实证；典型的内伤发热属虚证，当然不能混淆。但虚人外感而热，与纯为气虚发热者，就难以区分。我们常见体虚而外感发热者，予补中益气汤加苏叶或荆芥、生姜治之，其效颇彰。正虚或占八九，表邪或占一二，这种虚人外感发热能与气虚发热截然区分吗？表证的特点之一是恶风寒，但气虚发热者亦恶风寒，所以东垣于《内外伤辨惑论·辨外感八风之邪》篇中曰："或有饮食劳役所伤之重者，二三日间特与外伤者相似。"仅从症状而言，东垣用了一个"特"字，强调二者特别相似。既然特相似，就难以截然区分。

从发病时间上，外感发热与内伤发热有别。内伤发热可反复发作或十天半月，或一二月发热一次；而外感发热，则感邪即热，无反复发作史。但是正虚之人易于外感，或一二月感冒发热一次，这与气虚的反复发热也难区分。

东垣描述的气虚发热证象白虎，见"气高而喘，身热而烦，其脉洪大而头痛，或渴不止，皮肤不任风寒而生寒热"，东垣所治者为疫病，现在临床像这样典型的少，而以长期反复低热者多。

气虚发热的临床表现，虽与外感发热多有相似之处，鉴别的关键在脉，脉可数，亦可浮大洪数，但按之无力者，必属正虚。正如东垣于《内外伤辨惑论·暑伤胃气论》中所云："证象白虎，惟脉不长实为辨耳，误服白虎汤必死。"但是气虚外感发热者，亦可见浮大数虚之脉。所以从临床症状、发热时间及脉象三个方面，都难于将二者截然区分，治法方药上也无根本差异。东垣所创的补中益气汤，是纯为脾虚而阴火上冲者，并无外邪。方中主要由两部分药物组成，一组是参芪术草，健脾益气；一组是升麻柴胡，升发脾之清阳，因脾以升为健，故用之。一组是当归，以和血，橘皮以防滞。然升柴皆辛味升浮之品，既可升发脾之清阳，又兼有疏达外邪之功，纯为脾虚者可用，若气虚兼有外邪者亦可用。若外邪比重多点，则在升柴的基础上，量加荆芥、苏叶、防风、羌活、生姜一二味即可。通过以上论述，可得出一个结论，就是纯虚的脾虚阴火上冲与虚人外感，在有无外邪的问题上，是难以像《内外伤辨惑论》那样截然区分的。这样，也就扩大了补中益气汤的应用范围，纯虚者可用，正虚外感者亦可用。

关于脉虚大浮数者，已有气浮于外的表现，要防其脱越，此时再单纯用补中益气汤就非所宜，当在补中益气的基础上加收敛之品，如白芍、五味子、山茱萸等，或加龙牡以潜镇，防止正气之脱越。

三、升阳散火汤（《内外伤辨惑论》）

1. 组成

升麻　葛根　独活　羌活　白芍药　人参以上各五钱　甘草炙　柴胡以上各二钱　防风二钱五分　甘草生二钱

上件㕮咀，如麻豆大，每服称五钱，水二盏，煎至一盏，去渣，大温服，无时，忌寒凉之物。

2. 功用

原文："治男子妇女四肢发困热，肌热，筋骨闷热，表热如火燎于肌肤，扪之烙手。夫四肢属脾，脾者土也，热伏地中，此病多因血虚而得之也。又有胃虚，过食冷物，郁遏阳气于脾土之中，并宜服之。"《脾胃论》中亦载此方，唯柴胡八钱。文中多"发困"及"火郁则发之"，其他大同小异。

分析：据原文描述，只有两个症状：一是热，四肢、肌、筋骨皆热，且这种热不仅是自我感觉发热，而且客观可诊得，扪之烙手；一是困，《内外伤辨惑论》言肢困，《脾胃论》言发困。若肢困，一般指四肢酸沉重、无力；若发困，一般指全身症状而言，出现困乏、倦怠，身重无力，头沉嗜睡状。

病机：造成热、困这两组症状的原因，东垣提出了两条：一是"此病系因血虚而得之"，另一原因是"或胃虚，过食冷物，抑遏阳气于脾土。"

血虚能发热吗？可以，血能恋气，或曰血能守气。血虚，则气失依恋，则气浮荡。气属阳，气浮荡则热。

血为什么虚？缘于脾胃虚，生化不足，致血虚。若果为血虚而热困，法当益气养血，如八珍、归脾、人参养荣、黄芪建中之类，何以大量用风药，且血虚气浮，再用大量风药，不虑其气升浮无羁而脱吗？我觉得以血虚立论，与方义不合。揣度东垣为什么提出血虚问题，概因血不内守方致气浮，意在解释身热的问题。但血虚之因，主要因脾虚生化不足所致，东垣用本方，健脾升清化湿，还是着眼于脾虚，故用之。

为什么困？"阳气者，精则养神"阳气旺，人即敏捷矫健，精力旺盛。阳不升，则人精神委顿，倦怠乏力；脾主四肢，清阳实四肢，若清阳不达，则四肢困乏无力。阳气不能升达的原因有两类，一是邪阻，清阳不得升达；一是正虚，清阳无力升达，二者一虚一实，以脉沉取有力无力别之。除清阳之外，血虚亦可造成肢困。经云"足受血而能步，掌受血而能握，指受血而能摄"，且血为气之母，血虚则气不足，亦可肢困。血虚多因生化不足，所以东垣虽言血虚，实则仍着眼于脾虚，故于该方用数味风药以升清健脾。

原因二是"胃虚，过食冷物，抑遏阳气于脾土。火郁则发之。"胃虚，是指平素脾胃虚，又过食生冷，抑遏脾胃阳气，所以称为郁火。郁火外淫肌肤、筋骨、四肢则热，清阳不达而困。

据上分析，升阳散火汤证的机理就比较明确了，就是脾胃虚，寒湿郁遏脾胃之阳，形成火郁证。至于血虚，亦是脾胃虚，生化不足所致。既然病机为脾胃虚、寒遏阳郁，那么治法就应健脾升清散寒，故方用人参、甘草健脾；升、柴、葛、二活、防风升清化湿散寒，透达郁火；白芍和阴，生甘草和中泻火。脾以升为健，升清的目的，亦着眼于健脾。

问曰：升阳散火汤证有无表邪？有无恶风寒？从东垣所述，并无恶风寒及表邪，前已引述，东垣于《内外伤辨惑论·辨外感八风之邪》中云："或有饮食劳役所伤之重者，三二日间，特与外伤者相似。"据此推知，该证当亦有恶风寒的表现。当然，火郁阳不外达，可以恶风寒；邪客肌表者亦可恶风寒。那么，此证究竟有无表邪？前已分析，尚不能截然区分。对典型的表实证恶风寒，与脾虚外失卫护的畏寒自然易于区分，但对虚实相兼者，脾虚无表邪者，此方风药可升清、化浊、透散郁火；若正虚兼有表邪者，诸风药就可疏散表邪，相兼而治，此方亦可用。

尽人皆知，人参败毒散治虚人感冒，方用柴胡、甘草、羌活、独活、人参、茯苓、生姜、川芎、桔梗、前胡、枳壳、生姜、薄荷，皆升散之品，既可升清解郁，又可疏散外邪。此方与升阳散火汤并无多大差异，此可用以治虚人外感，彼也照样可以。

再如火郁汤（兰室秘藏），方由升麻、葛根、柴胡、防风、白芍、甘草组成。治五心烦热，是火郁于地中，四肢者，脾土也，心火下陷于脾土之中，郁而不得伸，故经云："火郁则发之。"这与东垣的饮食劳倦伤脾始为热中的解释相同。这个热中是心火下陷土中，还是下焦阴火上冲犯脾，东垣两种解释都有。心火通常指心经实火，若果是脾虚而心经实热下陷，治当健脾升清伍以清热泻火，东垣之升阳益胃汤即此证之代表方剂。而东垣所说的"心火独盛"，又指阴火，乃"脾胃气虚，则下流于肾，阴火得以乘其土位。"若果为阴火乘土而热中，当培土以制阴火，代表方为补中益气汤。从火郁汤组成来看，升葛柴防四味升散之药，伍以芍药甘草和其营，亦防其升散伤阴，方中并无参芪苓术等健脾益气之药，可见脾虚不著，宜于"过食生冷，抑遏脾胃阳气"，阳郁而为热者。故用四味风药，散寒化湿升发清阳。升麻葛根汤、九味羌活汤、神术散等与火郁汤类同，彼治外感时疫，火郁汤当亦可予之；反过来火郁汤用于寒湿郁遏脾阳，而神术散、九味羌活汤、升麻葛根汤等亦可用之。此类方剂并无严格界限。若囿于东垣所说的内伤外感不可混同之说，则有读死书之嫌了。

四、防风通圣散（《宣明论方》）

1. 组成

防风　荆芥　连翘　麻黄　薄荷　川芎　当归　白芍炒

白术　山栀　大黄酒蒸　芒硝后下，各五钱　石膏　黄芩　桔梗
各一两　甘草二两　滑石三两

如末，每服二钱，水一大盏，生姜三片，煎至六分，
温服。

2. 方义

本方为解表、清热、攻下三者并用之方，主治风寒外束、
实热内结，表里三焦俱实者。见憎寒壮热，胸腹胀满疼痛、大
便秘结等，麻黄、防风、荆芥、薄荷，皆辛散之品，以逐表
邪；大黄、芒硝、石膏、黄芩、栀子、滑石清泄三焦实热；芎
归芍养血活血，白术燥湿，甘草调和诸药。清透并举，故亦治
火郁之常用方，临床运用时，可据具体情况，加减变通。

论温病发展史，皆云唐宋以前皆遵仲景之麻桂剂无效，
云："古方今病不相能也"，是河间创辛凉之法治温病，开温
病治疗之先河，故有后世"伤寒宗仲景，热病崇河间"之说。
其实仲景亦多清透并举，表里双解之方，如葛根芩连汤、麻杏
石甘汤、大柴胡汤、大青龙汤、越婢汤等皆是。唐宋以前的大
夫治温病，舍仲景清透、双解之法不用，偏用麻桂剂予之，那
不能怨仲景，只能怪那些大夫没学好《伤寒论》。写温病学发
展史者，也不必抑仲景而抬河间，说什么古方今病不相能，是
河间开辛凉治温之先何云云。

五、连苏饮（《湿热病篇》）

1. 组成

薛生白《湿热病篇》第17条原文："湿热证，呕恶不止，
昼夜不差，欲死者，肺胃不和，胃热移肺，肺不受邪也，宜川
连三四分，苏叶二三分，两味煎汤，呷下即止。"

该方原无方名，为便于引述，吾称之谓连苏饮。

2. 方义

薛氏在自注中云："肺胃不和，最易致呕，盖胃热移肺，肺不受邪，还归于胃。必用川连以清湿热，苏叶以通肺胃，投之立愈者，以肺胃之气，非苏叶不能通也。分数轻者，以轻剂恰治上焦之病耳。"

薛氏提出湿热证呕吐的病机为"肺胃不和，胃热移肺，肺不受邪，还归于胃"，于是造成剧烈呕吐。如何理解这一病机，是彻底明了连苏饮方义的关键。

首先要了解薛氏湿热证的辨证论治体系。薛氏于《湿热病篇·第一条自注》中提出了湿热证的辨证论治体系，该体系为正局与变局。

正局，是指湿热相合者，其病位以"阳明太阴经者居多。中气实则病在阳明，中气虚则病在太阴。"其发病原因是内外合邪，表里同病。薛氏云："太阴内伤，湿饮停聚，客邪再至，内外相引，故病湿热。此皆先有内伤，再感客邪。"

正局的临床特征为："湿热证，始恶寒，后但热不寒，汗出，胸痞，舌白，口渴不引饮。"薛氏将此称为"湿热证之提纲也。"在二经之里者，因湿热阻遏气机则胸痞；津液不能敷布而口渴不引饮；在二经之表者，始恶寒，后但热不寒，汗出，"故胸痞为湿热必有之证，四肢倦怠、肌肉烦痛，亦必并见。"

所谓二经之表者，"乃太阴阳明之表，而非太阳之表。太阴之表四肢也；阳明之表肌肉也，胸中也。"关于脾主四肢，胃主肌肉，经典已明示，凡学中医者人皆知之。可是胸中为阳明之表，则鲜为人知。

叶氏《温热论》对湿热郁遏中脘者曰："虽有脘中痞闷，宜从开泄，宣通气滞，以达归于肺。"为什么中焦之湿浊要达归于肺呢?

《伤寒论》243 条:"食谷欲呕,属阳明也,吴茱萸汤主之。得汤反剧者,属上焦也。"呕本胃气上逆,乃阳明之病,得汤反剧,何以归属上焦?上焦虽心肺所居,呕乃气逆,而主气者肺也,所以,上焦实指肺而言也。仲景也提出胃与肺的关系问题。

《灵枢·口问》:"谷入于胃,胃气上注于肺。"《灵枢·五癃津液别》:"饮入于胃……上归于肺。"

从《内经》《伤寒》到温病,皆提到胃与肺的关系。水谷入胃,其精皆上传于肺,制节令行;邪犯肺者,亦下传中焦。胃中热结者,当下之而解;胃中无形热郁者,当假道于肺透散而解,故胸为胃之表。肺气不宣,胃中之邪不得假道于肺而解,必返还于胃,胃气逆而上,故呕恶不止。欲透胃中郁热,必苏叶辛香以宣通肺气,黄连以清降,遂成辛开苦降之剂,与火郁当清透之大法吻合。

3. 临床应用

我在学习《湿热病篇》该条时;薛氏云:"呷下即止"、"投之立愈",颇引人瞩目。薛氏所处时代,并无职称及荣誉称号评审,故无为晋职而作之嫌;且薛氏已名声雀噪,亦无哗众取宠之需,如此盛赞连苏饮之疗效,实乃垂教后世的经验之谈。

俗皆知"诸逆冲上,皆属于火",治呕多以苦降之剂以泻火,或加重镇以降逆,鲜知"宣通气滞,达归于肺者。"薛氏之胸为胃之表,以宣通肺气透邪外达而治呕,不仅开治呕之另一法门,且理论上亦有创见。

此方另一特点是用量特小,一剂药才 5～7 分,这在中医方剂中是绝无仅有的。王孟英云:"此方药止二味,分不及钱，不但上焦宜小剂，而轻药竟可以愈重病，所谓轻可去实也。"

自我临床20年后，粗懂了"火郁发之"之理后，亦用连苏饮治火郁呕吐，其疗效突兀，诚如斯言。湿热蕴遏于胃而呕吐者可用，若纯为火热郁胃者，亦可用之。开始时依法煎汤频呷，后改为散剂冲服代茶饮。因味苦又改用轧细装胶囊，皆效。因我是国家药审委员，略知新药开发的要求，故与药理、制剂专家及我的研究生合作，将此方开发为中药新药，称"连苏止呕胶囊"。吾之博士研究生张再康，曾以此药治癌症化疗呕吐，皆有著效。

六、薛生白四号方（《湿热病篇》）

本方出自薛生白《湿热论》第4条。曰："湿热证，三四日即口噤，四肢牵引拘急，甚则角弓反张，此湿热侵入经络脉隧中。宜鲜地龙、秦艽、威灵仙、滑石、苍耳子、丝瓜络、海风藤、酒炒黄连等味。"

薛氏自注云："此条乃湿热夹风者。风为木之气，风动则木张，乘入阳明之络则口噤，走窜太阴之经则拘挛，故药不独胜湿，重用息风，一则风药能胜湿，一则风药能疏肝也。选用地龙、诸藤者，欲其宣通脉络耳。"

此条无方名，薛所列诸药仅举例而已，因属《湿热论》第四条之方，姑曰薛氏四号方。

1. 湿热证，外感病有之，内伤病中亦有之。二者的区别在于，内伤中之湿热证，以内湿为主，起病缓，少有外感寒热症及典型外感病之传变；病程长，可经年累月不愈。外感病之湿热证由外邪引发，或内湿外湿相召，较之内伤病，其发病急，传变快，病程短，初起有外感寒热表现。外感病之湿热证，伤寒中有之，温病中亦有之。伤寒中如白虎加苍术汤、茵陈蒿汤、白头翁汤、栀子蘗皮汤、茵陈五苓散等皆是。温病分温热与湿热两类，湿热证居温病之半。

温病学的建立，叶天士创立了温热类温病卫气营血辨证论治体系，而薛生白创立了湿热类温病正局与变局的辨证论治体系，二者共为温病学的奠基人。可惜薛氏的正局与变局辨证论治体系，后人多荒疏，几至湮没，竟以吴鞠通三焦辨证当成湿热类温病的辨证论治体系，甚至说："温热遵叶氏、湿热遵吴瑭。"其实，三焦辨证，还形不成一个独立完整的辨证论治体系，余于拙著《温病求索》中论之，此不赘。

2. 薛氏提出外感病三纲鼎立，曰"湿热之病，不独与伤寒不同，且与温病大异。温病乃少阴太阳同病，湿热乃阳明太阴同病。""太阴内伤，湿饮停聚，客邪再至，内外相引，故病湿热。"

湿热证辨证论治规律为正局与变局。薛氏云："湿热证属阳明太阴经者居多，中气实则病在阳明，中气实则病在太阴。病在二经之表者，多兼少阳三焦；病在二经之里者，每兼厥阴风木。以少阳厥阴同司相火，阳明太阴湿热内郁，郁甚则少火皆成壮火，而表里上下充斥，故是证最易耳聋、干呕、发痉、发厥。以上诸症皆湿热证兼见之变局，而非湿热证必见之正局也。"

3. 本条乃湿热引发的痉证。薛氏以风木之气解之，即肝风走窜经络，吾却疑之。

本条的痉证，病位在"经络脉隧中"，并未涉肝，故非肝风走窜经络。何故致痉？痉乃筋之病也，筋之柔，须气以煦之，血以濡之。今湿热侵入经络脉隧，阻遏气血之运行，筋失气之温煦，血之濡润，故筋脉拘而为痉。法宜宣通经络中之湿热，而非"息风"。观《金匮要略·痉湿暍》，太阳病致痉，有刚柔之分。此痉，乃邪客肌表，经络不通而痉，即非肝风内动致痉，法用解表通经，而非平肝息风，意同本条。

4.《温病条辨》卷二·六十五条："湿聚热蒸，蕴于经络，寒战热炽，骨骱烦痛，舌色灰滞，面色萎黄，病名湿痹，宣痹汤主之。"

宣痹汤：苦辛通法

防己五钱　杏仁五钱　滑石五钱　连翘三钱　山栀三钱　薏苡五钱　半夏三钱，醋炒　晚蚕砂三钱　赤小豆皮三钱

水八杯，煮取三杯，分温三服。病甚加片子姜黄二钱，海桐皮三钱。

薛氏四号方与宣痹汤意通，可互参。

5. 应用指征

使用指征有三：一是脉濡数，濡主湿，濡即奕也，数主热，或兼弦、滑。二是舌红，苔白腻，或白腻而黄。三是病位在经络脉隧，出现肢体痹痛、胀僵、麻痹不仁、拘挛、痿软、半身不遂、㖞斜等，可用湿热阻痹解释的一二症，即可用之。

七、三甲复脉汤（《温病条辨》）

《温病条辨》卷三·十四条："下焦温病，热深厥甚，脉细促，心中憺憺大动，甚则心中痛者，三甲复脉汤主之。"

三甲复脉汤：咸寒甘润法

炙甘草六钱　干地黄六钱　生白芍六钱　麦冬五钱，不去心　阿胶三钱　生牡蛎五钱　生鳖甲八钱　生龟板一两

按：

1.《温病条辨》之加减复脉汤、一甲复脉汤、二甲复脉汤、三甲复脉汤、大定风珠等，皆吴瑭由仲景之炙甘草汤化裁

而来，为治温病后期肝肾阴伤之总方。伤寒后期，仲景详于阳衰，而略于阴亏，吴瑭补仲景之未备，且创一系列治肝肾阴伤之方，实为仲景之功臣，后人之楷模。

2. 三甲复脉汤实由加减复脉汤化裁而来，故其病机、主症当前后互参。

加减复脉汤为"热邪劫阴之总司也"。既然三甲复脉汤由加减复脉汤化裁而来，所以就须要将加减复脉汤、救逆汤、一甲复脉汤、二甲复脉汤诸条所记述的病机和症状捋清，方能最后理清三甲复脉汤的病机和主症。

加减复脉汤

《温病条辨》卷三·一条："风温、温热、温疫、温毒、冬温，邪在阳明久羁，或已下，或未下，身热面赤，口干舌燥，甚则齿黑唇裂，脉沉实者，仍可下之。脉虚大，手足心热甚于手足背者，加减复脉汤主之。"

《温病条辨》卷三·三条："温病耳聋，病系少阴，与柴胡汤者必死。六七日以后，宜复脉辈复其精。"

《温病条辨》卷三·四条："劳倦内伤，复感温病，六七日以外不解者，宜复脉法。"

《温病条辨》卷三·五条："温病已汗而不得汗，已下而热不退，六七日以外，脉尚躁盛者，重与复脉汤。"

《温病条辨》卷三·六条："温病误用升散，脉结代，甚则脉两至者，重与复脉，虽有他症，后治之。"

《温病条辨》卷三·七条："汗下后，口燥咽干，神倦欲眠，舌赤苔老，与复脉汤。"

《温病条辨》卷三·八条："热邪深入，或在少阴，或在厥阴，均宜复脉。"

加减复脉汤方：甘润存津法

炙甘草六钱　干地黄六钱　生白芍六钱　麦冬五钱,不去心
阿胶三钱　麻仁三钱

水八杯,煮取八分三杯,分三次服。剧者加甘草至一两,
地黄、白芍八钱,麦冬七钱,日三夜一服。

救逆汤

《温病条辨》卷三·二条:"温病误表,津液被劫,心中
震震,舌强神昏,宜复脉法复其津液。舌上津回则生,汗自
出,中无所主者,救逆汤主之。"

救逆汤:镇摄法

即于加减复脉汤内去麻仁,加生龙骨四钱,生牡蛎八钱,
煎如复脉法。脉虚大欲散者,加人参二钱。

二甲复脉汤:辛凉合甘寒法

《温病条辨》卷三·十三条:"热邪深入下焦,脉沉数,
舌干齿黑,手指但觉蠕动,急防痉厥,二甲复脉汤主之。"

二甲复脉汤:咸寒甘润法

即于加减复脉汤内,加生牡蛎五钱,生鳖甲八钱。

大定风珠

《温病条辨》卷三·十六条:"热邪久羁,吸烁真阴,或
因误表,或因妄攻,神倦瘈疭,脉气虚弱,舌绛苔少,时时欲
脱者,大定风珠主之。"

大定风珠方:酸甘咸法

生白芍六钱　阿胶三钱　生龟板四钱　干地黄六钱　麻仁二
钱　五味子二钱　生牡蛎四钱　麦冬六钱,连心　炙甘草四钱
鸡子黄二枚,生　生鳖甲四钱

水八杯,煮取三杯,去滓,再入鸡子黄,搅令相得,分三
次服。喘加人参;自汗者加龙骨、人参、小麦;悸者加茯神、

人参、小麦。

纵观上述各条，可归纳出以下结论：

（1）病机。诸方皆为"热邪劫阴者设。"

（2）脉。各条中分别提出不同脉象。

一条脉虚大，5 条脉尚躁盛，13 条脉沉数，14 条脉细促，16 条脉气虚弱。诸脉不同，何者为是？虚大者，乃阴虚阳浮也。脉躁盛，乃独阳无阴之脉，其躁盛，亦必按之虚。脉沉数者，因属虚证之数，则当数而无力，愈虚愈数，愈数愈虚。脉细促者，细乃阴虚，促乃急迫也，亦必细数无力。脉气虚弱者，恰为虚证之脉。从诸脉分析来看，加减复脉汤及其衍生方之脉，皆当细数而虚。若因阴虚而阳浮者，脉当虚大。

（3）舌。1 条口干舌燥、齿黑唇裂，7 条舌赤苔老，13 条舌干齿黑，16 条舌绛苔少。

典型者，应舌光绛而干敛。气分之邪未尽者，可有干老之苔。

（4）症。厥、心中憺憺大动、心中痛、身热面赤、口干舌燥、手足心热、耳聋、身热不退、神倦、舌强神昏、心中震震、手指蠕动、瘛疭、时时欲脱。这些症状，并非全部，乃择其要而已。

诸症，皆当以肝肾阴虚来解。水不上承心火而心中憺憺大动、心中震震、心中痛、神昏，咽干口燥、耳聋等；水亏阳动而手足心热、身热面赤、时时欲脱；水亏筋失柔而手指蠕动、瘛疭。其厥者，非热深厥亦深，乃阴虚阳浮，阳已失温煦四末之功用，故厥，心失所养而昏愦，亦以滋肝肾法治之，待阴气复，阴阳得以顺接，则厥亦愈。

3. 临床使用指征

从上述对加减复脉汤及其衍生方之脉舌症的分析，可以将其临床使用指征归纳如下：

（1）病史。属温病后期，真阴耗伤者。

（2）脉细数虚。若阴虚阳浮者，脉当虚大，或阳浮大而虚阴细数。

（3）舌当光绛干敛。

（4）症见可用肝肾阴亏解释的一二症，如痉、厥、神昏、瘛疭、心动乱、身热、面赤、欲脱等，即可使用本方。

4. 临床应用

因笔者长期在中医门诊工作，因而热病后期肝肾阴亏者少见，较多者为杂病中肝肾阴亏而用三甲复脉汤者。凡发热、中风、冠心病、高血压、失眠、神志不宁、目干涩痛、耳聋、动血发斑、肝风等，只要符合肝肾阴虚者，均酌而用之。我们掌握的指征有两点：

（1）脉象。可见于三种不同之脉象：一是脉细数而虚；二是尺脉旺，此阴不制阳，而相火旺；三是阳脉浮大而虚，尺细数，此阴亏阳浮。

（2）症。可由肝肾阴虚解释的一二症：如发热动血、中风、目干涩痛、耳鸣、头晕、失眠、心神不宁、心动悸或痛、痉挛转筋等，皆可酌而用之。

至于舌诊，典型者，可光绛干敛，但因属杂病范围，舌诊价值明显降低，故不作为主要指征。

八、理阴煎（《景岳全书》）

原文：此理中汤之变方也。凡脾肾中虚等证，宜刚燥者，当用理中、六君之类；宜温润者，当用理阴、大营之类；欲知温补，当先察此。此方通治真阴虚弱，胀满呕哕，痰饮恶心，吐泻腹痛，妇人经迟血滞等证。又凡真阴不足，或素多劳倦之辈，因而忽感寒邪，不能解散，或发热，或头身疼痛，或面赤舌焦，或虽渴而不喜冷饮，或背心肢体畏寒，但脉见无力者，悉是假热之证。若用寒凉攻之必死，宜速用此汤，然后加减以温补阴分，托散表邪，连进数服，使阴气渐充，则汗从阴达，而寒邪不攻自散，此最切于时用者也，神效不可尽述。

熟地三五七钱或一二两　当归二三钱或五七钱　炙甘草一二钱干姜炒黄色，一二三钱或加肉桂一二钱。

水二盅，煎七八分，热服。此方加附子，即名附子理阴煎；再加人参，即名六味回阳饮，治命门火衰，阴中无阳等证。若风寒外感，邪未入深，但见发热身痛，脉数不洪，凡内无火证，素禀不足者，但用此汤加柴胡一钱半或二钱，连进一二服，其效如神。若寒凝阴盛而邪有难解者，必加麻黄一二钱，放心用之，或不用柴胡亦可，恐其清利也。此寒邪初感温散第一方，惟仲景独知此义。第仲景之温散，首用麻黄、桂枝二汤，余之温散，即以理阴煎及大温中饮为增减，此虽一从阳分，一从阴分，其脉若异，然一逐外出，一托于内，而用温则一也，学者当因所宜，酌而用之。若阴盛之时，外感寒邪，脉细恶寒，或背畏寒者，乃太阳少阴证也，加细辛一二钱，甚者再加附子一二钱，真神剂也，或并加柴胡以助之亦可。若阴虚火盛者，其有内热不宜用温，而气血俱虚，邪不能解者，宜去姜桂，单以三味加减与之，或只加人参亦可。若脾肾两虚，水泛为痰，或呕或胀者，于前方加茯苓一钱半，或加白芥子五分以行之。若泄泻不止及肾泄者，少用当归，或并去之，加山药、扁豆、吴茱萸、破故纸、肉豆蔻、附子之属。若腰腹有痛，加陈皮、木香、砂仁之属。

按：

1. 余临床断续有长期高热不退属阴分虚者，西医屡治无效，甚至引起二重感染者，虽亦知养阴退热，有的疗效并不满意。苦索中见此方，甚奇之。

景岳世袭官宦人家，料不致为衣食而医；且当时并不评职称及荣誉称号等，亦不必为名而医。景岳是罕见的学识渊博医学大家，却言此方神效，绝非哗众取宠，必是感叹此方之卓效而出此言，我读而信之。但临证如何把握运用呢？经反复实践、揣摩，渐有所悟。

2. 阴虚发热者，其热有虚热、实热之分。虚热者，滋阴以配阳，虚热则消。实热者，有实热与阴虚并见者，有热陷阴分者。以病位而言，热有在表、在五体、在五脏六腑者。阴虚，有津亏、液亏、血亏、真阴亏之分，其病位有五脏六腑之别。其程度有热重而阴亏轻，有热与阴亏并重，有热轻阴亏重之别。且热邪尚有互夹，阴虚亦有相兼，能准确辨识这繁杂的诸证，亦非易事。

3. 本方之功效为温补真阴，以阴虚为主，兼有脾肾阳虚者。方中熟地重用三五七钱至一二两，这在阴虚有热的诸方中，实属罕见，意在大补真阴滋肾水，昭然可见。医以当归二三钱或五七钱，用以补血，其意亦明。熟地滋腻，而当归血中气药，二药相伍，则熟地滋而不腻，当归则养血而不助热，相得益彰，大补阴血以治本。何以又佐干姜、肉桂辛热之品？干姜温脾阳，使化源不竭；肉桂壮命火，使阳生阴长，且引火归原。使以甘草者，既可培中，又调和诸药。

4. 临床应用

对阴虚发热者，近年常用此方。我们主要以脉象为依据。

阴脉浮大动数而减，阳脉数而减者，此方用之。阴脉浮大动数，乃水亏不能制阳而相火动，此方滋阴以配阳；减者，兼阳气虚也，稍加姜桂，使阳生阴长。此热，可为虚热；亦可为客热，但客热不甚者。这里所说的热不甚，是脉不数实，不等于体温不高。

另一种情况是阳脉浮大数，而阴脉沉细数，此阴亏阳浮于上，用此方时，恒加山萸、龙牡、龟板等。

若阴脉浮大动数，而阳脉弱者，恒于本方加参芪等，滋阴益气。

若阴脉浮大洪数有力者，则本方去姜桂，加知柏以泻相火。

至于以此方治胀满呕哕，痰饮恶心，吐泻腹痛等，尚缺乏临床体会。但对阴虚高热不退者，本方确有奇效，故录之。

5. 理阴煎与复脉汤

温病后期以肝肾阴伤为主，吴瑭创加减复脉汤，滋补肝肾之真阴，为"热邪劫阴之总司。"复脉汤所治，亦有阴虚发热问题。

《温病条辨》卷三·一条云："身热面赤，口干舌燥，脉沉实者，仍可下之。脉虚大者，手足心热甚于手足背者，加减复脉汤主之。"此热，显系阴虚阳浮之虚热。脉虚大，即浮而大，按之虚。乃肝肾阴虚，不能制阳，阳浮而脉虚大；虚阳浮而身热。以加减复脉汤，滋阴以敛阳。

《温病条辨》卷三·四条："劳倦内伤，复感温病，六七日以外不解者，宜复脉法。"这条显然是讲的客热，仍予复脉法治之。言复脉法，而未言复脉汤，意在方可加减而不离法，视其热之轻重耳。

《温病条辨》卷三·八条："热邪深入，或在少阴，或在厥阴，均宜复脉"，乃热陷阴分者，亦以复脉法，托邪外出。

《温病条辨》卷三·十九条："邪气久羁，肌肤甲错，或因下后邪欲溃，或因有阴得液蒸汗。正气已虚，不能即出，阴阳互争而战者，欲作战汗也，复脉汤热饮之。虚盛者加人参，肌肉尚盛者，但令静，勿妄动也。"此阴虚之人，予复脉汤，正复奋与邪争而战汗者。复脉汤本为滋阴之品，并无发汗作用，然阴液复，亦可战而汗出，正是天地阴阳和而后雨，人身阴阳和而后汗者。

复录复脉汤诸条，意在与理阴煎对看，相互发明。复脉汤之退热，是滋补肝肾真阴；理阴煎之退热，是温补肝肾真阴，令汗从阴达。

九、地黄饮子（《宣明论方》）

《黄帝素问宣明论方·卷二·诸证门·瘖痱证　主肾虚》载：内夺而厥，舌喑不能言，二足废不为用，肾脉虚弱，其气厥不至，舌不仁。《经》云瘖痱，足不履用，音声不出者，地黄饮子主之，治瘖痱，肾虚弱厥逆，语声不出，足软不用。

熟干地黄　巴戟去心　山茱萸　石斛　肉苁蓉酒浸，焙
附子炮　五味子　官桂　白茯苓　麦门冬去心　菖蒲　远志去心，等分

上为末，每服三钱，水一盏半，生姜五片、枣一枚、薄荷，同煎至八分，不计时候。

关于此方之病机，河间于《素问玄机原病式》论曰："所以中风瘫痪者，非谓肝木之风实甚，而卒中之也；亦非外中于风尔。由乎将息失宜，心火暴甚，肾水虚衰，不能制之，则阴虚阳实，面热气怫郁，心神昏冒，筋骨不用，而卒倒无所知也。"

按：

1. 病机

河间云："将养失宜，心火暴盛，肾水虚衰，不能制之。"这是由于将养失宜，导致肾水亏，水亏不制阳，阳浮而心火

亢，心火亢则神不藏，卒倒无知。心火亢刑金，津液不布，灼而为痰。金不制木则木亢，肝风陡张，致眩冒昏仆；肝风夹痰走窜经络而偏枯瘖痱。

2. 方义

此证癥结在于水亏不能制阳，故方中以熟地、山萸、巴戟天、肉苁蓉、五味子滋肾填精；石斛、麦冬滋水上源，金水相生；菖蒲、远志、茯苓化痰开窍安神；附子、肉桂，引火归原。且善补阴者，必于阳中求阴，使阳生阴长，而源泉不竭，则水能生木，木不生风而风自息矣。

3. 临床应用指征

（1）脉弦尺弱

（2）腰膝酸软，舌强言蹇，半身不遂等症。

4. 应用范围

因此方以滋补肾阴为主，兼温肾阳，故对肾阴阳两虚者宜之。

（1）用于一般肾虚证，见腰膝酸软，头昏沉，精力不济，或性功能低下者；

（2）用于中风瘖痱，肢体不遂、痿厥痹挛者。

十、可保立苏汤（《医林改错》）

《医林改错·下卷·论小儿抽风不是风》可保立苏汤：此方治小儿因伤寒、瘟疫、或痘疹、吐泻等证，病久气虚，四肢抽搐，项背后反，两目天吊，口流涎沫，昏沉不省人事，皆效。

黄芪一两五钱　党参三钱　白术二钱　甘草二钱　当归二钱　白芍二钱　枣仁三钱（炒）　山萸一钱　枸杞子二钱　故纸一钱　核桃一个（连皮打碎）水煎服

此方分量，指四岁小儿而言；若两岁，分量可以减半；若一岁，分量可用三分之一；若两三个月，分量可用四分之一，又不必拘于付数。余治此症，一日之间，常有用两三付者。服至不抽，必告知病家，不可因不抽，必多服数付，气足方妥。

按：

1. 此方较冷癖，不见方书收载，吾因敬佩清任先生诸逐瘀汤之效，故对该书诸方信而不疑，遇小儿慢脾风，用此方辄效。临证50年来，此方屡用，渐有所悟，应用益广，故论之。

2. 王氏于《论小儿抽风不是风》中，对小儿抽风有明确论述。曰："殊不知项背反张，四肢抽搐，手足振掉，乃气虚不固肢体也；两目天吊，口噤不开，乃气虚不上升也；口流涎沫，乃气虚不固津液也；咽喉往来痰声，非痰也，乃气虚不归原也。"所列二十症，皆气虚风动之兆。

抽风即痉也，凡痉，皆筋之病。筋须气以煦，血以濡。吐泻久病气大亏，筋无以温煦而拘挛，遂成抽搐瘛疭，必大补元气以息大风，此方主之。

3. 方义

此方健脾益气，养血补肾，治疗脾肾两虚气血不足，尤以气虚为甚者，重用黄芪补气息大风。

4. 应用指征

（1）脉微细无力，或弦虚、浮而无力，面色青㿠不华；

（2）可用气虚解释的一二虚风见症。

5. 应用范围

（1）气虚风动之抽搐，可全身或局部抽搐；可频繁抽搐，一日可数次至一二十次。

（2）多动症，不宁腿、舞蹈症、肌无力等属气虚风动者。

十一、达原饮（温疫论）

槟榔二钱　厚朴一钱　草果仁五分　知母一钱　芍药一钱
黄芩一钱　甘草五分

上，用水二盅，煎八分，午后服。

按：

1. 疠气问题

又可"疫者，感天地之疠气。"吴氏提出，六淫乃天地之常气；而疠气者，别于六淫，乃天地间别有一种杂气。

中医将外感病邪统归于六淫。对六淫致病，理法方药都形成完整体系，而六淫之外的第七淫——疠气，是种什么邪气，其理法方药的体系是什么？后人茫然。又可提出疠气这一理论是很先进的，他发现这种疠气不同于一般六淫之邪，具很强的传染性，且症状相似，故认为天地间别有一种邪气，称之为疠气。但疠气的辨证治疗，还是要纳入中医理论体系之中，医者方能具体操作，否则，思路很前瞻，临床却无法操作。曾有人认为中医的三因学说太落后了，应予改造，提出物理因素、化学因素、生物因素的新三因学说，这固然先进，可与现代科学接轨，但临床如何操作？老中医可能一见就傻眼，何脉主物理，何药治化学，全然不知。一个新的学说，还必须纳入中医固有理论体系中，方能辨证论治，方能临床具体操作。若脱离了中医理论体系，谁知道你是西医、东医、南医、北医？疠气学说亦是如此，实则属湿热秽浊之气，而形成不了第七淫。

2. 温疫初起的临床表现及病机

吴氏曰："温疫初起，先憎寒而后发热，日后但热而不憎寒也。初得之二三日，其脉不浮不沉而数，昼夜发热，日晡益甚，头疼身痛。"

病机，疠气自口鼻而入，舍于募原。募原者，内近胃腑，外近肌肉，为半表半里，表里之气阻隔不通而寒热头身痛。

3. 方义及加减

方义：吴氏云："槟榔能消能磨，除伏邪为疏利之药，又除岭南瘴气。厚朴破疠气所结。草果辛烈气雄，除伏邪盘踞。三味协力，直达其巢穴，使邪气溃败，速离募原，是以为达原也。热伤津液，加知母以滋阴；热伤营气，加芍药以和血；黄芩清燥热之余，甘草为和中之用，以后四味，不过调和之剂耳。"

加减：吴氏云："凡疫邪游溢诸经，当随经引用，以助升泄，如胁痛、耳聋、寒热、呕而口苦，此邪热溢于少阳经也，本方加柴胡一钱。如腰背项痛，此邪热溢于太阳经也，本方加羌活一钱。如目痛、眉棱骨痛、眼眶痛、鼻干不眠，此邪溢于阳明经也，本方加干葛一钱。"

又曰："用达原饮三阳加法，因有里证，复加大黄，名三消饮，消内、消外、消不内不外也，此治疫之全剂。"

三消饮：槟榔　草果　厚朴　白芍　甘草　知母　黄芩大黄　葛根　羌活　柴胡　姜枣煎服

4. 应用指征

（1）脉数实或濡数。

（2）舌苔厚腻而黄，或如积粉。

（3）症见寒热、头身痛或单热不寒。

5. 应用范围

此方本治温疫初起者，然门诊罕见此病，而多见高热不退，或发热经月甚至数月不退，输液消炎，甚至用激素，效仍差者，转请中医诊治。此等病人，只要符合上述三点应用指征，疗效甚佳，往往一二剂则热退。

上学期间，都背诵严苍山、秦伯未所编之汪昂《汤头歌诀正续集》，所载达原饮方歌与吴氏达原饮有出入。歌曰："达原厚朴与常山，草果槟榔共涤痰，更用黄芩知母入，菖蒲青草不容删。"歌诀中增常山、菖蒲、青皮，去白芍；又将方中青皮误记为青蒿。初临证时，即以此方治之，其效亦佳。后读原著方知有别，但既然用之尚得心应手，且亦合病机，于是将错就错，基本按此方用了下去，亦算歪打正着吧。

十二、寒痉汤（自拟方）

1. 组成

桂枝 9 ~ 12 克　生姜 9 ~ 15 克　细辛 6 ~ 9 克　炙甘草 6 ~ 9 克　麻黄 6 ~ 9 克　炮附子 10 ~ 30 克　大枣 6 ~ 10 枚　全蝎 6 ~ 10 克　蜈蚣 5 ~ 15 条

2. 煎服法

炮附子先煎一小时，加余药再煎 30 分，共煎两次，分服。约 2 ~ 3 小时服一煎，加辅汗三法，令其汗出。汗透，即正汗出，停后服；未透继服。汗后，再观其脉证，随证治之。若不令其发汗者，则一剂两煎，早晚饭后分服，不加辅汗三法。

3. 方义

此方实由桂枝去芍药汤、麻黄细辛附子汤、止痉散三方相合而成。

桂枝去芍药汤，见于《伤寒论》第 21 条："太阳病，下之后，脉促胸满者，桂枝去芍药汤主之。"此下之后阳虚，心阳不振而脉促胸满，以桂枝、甘草温振心阳，去芍药之阴柔酸敛，佐姜枣益胃气。

麻黄细辛附子汤见于《伤寒论》第 301 条："少阴病，始得之，反发热，脉沉者，麻黄细辛附子汤主之。"前已论及，此方可用于三种情况：一是太少两感，二是寒邪直入少阴，三是少阴阳虚寒凝。

桂甘姜枣麻辛附汤，见《金匮要略·水气》："气分，心下坚，大如盘，边如旋盘，桂甘姜枣麻辛附汤主之。"此方温阳散寒，桂枝温振心阳，附子温补肾阳，麻黄发越阳气，细辛启肾阳，鼓舞阳气之升腾敷布。麻、辛、桂、姜，散寒解寒凝，草枣益胃气。此方功用，重在转其大气，即仲景所云："大气一转其气乃散"，大气者，人身之阳也，犹天之红日，"离照当空，阴霾自散。"寒痉汤取桂甘姜枣麻辛附汤，意即取其温阳散寒解寒凝。

止痉散，由全蝎、蜈蚣组成，取其解痉，搜剔入络。三方相合，其主要功效为温阳散寒解痉。

4. 应用范围

《素问·举痛论》："寒气客于脉外则脉寒，脉寒则缩踡，缩踡则脉绌急，绌急则外引小络，故卒然而痛。"这段经文揭示了一个重要问题，即寒客血脉，由于寒邪收引凝泣，脉可缩踡、绌急，气血不得畅达而引发疼痛。这个疼痛，可痛在外，包括皮肉筋脉骨；可痛在里，包括五脏六腑，及其关联的组织器官。气血不通，不仅引起疼痛，还必然引起相应脏腑、组织器官的功能障碍，如寒客五体，引起肢体的痛、僵、麻、不仁、拘挛、萎废；寒客于肺脉则咳喘胸闷、呼吸不利；寒客心脉则心悸、疼痛、昏厥；寒客胃脉则脘痛、吐利不食；寒客肾脉则腰痛、冒眩、水肿、小便不利；寒客肝脉则胁痛、痉厥等等，引发广泛病变。

欲祛寒，使血脉畅通，必辛温发汗散寒，不论寒在表在里，皆当汗之，本方即据《内经》之旨，温阳散寒解痉，故名曰寒痉汤。

5. 应用指征

应用该方的要点有三：即痉、寒、痛。

痉：是指脉痉，脉见沉弦拘紧者，余称之为痉脉。此脉乃寒邪收引凝泣所致，见此脉，寒凝的诊断就可确定80%。

寒：寒是指全身的恶寒或畏寒，亦可是局部的寒象，如肢冷、背冷、腰冷、腹冷、头冷、臂冷等。此皆阳虚寒凝，阳气不能温煦所致。此症在寒凝的诊断中，其权重可占10%。

疼痛：或全身痛、头痛、腰痛、骨节痛、或局部疼，如头痛、胸痛、腰痛、脘腹痛等，此皆寒主收引凝泣，气血不通而痛。此证在寒凝诊断的权重占5%。其余舌征、体征、症状可占5%。此乃约略之意而已。

如高血压、冠心病、肾病、胃肠病、风湿免疫病等，凡符合上述特征者，皆可以寒痉汤，温阳发汗，散寒解痉。汗透寒散后，并非一汗而愈，当观其脉证，随证治之。

下篇

医方 医案百例

选取百例医案，意在以实践佐证我们对前述诸方的理解和应用。

例一 麻黄汤 （太阳伤寒）

杨某，男，21 岁，学生。2007 年 3 月 12 日初诊：发热四天，体温 38.5℃，恶寒、无汗、头身痛，食差，便可。脉紧数。舌稍红，苔薄白。

证属：寒邪束表。法宜：发汗散寒。方宗：麻黄汤。

麻黄 9 克　桂枝 9 克　杏仁 10 克　炙甘草 6 克　生姜 6 片

2 剂，水煎服，3 小时服 1 煎，温复取汗，得畅汗停后服。隔日告曰，服 1 煎，即得汗而解，余药未服。

按： 笔者屡用麻黄汤发汗治表寒者，其效颇捷，主要掌握发热、恶寒、无汗、脉紧。寒束于表而脉紧者，多沉而不浮。寒主收引敛泣，气血痹阻，故而脉沉。正如《四诊抉微》所云："表寒重者，阳气不能外达，脉必先见沉紧"，"岂有寒闭腠理，营卫两郁，脉有不见沉者乎。"故知，沉亦主表。脉紧数者，数脉从紧，不以热看。因寒闭阳郁而脉数，紧去数自已，故不加寒药清热。太阳主一身之表，为诸经之藩篱，卫护于外。风寒外袭，太阳首当其冲，营卫两郁，太阳经气不利，卫阳不能温煦而恶寒、无汗、头身痛；阳郁化热而发热；肺气被束则胸满而喘；胃气逆而呕逆。以麻黄汤发汗解表散寒，寒去则腠理开，溱溱而汗，诸症随之而解。

麻黄汤乃辛温发汗代表方，不仅可散在表之寒邪，亦可散在五体、五脏、六腑及各脏腑所连属的组织、器官之寒，应用广泛，不能仅囿于散表寒之狭小范围。应用之指征即痉、寒、痛。若据证加减，则麻黄汤衍生出众多散寒之方，应用范围更加广阔。

麻黄汤何以能发汗散寒解表，亦必"阳加于阴"始能汗，同样，如《汗法临证发微》汗出机理一节所云，是一个涉及全身脏腑器官经络的复杂过程，是阳气与津液通过纹理网络系统宣发敷布于周身的过程。麻黄发越阳气，桂枝通阳，杏仁利肺气，甘草和中。肺气利，则三焦通，卫气方能布于周身；膀胱气化行，经脉通，方能"水精四布，五经并行，合于四时五脏阴阳，揆度以为常"。此时方能"阳加于阴"，腠理开，阳施阴布，汗液出，寒邪散，病乃痊愈。所以，麻黄汤之发汗，同样是一调节全身阴阳升降出入的复杂过程。其他汗法，概莫例外。阴阳和，病自愈。

例二　麻黄汤（寒蔽胸阳）

李某，男，26 岁。2006 年 10 月 22 日初诊：一月前冒雨感冒，感冒愈后，觉胸闷憋气，心慌、精力不济。查心肌酶（－）。心电图 ST：$V_2 - V_3$ 抬高，大于 2mV，Ⅲ，aVF 下降，大于 1mV。诊为心肌炎。脉沉紧，舌略暗红，少苔。

证属：寒蔽胸阳。法宜：辛温散寒。方宗：麻黄汤主之。

麻黄 9 克　桂枝 12 克　杏仁 10 克　炙甘草 8 克

2 剂，水煎服。

嘱：3 小时服 1 煎，温覆令汗。

2006 年 10 月 24 日：药后得汗，胸闷憋气已除，心慌亦减，仅中午人多而心慌一阵，他时未再慌，精力亦好转。脉阳弦无力，尺弦，舌稍暗少苔。方取苓桂术甘汤加附子。

桂枝 12 克　炙甘草 9 克　白术 10 克　茯苓 15 克　炮附子 15 克

2006 年 10 月 29 日：服第 1 剂时，心慌重，持续约 2 小时，继服所剩 3 剂，未再心慌，仅偶有心慌，他症已除。脉仍阳弦无力，尺弦。舌略暗红。上方加生晒参 12g，生芪 12g，丹参 15g。上方加减，共服 21 剂，症除，脉弦缓，心电图恢复正常。

按： 脉沉紧，显系寒邪凝泣之脉。吾以脉解症，以脉解舌。症见胸闷、憋气、心慌、精力不济，皆寒邪痹郁使然。胸阳被遏，气机不畅而胸闷、憋气；邪扰于心，心君不宁而心慌。舌虽略暗红，因脉为阴脉，故此舌不以热看，乃寒凝血脉行泣使然。

寒从何来？概因冒雨感寒，表寒虽去，而伏郁于里之寒邪未已，仍呈寒凝之象，故发汗祛邪。

汗法皆云邪在表者，汗之祛其在表之邪，鲜有云寒在里者当汗。余曰，寒在经、在脉、在筋、在骨、在腑、在脏者，亦可汗而解之，驱邪外出。本案外无表证，知寒不在表，诸症皆是在里之象，故亦汗而解之。汗后，脉之紧象及胸闷憋气、心慌诸症随之而缓。实践证明，对本例寒凝于里者，汗之仍然有效。

汗后，阳脉弦而无力，阴脉弦而有力，乃寒去，阳虚之象显露。此脉意义同于胸痹之阳微阴弦。阳微者，上焦阳虚；阴弦者，下焦阴寒盛。阳虚而阴寒上干，蔽阻阳位，故胸痹而痛。

既为胸痹，何以不用瓜蒌薤白剂？而用苓桂术甘加附子？瓜蒌薤白剂，乃痰阻阳郁者，非阳虚证，故用瓜蒌宽胸涤痰，以薤白、白酒，宣通阳痹，此方之治，乃偏于实证者，不可虚实不辨，凡见胸痹之象即率而用之。此案乃阳虚，阴寒乘于阳位，当宗人参汤法。方中桂枝、甘草、辛甘化阳，以振心阳，更加附子温少阴心、肾之阳，此即"离照当空，阴霾自散。"下焦厥寒上乘，必夹水饮浊邪上泛，故方中茯苓、白术、培土以制水。《金匮要略》治胸痹之人参汤，乃脾阳虚，故培中制水；本案阴弦乃肾寒，故取附子以暖肾祛寒，二者略有差异，然皆为虚寒者设。

服第一剂时，心慌加重，持续两个小时，何也？非药不对证，设若药证不符，当愈服愈重，反倒继服症减，说明药证尚符。初服心慌加重，当为格拒之象，热药乍入，寒热相激，致一时心慌加重，当施以反佐，或不致格拒。继服阳复寒除，故诸症得缓。

例三　麻黄汤（胸痹）

童某，女，22 岁。2008 年 4 月 14 日初诊：胸闷痛半月，无咳喘。心电图、胸透正常。脉沉弦拘紧，舌可。

证属：寒邪闭郁。法宜：发汗散寒。方宗：麻黄汤主之。

麻黄 7 克　桂枝 9 克　杏仁 9 克　炙甘草 7 克　生姜 6 片

2 剂，水煎服。加辅汗三法，取汗。

2008 年 4 月 16 日：药后汗透，胸已不闷痛，咽尚窒、脉弦拘。

上方加桔梗 10g。2 剂，水煎服，不加辅汗三法。

按： 胸闷的原因甚多，肺、心、胸的寒热虚实可引发，五脏相干亦可引发。

中医的核心特色、精髓，就是辨证论治。而每个证，皆须包括四个要素，即定性、定位、定量、定势，合称为四定。

此案的性质是什么？所谓性质，函括病因、病机，这是诸证中最重要的一个要素。本案脉沉弦拘紧，此即痉脉。

脉何以痉？《素问·举痛论》曰："寒客于脉外则脉寒，脉寒则缩踡，缩踡则脉绌急，绌急则外引小络、卒然而痛。"这段经文明确指出了因寒客而脉缩踡绌急，因而脉痉。反过来，我们临床中诊得脉痉，即可断为寒邪所客，此即病因。胸为阳位，乃清阳所居，清阳升降出入，敷布周身。一旦寒邪所客，则清阳被遏，升降出入窒碍，气机不畅，致胸闷，此即病机。

病位如何确定？要脉诊结合脏腑辨证和经络辨证。脏腑在脉上定位，左手寸关尺，分别为心肝肾；右脉寸关尺，分别为肺脾命门。但脉诊的脏腑定位尚有争议，并不统一。如大肠脉位何在？依脏腑相表里、经络相络属关系来讲，大肠应在寸；若依功能来讲，大肠传导饮食，当归脾胃，应于关脉候之；若依所居部位而言，大肠位居下焦，应于尺脉候之。我们据《内》《难》的理论，上以候上，中以候中，下以候下。如寸脉数，知热在上焦，但热在肺、在心、在胸膈？并不明确，还要结合脏腑辨证及经络辨证来确定病位。如寸数而见咳喘，可诊为热在肺；若寸数而见心烦不寐或昏谵，则可诊为热在心；若既无心、又无肺的症状，则可诊为热扰胸膈。

程度如何辨？程度是一个模糊而又必须非常清楚的一个要素。言其模糊，是因其难于量化；言其清楚，是指医者必须明确病之轻重缓急。如肺热而喘用石膏清之，应用多少？病重药轻，则杯水车薪；病轻药重，反伤正气，所以医者必须对病之程度心中有数，故俗云"医者之秘，秘在量上"。

病势如何判断？经典中关于病势，有大量吉凶顺逆的判断。如何判断其吉凶顺逆，除症状体征外，关键在于脉诊。脉实则邪实，脉虚则正虚。如发热，体温虽高，然脉已见和缓之象，则邪退正复，病当愈，为顺、为吉；若体温并不甚高，但脉躁数，促急，此邪进正退，独阳无阴，为逆、为凶。

上述四点，即思辨的过程中所须确定的证的四个要素。此四要素明确了，则证的诊断也就明确了。这虽是一个完整的诊断，但未必是一正确断。正确与否，最终还要经过实践的检验。病减轻或已愈，则诊治正确，或基本正确；反则反之。正确与否，关系疗效标准，中医的标准，包括病人的症状及体征，尤其脉象，还要结合西医的检查，综合判断。

以上所言，即中医辨证论治的主要思辨过程，诸病皆如此。

本案脉紧，知为寒束。其病位何在？既无寒热、无汗、身痛之表证，又无心肺的见症，仅胸闷而止，知其病位在胸。症不重、病程不长，脉虽痉，正气尚强，故知病之势为吉为顺。治则当实者泻之；治法当辛温发汗散寒，方取麻黄汤治之。此案用麻黄汤，非治太阳表实，乃治里证之寒痹胸阳。结果，汗透病解而愈。

例四　麻黄汤加减（寒邪痹郁，一汗再汗）

王某，女，60 岁。2009 年 10 月 13 日初诊：头胀晕、目干已四五个月，近日牙痛，其他可。血压（－）。脉沉伏而拘。舌可，苔微黄。

证属：寒邪痹郁。法宜：散寒升阳。方宗：麻黄汤加减。

麻黄 9 克　桂枝 10 克　生姜 10 克　炙甘草 7 克　川芎 8克　羌活 8 克

2 剂，水煎服。加辅汗三法，取汗。

2009 年 10 月 16 日：药后汗透，头已不胀，眼亦不干。脉仍沉伏而拘。舌同上。

上方加细辛 6 克。4 剂，水煎服。

2009 年 10 月 20 日：晚饭后仍觉头胀痛。患者云，用汗法后，汗出则觉头脑清亮，不汗出则效果不大，因此每次服药皆自行用发汗法发汗，近三天未头痛目干。然脉仍沉拘。舌红少苔。

上方加白芍 10 克。4 剂，水煎服，后未再诊。

按： 一诊脉沉伏而拘，此乃寒凝之脉，其头胀痛，乃寒凝经脉不通而痛；其目干，亦因寒凝经脉，阴血不能上濡而干，故予麻黄汤发汗散寒。因寒未涉肺无咳喘，故去杏仁。头为至巅，至巅之上唯风可到，故方中加川芎、羌活，升阳散寒。

一汗而症著减，不汗则效不著。病人又自行发汗四次，未见过汗伤阴、亡阳，或内传之变，反觉身轻松，头清凉。这就提出一个重要问题，即发汗的度的问题。究竟汗法的最佳标准是什么？吾提出发汗法的最佳标准是正汗，这是依据仲景桂枝汤将息法的标准提出来的。只要见正汗出就停后服，不必尽剂。但仲景于 48 条中还提出了一项已发汗，但汗出不彻，仍须继续发汗的标准，曰："以汗出不彻故也，更发汗则愈。何以知汗出不彻？以脉涩故知也。"本案即已汗后，脉仍沉伏而拘，意同脉涩，当属汗出未彻者，理应更发汗。但仲景又有汗后不可再汗之诫，所以二诊时，未敢再用辅汗三法令其再汗。但不发汗，效果并不好，病家自行连续发汗四次，合初诊的一次发汗当连续发汗五次之多，反倒症除身爽，未见变故。

若脉涩为汗出不彻，此人连续五次发汗，脉仍沉拘，还是汗出不彻须更发汗吗？显然不可能将发汗作为常法。此屡汗脉仍拘，当转而扶正，或温阳益气，或益精血，不当屡汗，以防变故。临床确有一汗再汗而脉仍痉者，后继当如何治疗，确须探讨，并敬俟明者。

例五　荆防败毒散（刚痉）

孙某，男，2.5 岁。1978 年 3 月 5 日诊：昨因玩耍汗出感受风寒，于晨即恶寒发热，喷嚏流涕，体温 39.8℃，灼热无汗，头痛烦躁，手足发凉，突然目睛上吊，口噤手紧，抽搐约三分钟。今晨来诊。见面色滞，舌苔白，脉弦紧数。

证属：风寒外束，发为刚痉。法宜：散寒疏风解表。方宗：荆防败毒散。

羌独活各4克　柴胡4克　前胡5克　荆芥3克　防风5克　桔梗4克　枳壳3克　茯苓6克　葛根6克　僵蚕6克

2剂，水煎服。3小时服1煎，多饮暖水，温覆，取汗，汗出透停后服。

翌日晨再诊，昨日连服三煎持续周身汗出，至晨热退，抽搐未作。

按：痉的基本病理改变是筋脉拘急。正如《素问·玉机真脏论》所云："筋脉相引而急，病名曰瘛。"尤在泾云："痉者强也，其病在筋。"吴鞠通于《温病条辨·解儿难》中更明确指出："痉者，筋病也。知痉之为筋病，思过半矣"，真是一语破的。抓住痉为筋之病这一本质，就掌握了理解痉证的关键。痉证勿论寒热虚实，轻重缓急，各种不同原因所诱发，皆因筋脉拘挛所致。没有筋的拘挛牵引，就不会发生痉病。

筋脉的柔和，需阳气的温煦、阴血的濡润，二者缺一不可。造成阳气不得温、阴血不得濡的原因，不外虚实两大类。实者，或为六淫、痰湿气血阻于经脉，或因惊吓、恚怒、忧思、虫积、食滞等扰乱气机，使阳气不布阴精不敷，筋脉失养而拘急为痉；虚者，可因正气素虚，或邪气所耗，或汗、吐、下、失血，或因误治伤阴亡阳，使阴阳气血虚弱，无力温煦濡养筋脉，致筋急而痉。

治痉之法，要在祛除致痉之因，此"治病必求其本"之谓。诚如吴鞠通所言："只治致痉之因而痉自止，不必沾沾但于痉中求之。若执痉以求痉，吾不知痉为何物。"

此案之痉，乃汗出腠理开疏，风寒袭于肌表，致腠理闭郁，邪壅经络，阴阳气血不能畅达，致筋失温煦濡养而痉。治当宣散表邪，祛其壅塞，气血通达，其痉自止。方用荆防败毒散而未用葛根汤者，二者机理相通，唯败毒散较和缓些，少些偏弊，于稚嫩之体更相宜。

例六　桂二麻一汤（发汗法治偏汗）

杜某，女，29 岁。平山县人。

2010 年 11 月 1 日首诊：患者诉产后受风后出现后背及腰、腿凉，半身出汗 5 个月。卧则在上边的一侧半身出汗，立则上半身出汗，动则汗甚。劳累则头部不适、胃中不舒。食可，睡眠一般，大小便正常。舌苔白，脉沉弦拘。

证属：风寒痹郁，营卫不和。法宜：调和营卫，宣散风寒。方宗：桂二麻一汤主之。

桂枝 10 克　白芍 10 克　炙甘草 7 克　生姜 6 片　大枣 7 枚　麻黄 5 克　杏仁 9 克　当归 12 克

水煎服 3 剂，3 小时服 1 煎，加辅汗三法取汗。汗出停后服。

2010 年 11 月 8 日复诊：药后已汗出，全身凉，半身出汗等症状缓解，未诉明显不适。舌可苔白，脉沉弦拘减。症状虽缓解，然脉沉弦拘减，阳气未复，宗：黄芪桂枝五物汤加附子。

生黄芪 15 克　桂枝 10 克　白芍 10 克　炙甘草 8 克　白术 12 克　炮附子 12 克（先煎），水煎服 5 剂。

按：邪汗是以汗出异常为主症的一类病证，包括自汗、盗汗、大汗、阵汗、汗出不彻、头汗、手足汗、偏汗、阴汗、脱汗、黄汗等。此患者半身出汗当属邪汗。究其原因，其脉沉弦拘，当属寒邪痹郁，营卫不和。卫不通则寒，卫不固则汗。此患者应用桂二麻一汤主之，加辅汗三法取汗。

汗法，是中医治疗疾病的八法之一，是驱邪外出的重要法则。张锡纯曰："人身之有汗，如天地之有雨，天地阴阳和而后雨，人身阴阳和而后汗。"人身之阴阳和，必须具备两个条件：一是阴阳充盛，二是阴阳升降出入道路畅通，方能高下相召，阴阳相因，阳加于阴而为汗。而阴阳的充盛和升降出入道路畅通，乃是一个极为复杂的过程，是一个全身的脏腑器官、经络血脉、肌肉筋脉骨，直至肌肤、毫毛都协同参与的过程，其中任何一个环节的障碍，都可导致汗出的异常。发汗法，就是通过发汗，调动全身的机能，使阴阳调且升降出入道路通畅，而使正汗出的一种治疗方法。因此患者应用桂二麻一汤发汗，宣散寒邪，调和营卫，使寒邪得解，营卫调和，阴阳升降出入正常，正汗出而病解。

此案何以用桂二麻一汤？缘于产后受风，产后多虚，取桂枝汤轻补阴阳，调和营卫；脉又沉弦拘，乃寒主收引之象，予麻黄汤小剂汗之，故取桂二麻一汤主之。

例七　桂枝汤（营卫不和而汗出）

张某，男，39 岁。2009 年 3 月 30 日初诊；因血压高，服降压药后出汗，现仍夜间阵汗，心急，已四五年，他可。超声：二尖瓣脱垂、反流。脉右缓，左反关。舌嫩红，少苔。

证属：营卫不和。法宜：调和营卫。方宗：桂枝汤主之。

桂枝 12 克　白芍 12 克　炙甘草 8 克　大枣 7 枚　生姜 5 片　生黄芪 15 克

3 剂，水煎服。加辅汗三法，取汗。

2009 年 4 月 2 日：药后得微汗，自汗止，心尚欠安。上方加茯苓 18 克、浮小麦 30 克。

7 剂，水煎服。

按：《濒湖脉学》言缓脉，曰："缓脉营衰卫有余，或风或湿或脾虚。"此人之汗，虽与服降压药物扩张血管的作用有关，但依中医辨证来看，以其脉缓，当属脾虚而营卫不足，肌表不固而汗出。若果为卫强，而桂枝甘草辛甘化阳以助卫，岂不卫更强，实其实也，犯勿实实之戒。所以桂枝汤所治之自汗，非卫强，而是营卫两虚者，故以桂枝甘草固卫，芍药甘草助营，姜草枣益中。

何以用发汗法以止汗？有两种解释：一种是风伤卫，汗之以散风，使营卫和谐；一种是卫强，汗之以折卫之强，使营卫相和。而吾所言之汗出机理，非风袭，非卫强，而是营卫两虚。汗法乃祛邪之大法之一，营卫两虚，本属虚证，何以又用汗法，岂不犯虚其虚之戒？余于《汗法临证发微》一书中已述。汗有邪汗正汗之分，汗法有狭义汗法与广义汗法之别；汗出机理为阳加于阴谓之汗，必阴阳充盛，且阴阳升降出入畅通乃能汗。本案用桂枝汤，非疏风，非折卫强，乃轻补阴阳，令阴阳充、营卫足，阴阳和而正汗出。此正汗出，标致阴阳已和，营卫已充，故自汗自止。只有悟透正汗出的机理，才能明白桂枝汤治自汗的道理，才不至于用卫强营弱来解自汗，才不致卫强反以桂枝甘草实其卫的错误解释。

此案之自汗，乃营卫两虚使然，更加黄芪益气固表以实卫，切合病机，故药后汗止。

例八　桂枝汤（阳虚营卫不和）

尹某，男，22 岁，学生。2005 年 5 月 23 日初诊：头阵痛、头昏已二年，胸闷，口糜。脉弦细虚数。舌嫩红，少苔。证属：营卫两虚。法宜：调和营卫。方宗：桂枝汤主之。

桂枝 10 克　　白芍 10 克　　炙甘草 7 克　　生姜 4 片　　大枣 7 枚

7 剂，水煎服。

2005 年 5 月 30 日：头昏痛减，胸未闷，仍口糜。脉弦缓，左尺偏旺，舌嫩红，苔少。左尺偏旺，乃相火动，上方 7 剂，加服知柏地黄丸二盒，每服二丸，日二次。

五一假后来告，头已不昏痛，口糜退。

按：桂枝汤为《伤寒论》之首方，功能调和营卫，解肌发汗，治太阳中风证。

《伤寒论》三纲鼎立，当为中风、伤寒、温病。阳明为成温之渊薮，所以温病的论治在阳明篇，大法为非清即下，非下即清。伤寒、中风，由于阴阳寒热转化，而见于六经。太阳中风，实乃虚人外感，桂枝汤为扶正以祛邪；其解肌发汗，实乃益胃气、助营卫，自然而出之正汗，非强发其汗。桂枝汤辛甘化阳，酸甘化阴，而以姜草枣及啜粥温覆，以助胃气，使正复乃汗出驱邪外出。桂枝汤助营卫，益胃气，轻补阴阳之剂，称其为补剂、和剂为妥，归于解表发汗剂，有失其本义。观《金匮要略·虚劳》篇，共列八方，而桂枝汤加减者居其四，而且所治皆虚劳较重之证。散见其他篇中以桂枝汤加减调补阴阳者，更是俯拾皆是，可见桂枝汤作为调补阴阳的重要价值。《伤寒》《金匮要略》的大部分方子，皆可看成桂枝汤方及法的衍生方，难怪许多医家都盛赞桂枝汤为群方之首，诚有至理。

本案，脉弦细虚数，正是阴阳两虚之脉，细为阴虚，虚乃阳虚，数乃因虚而数。阴阳两虚，经脉失于温养拘急而弦。寸口经脉可弦，头之经脉亦可失于温养而拘、而痛。故方选桂枝汤，调营卫，益阴阳，治其头痛。胸闷者，胸阳不振使然，桂枝甘草通心阳，胸闷自除。

例九 新加桂枝汤（正虚中风）

李某，男，20 岁，学生。2005 年 12 月 28 日诊：两月前，曾胃不适、咽痛、头昏、脉弦减，诊为肝虚而予乌梅丸方服之而愈。前日外感发热，37.7℃，恶寒，肢冷，咽干，流涕。脉弦无力。舌尚可，苔薄白。

证属：阳气不足，风寒袭表。法宜：益气温阳，调和营卫。方宗：新加桂枝汤主之。

桂枝 10 克　白芍 12 克　炙甘草 6 克　党参 12 克　生姜 6 片　大枣 6 枚　干姜 6 克

元旦假后告曰，药后已愈。

按：两月前，因胃不适、咽痛、头昏、脉弦减，诊为肝虚，予乌梅丸而症除。何以用乌梅丸？因脉弦而减，弦主肝，减乃阳气弱，故诊为肝虚，实为肝阳虚馁，此即以脉定证。上述诸症如何解释？胃不适，乃木虚不能疏土；头昏，乃清阳不升；咽痛，乃肝虚，相火郁而化热，上灼于咽而咽痛，此与厥阴病之"消渴，气上撞心，心中疼热"同理，故予乌梅丸而症除。

症除而肝阳未复，致易外邪所客，前日又见寒热肢冷、咽干流涕，脉仍弦而无力。脉当取太过与不及，弦而无力者，脉力不及，故为虚；寒热肢冷、咽干流涕，乃风寒袭表，故诊为虚人外感。

《伤寒论》第 62 条云："发汗后，身疼痛，脉沉迟者，桂枝加芍药、生姜各一两，人参三两新加汤主之。"本案虽无"发汗后"之病史，但脉弦无力，亦为正虚外感。桂枝新加汤，乃扶正祛邪之方，故遵而用之，更加干姜者，以温振中阳。

何以不仍用乌梅丸？因有表邪。何以不用麻黄附子细辛汤？因其表虚。用桂枝新加汤，益气温阳，调和营卫，扶正以祛邪。后世之人参败毒散，补中益气佐以表散等方，亦可酌而用之。

例十　桂枝附子汤（阳虚营卫不和）

朱某，女，20 岁，学生。2002 年 11 月 17 日初诊：自暑假即断续发热恶风寒，自汗，体温在 37.8℃ 左右，头痛，身倦，不欲食。脉弦细按之减。舌略淡，苔白。面色不华。

证属：阳虚，风客于外，营卫不和。法宜：温阳调和营卫。方宗：桂枝附子汤主之。

桂枝 9 克　白芍 9 克　炙甘草 6 克　生姜 4 片　大枣 6 枚
炮附子 10 克　党参 12 克　2 剂，水煎服，3 小时服 1 煎。啜粥，温覆，取微汗。

2002 年 11 月 19 日：药后未汗，已不恶风，体温 37℃，自汗，口苦。经行一日，腹无急结。脉弦细按之减。舌尚可，苔薄白。

证属：少阳微结。方宗：小柴胡汤主之。

柴胡 9 克　黄芩 7 克　党参 12 克　生芪 12 克　半夏 9 克
炙甘草 6 克　生姜 4 片　大枣 6 枚

3 剂，水煎服。药后告愈。

按：脉弦细按之减，乃少阴之脉；发热、恶风寒、自汗，乃营卫不和，太阳表虚之征，故此证亦可称太少两感。

麻黄附子细辛汤治太少两感，当属少阴阳虚而太阳表实者。以附子温阳，扶正以祛邪。细辛启肾阳，鼓舞阳气之升腾敷布，且散肾寒；与麻黄相配，又可散太阳之表寒。麻黄辛温而散，解太阳表寒；因细辛之引领，亦可散直入少阴之寒，使之从里达表而解，亦为逆流挽舟之意。

桂枝加附子汤证，亦为太少两感，与麻黄附子细辛汤所不同者，彼为少阴阳虚而太阳表实；此为少阴阳虚而太阳表虚。故一用麻黄细辛解表寒；一用桂枝汤调和营卫以解肌。

二者于脉象上如何别之？因皆有阳虚的一面，所以沉取皆无力。而麻黄附子细辛汤，在阳虚的基础上，又有外寒所客，其脉当弦拘紧而沉无力；桂枝加附子汤，乃营卫两虚更加阳气馁弱，其脉缓或浮弱，沉取无力。此案脉弦细按之减，弦为减，按之减，皆阳弱之脉；细乃营血不足，故诊为阳虚且营卫不足，予桂枝加附子汤治之。

阳虚者禁汗，何以本案又用辅汗三法，发其汗，岂不有背经旨？仲景所言之阳虚禁汗者，乃指狭义汗法，汗之伤阳，故禁。而本案是扶正发汗，附子温阳扶正，桂枝汤阴阳双补亦扶正，加温覆啜粥助胃气，使阴阳复而汗出，自不同于强汗者，虽阳虚而不禁，仍可汗之，故仲景于桂枝加附子汤方后云："将息如前法。"

二诊，服桂枝加附子汤后虽未汗，然恶风寒已除，知表已解。又见口苦，当属少阳之见证，故改予小柴胡汤治之。因脉尚弱且自汗，故加黄芪，助党参扶正且固表止汗，药后而愈。

例十一 桂枝龙骨牡蛎汤加附子（阳虚汗颤）

敦某，男，22岁，学生。

2006年10月23日初诊：自幼即汗多手颤，以头汗为多，他无所苦。

脉弦按之减，舌嫩红少苔。

证属：阳虚汗颤。法宜：温阳固表息风。方宗：桂枝龙骨牡蛎汤加附子。桂枝10克　白芍20克　炙甘草9克　大枣6枚　炮附子15克　生龙牡各30克　浮小麦30克

2006 年 11 月 6 日，上方共服 14 剂，汗颤著减，脉力较前增，上方继服 14 剂。告愈。

按：因脉弦而减，故诊为阳虚。仲景云，"弦则为减。"弦脉本为温煦不及之脉，故曰减。此案之"弦按之减"之减，是指弦脉按之力逊，乃阳虚之象。阳虚不固而汗，阳虚风动而手颤，机理同于真武汤之"筋惕肉瞤，振振欲擗地。"因阳虚不能温煦筋脉，筋脉绌急而手颤，此亦属虚风。

桂枝龙骨牡蛎治虚劳，脉极虚芤迟者，取其平补阴阳且安神。此案亦为阳虚而汗颤，取桂枝龙骨牡蛎汤加附子，增温阳之力；倍芍药，增其益阴之用，多年之疾，竟获著效。

例十二　桂枝加厚朴杏子汤（风寒客表，肺失宣降）

张某，女，5 岁。2004 年 11 月 23 日：夙有喘疾，以往余曾多次诊治。昨玩耍汗出，感受风寒，入夜咳嗽有痰，尚未喘，阵微汗出恶风，体温 37.3℃，不欲食、神态倦，便较干。脉弦数按之减，舌可，苔中稍厚。

证属：太阳中风，肺失宣降。法宜：解肌发汗，宣降肺气。方宗：桂枝加厚朴杏子汤主之。

桂枝 7 克　白芍 7 克　生姜 4 片　炙甘草 6 克　大枣 5 枚　杏仁 7 克　厚朴 6 克　紫菀 7 克

2 剂，水煎服，四小时服一煎，啜粥，温覆，取微汗。

2004 年 11 月 26 日：药后见汗，恶风、发热已除。咳减未已，痰多，不欲饮食。脉弦滑。予健脾化痰降气。

橘红 6 克　半夏 5 克　茯苓 9 克　炙甘草 5 克　杏仁 6 克　紫菀 7 克　浙贝 8 克　党参 8 克　焦三仙各 8 克　鸡内金 8 克　冬瓜仁 12 克　鱼腥草 15 克

4 剂，水煎服。

按：桂枝加厚朴杏子汤，本治喘者，本案虽夙有喘疾，此前经多次治疗，已有好转，此次外感，仅咳，未引发宿疾而喘。虽咳不喘，然亦可用桂枝加厚朴杏子汤，因咳与喘，病机相通，皆因肺失宣降所致，故此方亦可为治咳之剂。

桂枝汤证，本应恶风、自汗、脉缓，然本案脉弦数按之减，何以亦用桂枝汤加厚朴、杏子？盖桂枝汤所治之外感，乃虚人外感，桂枝汤辛甘化阳、酸甘化阴，轻补阴阳，更加姜、草、枣、啜粥，益胃气，扶正以祛邪。《金匮要略》虚劳篇八方，竟有四方皆桂枝汤加减，用以治虚劳，故桂枝汤扶正之功昭然。本案虽非缓脉，然弦数按之减，与缓脉同义，皆为正气不足，故用桂枝汤调营卫，扶正以祛邪。加厚朴、杏子、紫菀以降肺气。

例十三　黄芪建中汤加味（虚劳）

边某，女，32岁。

2009年5月11日初诊，患者诉畏寒，口糜，食欲差，一年行经两次，自述曾患十二指肠溃疡，因久利而消瘦。查患者恶病质，体重约35公斤，发脱，面削，面㿠白泛青，舌红赤无苔，脉弦如寻刀刃，按之虚，尺脉稍盛。证属：气阴不足而肝失柔。宗：黄芪建中加味。

炙黄芪12克　白芍15克　桂枝8克　炙甘草7克　大枣7枚　饴糖30毫升（烊化）　山萸肉12克　乌梅6克

2009年6月13日，上方共服28剂。脉弦已缓，面尚青气浮，舌虽红已不赤，症稍轻。依5月25日方加山药12克。

2009年9月5日诊：上方加减，共服74剂。脉弦稍滑，舌可。体重100斤，踝已不肿，面色红润，饮食、睡眠具可，大小便正常，与病初判若两人，上方14剂调补。

按：《金匮要略》曰："虚劳里急，诸不足，黄芪建中汤主之。"清代著名中医温病大家叶天士为黄芪建中汤治虚劳提出具体指征：

（1）久病消瘦。

（2）胃纳不佳，时寒时热，喘促短气，容易汗出。

（3）脉虚无力。

（4）有操劳过度史。阴虚内热者忌用。

此患者久病现畏寒，口糜，食欲差，乏力，一年行经两次，极度消瘦，体重约35公斤，发脱，面削，面㿠白泛青，舌红赤无苔，脉弦如寻刀刃，按之虚，尺脉稍盛。当属阴阳气血诸不足，尤以阴虚肝脉失柔为主。阳虚则畏寒、面白；脾虚运化失常则食欲差，化源不足，阴阳气血皆亏，故极度消瘦；精血亏虚，发失所养则发落；阴虚肝脏失柔而面泛青色，脉弦如寻刀刃；阴亏不能制阳则尺脉稍胜。未纯用补阴补阳药物，而是用治病求本之法，用黄芪建中汤，补气，健运中焦，以恢复脾胃运化功能，则化源充足，气血自生，阴阳自调。《灵枢·终始》篇说："阴阳俱不足，补阳则阴竭，补阴则阳脱，如是者，可将以甘药，不可饮以至剂。"此方正合此义。因为脾胃居于中焦，位于四脏之中，生化营卫，通行津液，为后天之本。若中脏失调，则必以此汤温健中脏，故名建中。脾欲缓，急食甘以缓之，以甘补之，故以饴糖甘温养脾，黄芪益气补中，甘草、大枣入脾和中，以甘助甘，加强"缓补"之功力，为辅药。桂枝辛散温润，白芍酸寒敛阴，柔肝护脾（土中泻木），取津液不通，收而行之之意，共为佐药。生姜辛散温胃，能益卫阳，为使药。营出中焦，卫出上焦，卫为阳，益之必以辛；营为阴，补之必以甘。方中辛甘合化生阳，酸甘合化生阴，使脾胃健，营卫通，津液行，精血生，补中土以灌四旁，全身健壮，虚劳诸症自愈。另外此患者见如寻刀刃的真脏脉，故加山萸肉，乌梅养肝阴、柔肝敛肝。此患者用此方加减治疗3个月，诸症消失，体重增至50公斤。由此体会到经方的神奇疗效。

例十四　黄芪建中汤加减（营卫不和而腹痛）

邓某，女，8岁。

2010年12月27日首诊：患者间断腹痛3月余，多于进食或餐后或夜间空腹时疼痛，疼痛较剧，无腹泻。其母诉近3个月来，体质差，稍有不慎即发烧，流涕，咽干，咳嗽，曾反复应用头孢类或大环内酯类抗生素。近2天再次现鼻塞，流黄涕，咳嗽，咳黄痰，食欲欠佳，睡眠一般，夜间盗汗，近三天未排便。曾查腹部B超提示腹腔淋巴结肿大，应用抗生素效果欠佳。后于北京儿童医院等地就诊，曾做24小时胃PH值等检查，未见明显异常。考虑"反流性胃炎"，予吗叮啉等口服，效果欠佳。另外患儿有皮肤干燥、瘙痒史5年余，冬季出现，曾于省二院诊为皮脂腺发育不良。精神欠佳。脉弦数无力，舌略淡嫩苔白，面色萎黄。

证属：阴阳两虚，营卫不和。方取：黄芪建中汤加减。

黄芪12克　桂枝8克　白芍18克　炙甘草9克　生姜5片　大枣6枚　饴糖15毫升

4剂，水煎服，日1剂。

2011年1月1日二诊。患者腹痛明显减轻，诉偶有夜间腹部隐痛，可自行缓解，不影响睡眠。咳嗽、流涕症状基本缓解，精神转佳，已能正常玩耍、上学。仍有皮肤瘙痒。舌淡嫩，苔白，脉弦数减。上方改白芍15克，加生麦芽12克。

按：经云：阴阳和者必自愈。今阴阳两虚，阳病则阴阳失和，阴以其寒独行，脾胃虚寒为里急，为腹中痛，而实非阴之盛也；阴病不能与阳和，则阳以其热独行，故时有发热、咽干等，实非阳之炽也。营卫不和，肺失宣降，致咳嗽、流涕；肌表不足，则皮肤干痒；卫不足以固腠理，则自汗盗汗；阴阳气血亏虚则面色不华。若以寒攻热，以热攻寒，寒热内贼，其病益甚。正如《灵枢·终始》所说"阴阳俱不足，补阳则阴竭，泻阴则阳脱，如是者，可将以甘药，不可饮以至剂。"故《心典》谓"欲求阴阳之和者，必于中气，求中气之立者，必以建中也。"故甘草、大枣、胶饴之甘以建中而缓急；姜桂之辛以通阳调卫气；重用芍药滋阴配阳，酸敛和营气；黄芪甘温益气，增强建中之力，振肌表之正气。全方合用，辛甘化阳，酸甘化阴，使脾胃健，营卫通，津液行，精血生，阴阳和则病愈。

例十五　芍药甘草汤加味（肝肾阴虚而痹痛）

王某，女，18岁。

2004年10月22日初诊：双膝痛已十年，无寒热，红肿。近因体育课考试，跑后痛剧，夜常痛醒，不能上学，且手腕亦痛。查抗链"O"略高。

脉弦细数。舌红少苔。

证属：肝肾阴虚，经脉绌急而痹痛。法宜：养阴柔筋。方宗：芍药甘草汤加味。

生白芍40克　炙甘草12克　山茱萸30克　丹皮10克怀牛膝10克

2004年11月26日：上方共服21剂，痛减约7/10，且次数减少，睡中未再痛醒，已复学。脉转缓滑且略显不足，舌已可，因脉已现不足之象，改当归四逆汤主之。

当归 15 克　桂枝 12 克　白芍 30 克　炙甘草 10 克　山萸 30 克　细辛 5 克　通草 8 克　鸡血藤 30 克　生芪 15 克

2004 年 12 月 24 日：上方共服 21 剂，痛已止，他可。上方继服 14 剂，停药。

按： 脉弦细而数，且舌红少苔，细乃阴不足。阴亏经脉失濡脉乃弦，筋脉绌急而痛剧。其数也，因阴虚阳胜而为数，非实热为数。法宜养阴柔筋止痛，方宗芍药甘草汤主之。芍药甘草汤酸甘化阴，缓挛急疼痛。加山茱萸者，以其补肝肾、涩精气。张锡纯曲直汤用之，以治肝虚痹痛，本案遵而用之。

二诊脉缓滑按之不足，已显正虚，故从当归四逆汤加味，养血通阳。

痹因邪阻者有之，但正虚者亦有之，补益气血，滋补肝肾，温阳通经等补正之法，亦治痹之一大门径，要在辨其虚实。

例十六　葛根汤（寒客经脉）

王某，男，31 岁。1980 年 11 月 20 日初诊：背凉紧痛已四五年，常敲打以求暂缓，胸闷不畅。脉弦紧，舌可。

证属：寒痹经脉。法宜：发汗散寒。方宗：葛根汤主之。

葛根 18 克　麻黄 9 克　桂枝 12 克　白芍 12 克　生姜 6 片　炙甘草 7 克　大枣 6 枚

2 剂，4 小时服 1 煎，温覆取汗。待遍身絷絷微似汗，则停后服。

1980 年 11 月 22 日：药后得透汗，背紧痛骤减，周身轻松。脉转弦缓，知寒邪已去，愈。

按： 背紧凉痛，乃寒客太阳经腧，经气不利而紧痛，故以葛根汤，散寒通经，汗透而愈。

葛根汤本治新感，此寒袭经腧，久羁不去，其证备者，虽恙已数载，亦当断然汗之，不可因日久沉痼而踟蹰。

例十七　葛根汤（寒邪犯胃）

杨某，男，30岁。

2008年11月17日诊：胃脘疼痛，饭前饭后均痛，食不化，不能吃肉食已三个月。头晕痛，项强。

脉沉弦拘紧而数。舌红苔白。

证属：寒邪犯胃。法宜：散寒和胃。方宗：葛根汤主之。

葛根15克　麻黄9克　桂枝10克　白芍10克　生姜10片　炙甘草8克

2剂，水煎服，2小时服1煎，温覆令汗，得汗停后服。

2002年12月24日，因陪他人来诊，云服前药二次即汗出，胃痛、头痛项强已除。

按：皆云表证当汗，汗以解表，然胃痛而用汗法者鲜，此案即以汗法治胃痛者。

胃痛原因甚多，虚实寒热皆有，此案何以知为寒邪所客？因其脉沉弦而拘紧。《素问·举痛论》曰："寒气客于脉外则脉寒，脉寒则缩踡，缩踡则脉绌急，绌争则收引小络，故卒然而。"本案脉沉弦拘紧，亦寒邪收引凝泣之象。其数者，数从紧，乃寒痹阳郁使然。

寒邪犯胃的途径有二：一是按经传变，由表寒按经逐渐传胃；一是形寒饮冷，寒邪直犯于胃。此案并无太阳表证阶段，当属寒邪直犯于胃。

客寒犯胃，寒不除则脉不缓，必缩踡绌急而痛，法当以汗法散寒。葛根汤乃桂枝汤加麻黄，发汗散寒；葛根入阳明胃经，轻宣解肌，提取下陷阳明之寒邪从肌表而解，故取葛根汤发汗散寒。里证照样可用汗法，此例可证。

例十八　葛根汤（中风后遗症）

马某，男，57岁。

2002年12月20日初诊：1990年患脑梗，经救治后基本恢复，仅下蹲时右下肢痛且软。近20日血压持续在170/100mmHg左右，加大降压药量亦不效。现觉头晕头痛项强，眼冒金花，小便不利，他可。

脉沉紧有力，舌淡暗。

证属：寒邪凝痹。法宜：散寒发汗。方宗：葛根汤主之。

葛根15克　麻黄9克　桂枝10克　白芍10克　生姜10片　炙甘草8克　大枣6枚

2剂，水煎服，2小时服1煎，温覆令汗，得汗停后服。

2002年12月24日诊。药后得汗，腿痛无力、头晕痛、项强已除，尚小便不利（前列腺肥大）。血压145/95mmHg，脉转弦缓。舌淡暗。继予散寒息风解痉。

葛根15克　麻黄6克　桂枝9克　防风10克　赤白芍各12克　桃红各12克　钩藤15克　地龙15克　全虫10克　蜈蚣15条　怀牛膝15克　琥珀粉2克分冲

七剂，水煎服，勿须再汗。降压西药减半，后未再诊。

按： 患脑梗已三年，血压持续高，并有右下肢痛且无力，头晕痛等症。以其脉沉紧有力，乃诊为寒邪凝痹，方宗葛根汤发汗散寒。

恙已数载，寒邪久羁，脉缩踹绌急而血压升高；寒客经脉，经脉不通而右腿痛且无力，吾称此为伏邪。

温病有新感与伏气温病。我不赞成伏气温病之说，此已详辨于拙著《温病求索》中，不赘。我所言之伏邪，与温病中所言之伏邪不同，其最大不同在于，吾所言之伏邪，是感而即发；温病所言之伏邪，乃感而不发，过时乃发。

寒邪未除，不论其年月长短，不论其病位在里在外，皆当汗而解之。故汗法应用甚广，何能将其仅限于表证。此案虽数载之疾，汗后腿痛无力、头晕痛、项强等，随汗解而除，血压不仅用麻黄等未升高，反而降低，可见汗法切合此证。

例十九　小青龙汤（寒痹心脉）

胡某，男，50 岁，连云港。2004 年 4 月 19 日初诊：10 个月前突感胸痛、胸闷、短气、怵惕、惊悸、无力、畏寒、下肢凉。ECG：T 波广泛低平、$V_5 - V_6$ 倒置。血压：170/105mmHg，脉沉而拘紧，按之有力，舌尚可。诊为寒痹心脉，主以小青龙汤，嘱停西药。处方：

麻黄 4 克　桂枝 9 克　细辛 4 克　干姜 4 克　半夏 9 克　白芍 10 克　五味子 4 克　茯苓 15 克　炮附子 12 克　红参 12 克　炙甘草 6 克

该方加减，共服药 110 剂，至 8 月 9 日来诊，症状消失。ECG 正常，血压 130/80mmHg。

10 月 4 日又来诊一次，一直无何不适，劳作如常人。ECG 正常，血压稳定于 120/80mmHg。

按： 为何诊为寒痹心脉？因脉沉而拘紧。沉主气，邪实者，阻遏气机，气血不能畅达以充盈鼓荡血脉，脉可沉，然必沉而有力。阳虚者、无力鼓荡血脉，脉亦可沉，然必沉而无力。该人脉沉而有力，当属实证，且沉而拘紧，乃寒主收引凝泣，致拘紧，故断为寒痹心脉。若脉沉实如弹石，毫无和缓之象者，却非实脉，乃肾之真脏脉，为无胃气也，乃大虚之脉，此亦至虚有盛候。

何以知有内饮？因有短气、惊悸，此乃阴盛水液停蓄而为饮，或素有饮邪，外寒引动内饮。

何以断为病位在心？此依据脏腑、经络辨证。因胸痛闷且怵惕惊恐，乃神志之症，心主神、主血脉，故断为病位在心。

小青龙汤主"伤寒表不解，心下有水气。"若寒邪束表，麻桂自可解散表邪，但须"覆取微似汗，不须啜粥，余如桂枝法将息。"

桂枝汤将息法，是温覆、啜热粥，以助药力。其最佳药效标准是"遍身染染，微似有汗者益佳，不可令如水流漓，病必不除。"太阳中风本有自汗，服桂枝汤复求其汗，二汗有何不同？太阳中风之汗乃邪汗，是因风伤卫，营弱卫亦弱，腠理不固而自汗。而桂枝汤所求者乃正汗，正汗标准有四：微微汗出，遍身皆见，持续不断，随汗出而身凉脉缓。邪汗恰与此相对。

正汗的出现，必须阳敷阴布，此即"阳加于阴谓之汗"。据此汗，则可推知已然阴阳调和，臻于和平，此即测汗法。

欲以小青龙解其表寒，化其内饮，亦必见此正汗，此即仲景所云"覆取微似汗"之意。

服法，亦宜遵桂枝汤法，"若不汗，更服依前法；又不汗，后服小促其间，半日许令三服尽。若病重者，一日一夜服，周时观之。服一剂尽，病证犹在者，更作服。若汗不出，乃服至二三剂。"若按惯常服法，一日一剂，早晚分服，则难达此正汗。

此案何以不加辅汗三法以发汗散寒？因路远，不便随时把握病情变化，故未着意求汗，而且麻黄用量亦少。不发汗，寒邪能祛吗？此类病证，以发汗散寒效果为佳，常可取突兀之疗效。条件不允许，则转而求其次，逐渐温散，看来亦可使寒邪渐散，但不如汗法快捷有效，实不得已而为之。

例二十　小青龙汤（寒饮伤肺咳喘）

盖某，男，43岁。2007年11月5日初诊：于今年8月23日劳累汗出恣饮冷水后，咳喘气短，胸憋闷，说话时咳喘剧，痰不多，流涕。脉弦紧寸沉。舌可，苔白厚腻。

证属：寒饮伤肺，肺失宣降。法宜：散寒宣肺化饮。方宗：小青龙汤主之。

麻黄9克　桂枝10克　细辛7克　半夏12克　干姜8克

白芍10克　五味子4克　杏仁12克　川朴10g　生姜10片

3剂，水煎服。加辅汗三法，取汗。

2007年11月9日：药后汗透，咳喘、胸憋除。脉弦缓，左减。舌可，苔白。

桂枝10克　茯苓15克　白术10克　炙草6克　干姜7克　炮附子12克　半夏10克

7剂，水煎服。

按： 劳累汗出，寒饮激肺，肺气被遏而失宣降，致咳喘憋闷。小青龙散寒化饮，宣畅肺气，开达玄府，于证切合，更加辅汗三法，令其汗透邪散，汗透而解。再诊，紧除，知寒已散；脉减，知阳未充，故以苓桂术甘汤温化寒饮，更加姜附以复阳。

例二十一　小青龙汤加味（阳虚寒饮蔽阻清阳）

姜某，女，72岁。2002年9月10日初诊：咳嗽月余，咽痒则咳，夜剧，痰不多。胸闷、心悸、咽塞、寐差，便可。西医诊为冠心病心绞痛，陈旧心梗，房颤。脉沉微涩，参伍不调。舌淡绛，苔少许，斑驳。

证属：阳虚，寒饮蔽阻胸阳。法宜：温阳化饮。方宗：小青龙汤加味。

麻黄5克　细辛5克　白芍10克　干姜5克　桂枝10克　半夏10克　炙甘草7克　五味子5克　炮附子12克　紫菀12克

7剂，水煎服。

2002年10月11日：上方共服14付，后7付加葶苈子12g，射干9g，桃红各12g。咳减半，已不觉胸闷、心悸。尚有咽痒、咳，夜重，寐差。脉沉小紧数，舌嫩绛苔少。

证属：寒饮未尽，蕴而化热。法宜：温化寒饮，佐以清热。上方加石膏15g，知母5g，4剂水煎服。

2002年10月15日，服药后，汗出多，咳随之而减，已去十之八九，胸亦豁然，尚微咳，寐差。脉弦缓，心律已整。舌嫩红少苔。

方宗：千金苇茎汤加味善后。

葛根18克　薏米15克　杏仁10克　冬瓜仁18克　前胡10克　紫菀12克　桃仁10克　大贝12克　款冬花12克　半夏9克　夜交藤18克

7剂，水煎服。

按：此案得汗后，咳顿减，胸豁然，脉亦由沉小紧数而转缓，当为阳气来复，奋与邪争，汗而邪解，正气已复之征。

初诊脉沉微而涩，参伍不调，乃少阴之脉，正气虚衰，予温阳化饮，方宗小青龙汤。本为阳衰，并无寒实表证，此时用麻黄、桂枝，不虑其耗散虚阳乎？盖麻桂固可解表散寒发汗，然麻黄亦能发越阳气，桂枝通阳，令阳气振奋通达。且阳虚阴凝者，伍以姜附回阳，此时用麻桂，能鼓舞、振奋阳气，解寒凝，而不致耗其虚阳。

二诊时，脉转沉小紧数，沉小紧者，知阴凝未已，然脉已数，知为阳见复，热已萌，故于前方加石膏15克，知母5克。阳复奋与邪战，久伏之邪汗而解之，咳嗽、胸闷、心悸、房颤诸症豁然，此邪退正复之佳象。

何以能汗？经云："阳加于阴谓之汗"，必阳气敷布，蒸腾阴液，方能作汗。阳根于肾，由三焦而布于腠理毫毛，通行于周身，外达毫毛孔窍，乃能蒸腾气化，故汗而解之。阳气者，若天与日，何处无阳通达，阴寒必闭塞其处。咳而胸闷，心悸，乃阳馁而上焦阳不达也，故胸阳痹，诸症生。离照当空，阴霾自散，诸症乃瘥。由此可见，正是由于麻桂能鼓舞、通达阳气，乃能解表、散寒、解寒凝，其宣肺、止咳、平喘、利尿诸功用，亦因其鼓舞阳气使然。故麻桂内外之阴寒凝结皆可用，非必有表始用。

例二十二　大青龙汤 ［表闭热郁（干燥综合征）］

郭某，男，56岁。2002年11月4日初诊：三年前因下肢重度湿疹曾输大量激素（药名不祥），渐至全身干燥无汗，虽盛暑及发热时，亦无一丝汗出，燥热殊甚，心中烦乱、急躁、面赤，阵发心速，口、咽、鼻、目皆干，咳嗽痰黏难咯，身重乏力，下肢冷，吞咽难，便可，曾多处求医未效，中药皆为清热养阴之品，计约200余剂。血沉97mm/h，免疫球蛋白33g/L，北京协和医院诊为干燥综合征、肺纤维化。予泼尼松12片/日，定期复查减量。此次因外感高热不退，邀会诊。诊：恶寒无汗，发热39.3℃～40.5℃，已8日，头身痛，身沉重乏力，烦躁殊甚，清窍皆干，心率110次/分。

脉紧而躁数，舌绛干无苔，面赤。

证属：寒束热郁，阴分已伤。法宜：散寒清热，兼以养阴。方宗：大青龙汤。

麻黄 12 克　桂枝 9 克　炙甘草 9 克　杏仁 10 克　石膏 30 克　知母 6 克　生地 18 克　生姜 6 片　大枣 6 枚

3 剂，水煎服，4 小时服 1 煎。

2002 年 11 月 6 日，上药连服三煎，只在胸背部见汗，余处无汗，四年多来首次见汗，欢喜异常。恶寒已解，体温降至 38.3℃，心中躁烦明显减轻。清窍干燥如故，心率 97 次/分。脉弦数，舌绛红而干。因其汗出不彻，继予上方加知母 8 克，玄参 18 克。

2002 年 11 月 8 日，上方连服 3 剂，胸背汗较多，腹部亦见汗，头及四肢皆无汗。

恶寒，身痛除，体温降至 37.4℃，心中躁烦减轻，背、胸汗较多，他处仍无，干燥如故。脉滑数而盛。舌绛干。

证属：气血两燔，阴分已伤。法宜：清气凉血，佐以活血养阴。方宗：清瘟败毒饮加减。

生石膏 30 克　知母 7 克　甘草 7 克　赤芍 12 克　丹皮 12 克　青蒿 18 克　生地 15 克　元参 15 克　紫草 30 克　连翘 15 克　水牛角 30 克　羚羊角 4 克

2003 年 10 月 30 日，迭经一年的断续治疗，基本守上方，曾因阳亢加炙鳖甲、生牡蛎；因痰黏难咯，加海浮石、川贝、竹沥水等，共服 150 余剂。血沉降至 24mm/h，免疫球蛋白 23g/L，心率在 70～80 次/分之间。强的松减至 10mg/日。汗出较多，躯干可湿衣衫，面部及上肢有汗，耳后头部及下肢无汗，干燥现象明显减轻，仅口鼻尚觉微干。心中躁烦及头面热已除。

2003 年 11 月 17 日，噩耗传来，因高热往院。可能是出对领导人的关照，用了许多进口的昂贵抗生素，导致二重感染、心衰，住院五日而亡。

按：长年无汗，腠理闭塞，适逢外感，恶寒无汗，发热身重且脉紧，属于寒闭肌表，故予大青龙开其腠理，散其外寒；脉又躁数，心中躁烦，乃热郁于里，故予石膏、知母清之；舌干绛无苔，长期热郁，阴分已伤。故加生地，凉血养阴，乃表里双解之剂。

表解之后，脉滑数而盛且舌干绛，故诊为气血两燔、瘀热互结、阴分已伤，转用清瘟败毒饮，清气、凉血、活瘀。因舌干绛，恐方中苦寒之品伤阴，故去之，加青蒿透阴分之热。迭服 150 余剂，诸症方渐减轻，但下肢及后头部始终无汗。

此病吾所见不多，但都有长期服养阴生津之剂而不效的病史。依我管见，有的属阳虚津液不布；有的属瘀血阻塞，三焦不通；有的属瘀热内蕴，煎烁阴液，非必津液不足，故尔养阴生津而不效，当辨清干燥之病机，因证施治方效。

例二十三　五苓散（饮邪上干）

李某，男，35 岁。2007 年 11 月 16 日初诊：头晕二年，无呕吐及物旋，转颈时晕重。诊为颈椎病。脉弦减，舌可。

证属：饮邪上干。法宜：通阳化饮。方宗：五苓散主之。

桂枝 12 克　茯苓 15 克　白术 12 克　泽泻 30 克　猪苓 15 克

3 剂，水煎服。二小时服一煎，多饮暖水，取微汗。

2007 年 11 月 19 日：药后已汗，头晕未犯，已无不适。脉弦减，舌可，苔白薄腻。

上方加干姜 6 克，半夏 12 克。

7 剂，水煎服。

2007 年 12 月 7 日：头未再晕。脉弦、舌可。

证属：少阳枢机不利。方宗：小柴胡汤主之。

柴胡 9 克　黄芩 9 克　党参 12 克　半夏 10 克　生姜 6 片

大枣 6 枚　炙甘草 6 克

7 剂，水煎服。

按：五苓散证，《伤寒》《金匮要略》中共载 11 条，剔除重复 2 条外，剩 9 条。所主病证多为两类，一是太阳表热入腑，水热互结；一是水气上冲。

太阳表热入腑者，表现的症状有两组，一是表热不解；二是水液代谢失常，出现消渴与小便不利。热与水结而热不易除；水与热结而水弥漫三焦，水道不利而渴、小便不利。水与湿同类，湿温有"湿遏则热伏，热蒸则湿横"，其理相通。温病治湿热相合者，有分消走泄法，仲景治水热互结之五苓散证乃通阳利水法。

若无太阳表热，因阳虚气化不利，水饮内停而水气上冲者，亦以五苓散通阳利水。如《金匮要略》："假令瘦人脐下有悸，吐涎沫而癫眩，此水也，五苓散主之。"此条即无太阳表热。

本案即属寒水之气上冲而引发的头晕。以其脉弦而减，弦为阳中之阴脉，弦为虚，弦为减，弦亦主饮。阳虚气化不利而饮蓄，上干则头晕眩，故本案取五苓散治之。

五苓散中桂枝通阳气化以利水，苓术培土以制水，泽泻、猪苓利下焦之水饮。水去，热无所倚而易散，阳通则水易化。其服法为"多饮暖水，汗出愈。"汗之出，前已述及，必肾中阳气，通过纹理网络系统，直达腠理毫毛，阳运周身，犹红日朗朗，阴霾自散，晕眩自除。

例二十四　五苓散加附子（阳虚气化不利）

沈某，男，39岁，石家庄市。

2009年10月23日首诊。患者证见腰酸痛，头晕，神疲，乏力，手心热出汗，大便正常，夜尿多，每晚4～5次，时有尿频，尿急，并有阴囊潮湿近两年，饮食睡眠可。察其舌淡胖苔白，脉沉滞徐稍减。曾查前列腺B超示有钙化点。

证属：阳虚气化不利。方宗：五苓散加附子。

桂枝12克　茯苓15克　白术10克　泽泻15克　猪苓12克　炮附子12克（先煎）炙甘草9克

水煎服，7剂。

2009年11月2日二诊：患者腰酸痛，头晕，乏力等症状基本缓解，阴囊潮湿症状减轻，仍有尿频，尿急。舌淡胖苔白，脉沉缓滑稍减。上方加半夏10克，陈皮8克，20剂，水煎服。

按：《伤寒论》中有关五苓散的条文共8条，包括原文71、72、73、74、141、156、244、386条。《伤寒论》中五苓散方除第386条为治疗霍乱外，余皆是针对太阳蓄水证而设。其主要症状为：口渴、小便不利、有或无表证。如71条"若脉浮，小便不利，微热消渴者"、72条"烦渴者"、73条"汗出而渴者"、74条"有表里证，渴欲饮水，水入则吐者"、141条"意欲饮水"、156条"渴而口燥，烦，小便不利者。"吾在临床运用五苓散时强调要详析五苓散之病机。《伤寒论》原文要旨：认为五苓散证的病机在于"气化失司，气不化水"。气化失司，水津不布，水液潴滞，则见小便不利；同样气化失司，水不化气，也可表现为尿多之证。因此，掌握了五苓散之病机，在临床上便可灵活运用，治疗多种疾病。吾曾用本方加减治疗一尿崩证患儿亦有效。此患者因阳虚气化不利出现尿频、尿急、夜尿频多等。"阳气者精则养神，柔则养筋"，今患者阳虚，神失所养，故头晕、神疲、乏力，虚阳郁走窜阴经而手心热。舌淡胖苔白，脉沉滞徐稍减，为阳虚之证。故用五苓散加附子温阳化气利水，用药 7 剂症状明显减轻。二诊时尚有尿频、尿急等，舌淡胖苔白，脉沉缓滑稍减，为阳虚饮停之证，故加半夏、陈皮以燥湿健脾，使脾健湿去。

例二十五　桃核承气汤（热入血结）

花某，女，42 岁。1998 年 3 月 4 日初诊：十日前外感寒热，服感冒药后，寒热已解。现小腹胀痛拒按，经过六日未行，烦躁不安，心神不定，时有幻觉，寐不安，多噩梦，头昏，不欲食，便干结，已四日未解，小便自利。脉沉弦而数。舌红暗，苔微黄。

证属：蓄血证。法宜：逐瘀泄热。方宗：桃核承气汤主之。

桃仁 12 克　桂枝 10 克　大黄 6 克　芒硝 10 克　分冲
炙甘草 7 克

3 剂，水煎服，日 3 服。

1998 年 3 月 7 日：药后便下，经行，诸症皆除。脉弦滑，停药。

按：此太阳表邪随经入府，与血相结，成蓄血症；热入血室，亦热与血结，二者有何异同？

同者：

1. 皆有外感病史。

2. 皆有热与血结。

3. 皆有谵语、如见鬼状、如狂、发狂等神志症状。

异者：

1. 热与血结程度不同，热入血室者轻，无少腹急结鞕满；膀胱蓄血者重，有少腹急结、鞕痛；血结已甚，当予攻逐。

2. 热入血室者，与月经有关，恰值月经适来适断；膀胱蓄血者，与月经无直接关系，可有宿瘀血。

3. 热结部位不同，热入血室者，位在胞宫，乃妇人病；若男子热入血室，其病位尚有予议，可笼统地称为血盖下焦。膀胱蓄血者，位在膀胱，男女皆有。

4. 神志症状程度不同，热入血室者轻，可谵语，如见鬼状；膀胱蓄血者重，可如发狂。

5. 热入血室者有寒热；膀胱蓄血者，非必有寒热，可兼有腑实便结。

6. 治法有别，热入血室者，热乍与血结，刺期门或以小柴胡汤和解少阳，提取下陷之热邪，有逆流挽舟之意；膀胱蓄血者，当破瘀泄热，用桃核承气汤或抵当汤，逐其瘀热。

妇人热入血室，其病位在胞宫，无歧义。问题在于阳明篇216条亦有热入血室，且未特指是妇人，当然男子就不能排除在外。可是男子无胞宫，其血结何处？血室指何？有云精室者，有云膀胱者，有云冲脉者，纷争不一。我觉得倒不必纠缠于解剖部位，应重在热入血室的诊断。在外感病的基础，出现寒热如疟及谵语，如见鬼状，又无阳明热结腑实的表现，即可诊为热入血室，热与血结，予刺期门，或小柴胡汤提取下陷之热邪。因热入血室者，血结未甚，未必有少腹急结、鞕满之腹征，若有腹征，酌加活血之品可也。

例二十六　麻杏石甘汤合升降散（热郁于肺）

尚某，女，学生。2006 年 4 月 28 日初诊：发热一周，体温 39℃，咳嗽，不恶寒，胸骨痛，鼻塞，月经方净，无腹痛胀硬，便可。脉沉滑数兼弦，舌偏淡暗苔白。

证属：热郁于肺。法宜：清透肺热。方宗：麻杏石甘汤合升降散

麻黄 7 克　石膏 20 克　杏仁 9 克　炙甘草 6 克　僵蚕 12 克　蝉蜕 6 克　姜黄 9 克　川军 4 克　栀子 9 克　豆豉 10 克　连翘 15 克

3 剂，水煎服，1 日 4 服。

2006 年 4 月 30 日：药后微汗出，热退，偶咳。脉缓滑，舌可，停药。

按：外感七日，邪已化热，郁伏于里。何以诊为郁热？以其脉沉而滑数。沉主气、主里，乃气机郁遏，热邪内郁。热郁于肺，肺失宣而咳，咳重而胸痛。麻杏石膏清宣肺热，升降散清透郁热，更合以栀子豉汤加连翘，清透胸膈之郁热。三方相合，热透肺宣而愈。

本方之所以汗出者，非解表发汗所致，仍清透肺热使然。肺得宣降，三焦通调，阳施阴布乃自然汗出，当属广义汗法之中。麻黄虽为解表发汗之品，然麻黄配石膏，则发汗之力已弱，重在宣肺；石膏配麻黄，则清胃之力已减，重在清肺。所以此例之汗出，主要是通过清宣肺热使然，故可列为广义汗法。

例二十七　升降散合白虎汤（郁热高烧）

李某，男，18 岁。2010 年 5 月 5 日初诊：发烧一个月，体温在 39℃～40℃之间。发热时恶寒，头痛，无汗，乏力。曾神昏二小时，食少，饮不多，便可。昨身起红血色丘疹，面部为多不痒，按之褪色，无涕泪。麻疹史其家长说不清。在省

某院住院一日，做过多项检查，白细胞 $45 \times 10^9/L$，中性粒细胞 9.9%，无明确诊断。脉浮弦数。舌嫩红，苔薄白。

证属：郁热。法宜：清透郁热。方宗：升降散合白虎汤主之。

僵蚕 15 克　蝉蜕 9 克　姜黄 9 克　川军 4 克　生石膏 18克　知母 6 克　连翘 18 克　薄荷 5 克

3 剂，水煎服，加辅汗三法，取汗。

2010 年 5 月 7 日：药后汗透热退疹消，他症亦除。白细胞 $54 \times 10^9/L$，中性 38%。脉弦数减，舌同上。证转少阳。法宜：和解少阳。方宗：小柴胡汤主之。

柴胡 9 克　黄芩 8 克　半夏 9 克　党参 12 克　青蒿 15 克炙甘草 6 克　大枣 5 枚

3 剂，水煎服。

按：高热持续一月，伴恶寒、无汗、头痛、脉浮弦数，乃热已盛，表未解。僵蚕、蝉蜕气味俱薄，轻浮宣散，透热外达；姜黄行气血，展布气机，使郁热外达之路畅通；大黄清热泻火，通腑逐热，使里热下趋；加连翘散心经热结；加石膏、知母清解热郁；加薄荷，开宣玄府，使热外达，共凑清热解表之功。汗透热清，脉弦数而减，证转少阳，予小柴胡和解表里，仍加青蒿以透热，而为善后。

辛凉清透剂，用于温病初起者。温病忌汗，辛凉清透剂的作用在于宣解肺气之膹郁，本不属狭义发汗法，而是通过宣解肺郁，使卫可布、津可敷，自然汗出，属广义汗法，此即温病忌汗又最喜汗解。然本案辛凉清透加辅汗三法，一变而为狭义发汗法，岂不有违温病忌汗之诫乎？非也。因本案虽已热盛，然表气闭郁，以恶寒无汗可知。热盛表闭，热不得透达，加辅汗三法，意在开宣肺郁，使热得透达，此乃汗法之变通。一汗腠理开，热透而解。而温病初起，但热不寒且自汗出，表未闭，而是肺气闭。既然表未闭，知表无邪，不须发汗，故辛凉宣透剂勿须加辅汗三法。

例二十八　白虎汤（阳明气分热盛多汗）

谢某，男，34岁，社员。1984年4月28日诊。自汗兼盗汗年余，夜间因盗汗湿衾褥，常晾晒于院中，犹尿床般。昼则自汗，尤于劳累、进餐和情绪激动时，则汗从腋下如水流。脉洪大，无身热，烦躁，口渴，舌质红苔微黄。予白虎汤清其气分热邪。

生石膏40克　知母6克　浮小麦30克　生甘草7克

4剂汗止脉缓，烦渴亦除。

按：汗出之因甚多，虚实寒热皆有。俗云，阳虚自汗，阴虚盗汗。阳虚卫阳不固，固可自汗；阴虚者阳亢，迫津外泄，亦可盗汗。然不可囿于此言，尚须辨证论治。此案自汗盗汗兼有，以其脉洪大，知为气分热盛，热迫津泄而多汗，故予白虎汤治之获愈。既为阳明热盛迫津外泄而为汗，遂予白虎清热治本可也，不必加止汗之浮小麦。然原案如此，故录之。

例二十九　白虎汤（哮喘）

张某，男，53岁，干部。1972年12月8日诊。哮喘夙根十年有余。72年冬，因感冒引起哮喘急性发作，予抗生素、激素、副肾素等，症状未能缓解。端坐呼吸不能平卧，汗出以头部为甚，烦躁不安，身无热，亦不渴，大便干，脉洪大，苔白微黄。此阳明热盛，蒸迫于肺而作喘。予白虎汤：

生石膏40克　知母9克　生甘草7克　粳米一把

3剂汗止，喘轻，已能平卧，大便已通，脉亦敛缓。

按：白虎汤乃《伤寒论》阳明热盛之主方。温病用于气分无形热盛。余于外感热病中用之，内伤杂病中亦用之。

《伤寒论》中白虎汤共三条，脉见浮滑、滑。症见表有热，里有寒（热），腹满身重，难以转侧，口不仁，面垢，谵语，遗尿，自汗出，厥等。后世概括为四大症：大热、大汗、大烦渴、脉洪大。这个概括很有见地，已为后世医家之共识。余以为，以此四大作为白虎汤的主症，较伤寒论条文中所述脉症易于把握。

临证中，若四大具备者，断然用白虎，鲜有不效者。然四大俱备的典型白虎汤症并不多见，尤于杂症中如是。若四大未备，仅具其一二或二三症，可否用呢？后世医家见解不一。吴鞠通于《温病条辨》中指出的白虎四禁。曰："白虎本为达热出表，若其人脉浮弦而细者，不可予也；脉沉者，不可与也；不渴者，不可予也；汗不出者，不可与也。常须识此，勿令误也。"张锡纯对此提出异议，曰："吴氏谓脉浮弦而细者，此诚不可用也。至其谓脉沉者、汗不出者，不渴者皆禁用白虎，则非是。"这就把吴氏的白虎四禁打破了三禁。刘渡舟老师于《伤寒论》十四讲中提出：四大之中"尤以烦渴和汗出而为使用本方主要之依据。"余临证管见，四大之中以脉洪大为必备之主症，其他三大或有或无，或见其他症状如头昏头痛、心悸惊怵、不寐、胸闷、憋气、喘咳、咯血、烦躁、恶心、衄血等，只要是脉洪大，皆予白虎主之。

本案之喘而汗出脉洪大，并无大热，大烦渴，因脉洪大，断为阳旺热盛，蒸迫于肺而作喘，迫津外泄而为汗，故予白虎而获效。

例三十 白虎加苍术汤 ［阳明热盛夹湿（猩红热）］

张某，女，5岁。2007年1月12日初诊：发热住院二周，诊为川崎病。发热身起红疹，曾疑为猩红热。热则服退烧药，大汗出。因高热不退出院，转求中医治疗。体温39.2℃，发热时腹中痛，无恶寒，目赤，眉棱处痛，渴不多饮，不欲食，多睡，便可。血沉80mm/h，白细胞18×10^9/L。脉濡滑数且大。舌红苔少

证属：阳明热盛夹湿。法宜：清热化湿。方宗：白虎加苍术汤。

生石膏18克　知母4克　炙甘草6克　苍术8克　青蒿15克

4剂，水煎服。一日三服。

2007年1月15日：昨夜未热，身起红疹，三小时后退。精神委顿，多眠睡，腹痛，食少，便可。脉数无力，已不涌大。舌稍红，苔少。上方加西洋参10克，麦冬9克。4剂，水煎服，一日三服。

2007年1月19日：未再发热起疹。目赤、腹痛、多汗、便干。血沉25mm/h，白细胞14×10^9/L。脉沉弦数急，舌稍红，苔白少。

证属：少阳阳明。法宜：少阳阳明双解。方宗：大柴胡汤主之。

柴胡6克　黄芩6克　半夏5克　大黄4克　芒硝10g分冲　白芍7克　枳实6克　石膏12克　炙甘草5克

2剂，水煎服。3小时服1次，便下停后服

2007年3月9日：因鼻塞，便干来诊，询及前证，云药后便下愈。

　　按：初诊，因脉滑数而大，且但热不寒，汗出，故诊为阳明气分热盛。何以诊为夹湿？苔少，无胸痞，似无夹湿之指征。因其脉濡，且渴不多饮，故诊为夹湿。余所称之濡脉，非指浮而柔细者，乃濡即耎也，主湿。见此脉，故云夹湿。高热历半月不退者，盖因湿热缠绵而热不退。必化其湿，湿去热孤，则热易除。故方选白虎加苍术汤，更加青蒿化湿升清而透热，服之热退。

　　二诊因脉已有不足之象，且精神委顿，津气已伤，故加西洋参、寸冬。

　　三诊何以诊为少阳阳明证？因脉沉而弦，此脉乃少阳郁结之象；脉沉而数急，且舌红，乃热郁于内之脉；腹痛、便结，乃阳明腑实之症，故诊为少阳阳明证，予大柴胡汤双解之。

　　少阳郁结何来？阳明经热可传入少阳，而成少阳证，虽无往来寒热，胸胁苦满，口苦、呕吐等少阳七症，以其脉沉弦，故仍可诊为少阳证。脉虽弦，按之有力，并无少阳证半虚半阴的一面，故去人参、姜、枣，勿需扶正。阳明腑证何来？因经热不解，与糟粕相结，可转为腑证。因脉沉而数，且有腹痛、便结之阳明腹征，故诊为阳明腑证。少阳郁结与阳明腑实并病，故诊为少阳阳明证，予大柴胡汤主之。

例三十一　竹叶石膏汤 [阳明热盛，津气已虚（风心病）]

　　张某，女，52岁。

　　2009年3月6日初诊：风心病史5年，目前气短，活动后尤甚，双下肢有风湿结节，并凹陷性水肿，未服西药。血沉最高100 mm/h。脉洪滑。舌红，苔白少。

　　证属：热盛阴虚。法宜：清热生津。方宗：竹叶石膏汤主之。

生石膏 30 克　知母 6 克　生地 15 克　麦冬 15 克　半夏 12 克　炙甘草 9 克　西洋参 15 克　竹叶 10 克

2009 年 3 月 20 日诊：上方共服 14 剂，气短减轻，结节消，双下肢已无浮肿。血沉 50mm/h。脉洪滑有力。舌嫩红，苔少。唇略暗。上方加防己 10 克。

按：竹叶石膏汤出自《伤寒论》，由白虎汤化裁而来，治余热未清，气津两伤者。此案何以用竹叶石膏汤？因脉洪滑，乃阳明气分热盛之脉，故予白虎汤清热。然患者年近花甲，且久病气短心慌，气阴亦伤，故予竹叶石膏汤清热益气阴，于证相符，故效。

例三十二　调胃承气汤 [咯血（空洞性肺结核咯血）]

朴某，女，34 岁，朝鲜族人，1978 年 5 月 12 日诊，患肺结核已 13 年，两肺共有 3 处空洞，咯血盈碗而入院，入院已 5 日。先后予维生素 K，安络血，抗血纤溶芳酸，垂体后叶素等，出血乃不断，一日数次咯血或成口咯血，或一次半碗余。中医会诊：大便七日未解，腹硬满按之痛，舌苔黄燥，脉沉数实。予调胃承气汤：

生川军 10 克　芒硝 15 克　炙甘草 6 克

仅服 1 煎，大便即下，咯血立止。后予清热、通腑、养阴之剂，痰中血丝亦无。

按：此例咯血、因阳明腑实所致。肺与大肠相表里，气化相通。腑气不通，浊热上蒸于肺，肺气不降，气逆帅血而上，故咯血。予调胃承气通其腑，泻其浊热，肺之肃降之令行，气降则血降，故血立止。

例三十三　调胃承气汤加味（阳明腑实高热不退）

张某，男，53 岁，干部。1977 年 4 月 22 日诊：高热40℃，入院后又持续 10 天。曾做了各种检查，未明确诊断，仍是高热待查，用过多种高级抗生素，热依然不退，请余会诊。灼热无汗，头痛肢凉，口舌干燥，腹胀满疼痛拒按，大便已七日未解，舌红苔燥黄，脉沉实数。此典型的阳明腑实，予调胃承气汤加味。

生大黄 12 克　芒硝 30 克　玄参 30 克　生甘草 6 克

2 剂，6 小时服 1 煎。

下午开始服药，仅服 1 剂便解，初为硬便，后为溏便，共便 3 次。腹胀痛顿轻，周身微微汗出，身热渐降。至夜半体温已降至正常，翌晨病若失。嘱余剂停服，糜粥调养，勿油腻厚味，恐食复。

按：阳明热结，身热燔灼，必逐其热结。腑气通，气机畅，阳可敷，津可布，阳加于阴，乃溱溱汗出，此乃正汗，标志里解表和，阴阳已调。承气汤本非汗剂，然逐其热结，气机畅达，阴阳升降出入复常，不汗而汗，当为广义汗法。此即张锡纯所云："发汗原无定法，当视其阴阳所虚之处而调补之，或因其病机而利导之，皆能出汗，非必发汗之药始能汗也。"又曰："白虎汤与白虎加人参汤，皆非解表之药，而用之得当，虽在下后，犹可须臾得汗。不但此也，即承气汤，亦可为汗解之药，亦视乎用之何如耳。"又云："寒温之证，原忌用黏腻滋阴，而用之以为发汗之助，则转能逐邪外出，是药在人用耳。"本案汗出，确如张氏所言。

例三十四　三物白散（胃脘寒积）

王某，女，55 岁，干部。

2010 年 4 月 23 日诊：阵发剑突下疼痛一年余，常于紧张和活动后发生。胃胀，偶有呕逆。此次发作有受寒、冷饮史。近两年来咽部不适，音哑、咽干。曾患中耳炎，仍时有耳鸣、听力下降。近十日腰痛，他可。

脉沉迟略滑。舌红，苔白满布。

证属：寒积。法宜：先去其寒积，待吐下后再温中健胃。方予：三物白散主之。

桔梗 9 克　大贝 9 克　干姜 8 克

1 剂，水煎服。另巴豆霜 0.2 克，分二次冲服，中病即止，不必尽剂。

吐泻后服下方：

柴胡 9 克　白芍 9 克　生晒参 12 克　陈皮 9 克　苍术 7 克　厚朴 7 克　生姜 6 片　炙甘草 6 克　半夏 9 克　白术 10 克　干姜 7 克　川椒 5 克

3 剂，水煎服。

2010 年 4 月 26 日二诊：药后呕吐白黏痰约 200ml，并腹泻五六次，初为稀便，后为水样便，口服凉粥后缓解。吐泻后全身自觉轻松，胸及心下疼痛明显减轻，咽亦不痛。目前轻微咳嗽，他可。

脉关尺沉而无力，两寸滑大。

证属：阳虚于下，痰聚于上。法宜：先吐上焦之痰，再温下焦之寒。方予：瓜蒂 6 克，轧细，先服 2 克，令其吐。若半小时后不吐，继服 1 克；半小时后不吐，再服 1 克，得吐则止。

2010 年 5 月 7 日三诊：药后呕吐四次，为进食的药液及少量痰涎。吐后胃部不适缓解。

按： 吐下仍八法中二法，其用由来已久。至今，下法已少用，吐法更罕见。

《素问·阴阳应象大论》曰："其高者，引而越之；其下者，引而竭之；中满者，泻之于内。"此案有受凉饮冷史。脉沉迟而滑，乃寒痰蓄积于中，致心下痛、胃胀、呕逆；寒痰痹阻二阳则喑哑、咽干。予三物白散逐其寒痰，吐白黏痰约200ml，得泻然便中无黏痰。痰去胸及心下痛明显减轻，咽亦不痛。然两寸尚滑大，乃上焦之痰未除，又予瓜蒌散吐之。药后虽吐，然吐痰不多，胃中已舒。吐下之法，用之得当，其效如鼓，尚须努力继承。

例三十五　小柴胡汤（少阳病）

常某，女，21 岁，学生。2005 年 5 月 13 日：寒热往来，一日数作，体温在 37.8℃ ~ 38.9℃ 之间，已 6 日，咳嗽恶心，不欲食，头昏。今月事来潮，腹不痛，量如常。脉弦数。舌可，苔薄腻。

证属：邪结少阳。法宜：和解少阳。方宗：小柴胡汤主之。

柴胡 12 克　黄芩 9 克　半夏 9 克　党参 12 克　生姜 6 片
炙甘草 6 克　大枣 6 枚　青蒿 15 克

3 剂，水煎服，6 小时服 1 煎，一日 4 服，温覆取汗。

数日后，校内相遇，云药后即愈。

按： 脉弦数，乃少阳热结之脉，且寒热往来、头昏、恶心、不欲食等，亦皆少阳见证，诊治不难。

恰月经适来，何以不诊为热入血室？因热入血室者，当具四点特征：一是外感寒热，二是月经适来适断，三是有神志症状，四是有小腹胀痛、鞕满。热入血室，是热陷血室与血相搏结，或成血瘀，使经未完而断、涩少；或热迫血行，使经未期而至，或经水过多；伴小腹胀、痛、硬满，或胸胁下满如结胸状等。此案虽逢经水适至，但并无经期不适，亦无神志症状，故不诊为热入血室，仍诊为少阳热结。临床女子外感，当问月经情况，防其热入血室。

例三十六　小柴胡汤（邪伏少阳）

张某，男，20岁，学生。2006年10月6日初诊：发热半年余，晨起约37.2℃，渐热至37.7℃，至午后三点渐退。热高时微恶寒，头晕，乏力，有痰，食便可。曾用输液抗生素，中药清热解毒类，未效。脉弦略数，舌尚可。

证属：邪郁少阳不解。法宜：和解少阳。方以小柴胡汤主之。

柴胡12克　黄芩9克　半夏9克　党参12克　炙甘草6克　生姜6片　大枣6枚　青蒿18克

4剂，水煎服，1日3服。

2006年10月9日：昨日上午36.9℃，今日上午36.5℃，未再恶寒，头晕、乏力已除。脉弦缓。舌可，继予补中益气汤4剂，善后。

按：何以低热半年，邪郁少阳稽留不去？缘于正气弱，不足以驱邪外出，致病势缠绵。小柴胡汤证本质即半阴半阳，半虚半实，本已有"血弱气尽"，无力驱邪外出。小柴胡汤之"嘿嘿"者，即疲劳乏困倦怠，体力不济，精神委靡不振，懒于活动、言语，此即"嘿嘿"状，乃正气不足使然。正虚无力驱邪，致邪久羁不愈。小柴胡汤扶正祛邪，方证相符，故效；而寒凉解毒，戕伤正气，邪更羁留不去，故不效。

何以午前热，午后渐退？午前阳气渐盛，少阳本有热，又得时令阳升之助，故尔热渐高；午后阴渐盛，热势敛，故尔午后热渐退，此乃天人相应也。

例三十七　小柴胡汤（少阳病）

霍某，男，24岁，本校学生。2002年3月8日初诊：外感一周，始寒热，现但热不寒，体温38.2℃，头昏无力，恶心不欲食，咳嗽有痰，便可。脉弦按之不实。舌稍红，苔白。

证属：小柴胡汤证。法宜：疏解少阳。方宗：小柴胡汤主之。

柴胡12克　黄芩9克　党参12克　半夏9克　炙甘草6克　生姜5片　大枣6枚

2剂，水煎服，1日3服。

2002年3月12日诊：药后热除，咳尚未差，有痰。脉弦按之不实，两寸较弱。

证属：土不生金，肺虚而咳。法宜：培土生金。方宗：补中益气汤主之。

党参12克　生芪12克　茯苓12克　升麻5克　柴胡7克　当归12克　炙甘草6克　紫菀12克

3剂，水煎服。

该生随我出诊，知药后咳除，已愈。

按：始寒热，当邪在太阳。然已一周，邪入少阳。

何以诊为少阳病小柴胡汤证？因其脉弦，且按之不实。弦乃少阳郁结之象；按之不实者，缘于少阳病有"血弱气尽"，半阴半虚的一面，故脉虽弦，按之不实。发热而呕，不欲食，头昏无力，苔白，皆少阳病之见证。

已然但热不寒，何以不诊为热入阳明？且阳明热盛，亦可因胃热而呕、头昏。若诊为阳明经热，无脉洪、苔黄、口渴、大汗等象，故非阳明经热之白虎汤证。若诊为阳明腑实，无脉沉实、苔黄燥，及阳明腑征，故非阳明腑实。因脉弦且按之不实，恰为少阳证之脉。少阳病之热，可往来寒热，亦可身热、潮热，故诊为少阳证，而不诊为阳明病。

小柴胡汤证兼咳者，本应依96条所示，"去人参大枣生姜，加五味子半升，干姜二两。"本案未遵此法加减，而予补中益气汤者，因脉不实且寸弱。少阳病之半阴、半虚，实指脾虚而言，故弦而不实；寸弱者，寸为阳位，脾虚清阳不升，肺气不足而寸弱，故此咳当为脾肺气虚而咳。予补中益气汤，健脾益气升清，培土生金。

例三十八 小柴胡汤（热入血室）

刘某，女，19岁，学生。2007年2月5日初诊：发热四日，即刻体温38.4℃。经行二日，提前约一周，小腹胀痛，寐则多梦。素经调寐实。脉弦数。舌稍红，唇红。

证属：少阳郁热，乍入血室。法宜：疏解少阳，提取下陷热邪。方宗：小柴胡汤主之。

柴胡12克　黄芩9克　半夏9克　党参10克　半夏9克生姜6片　炙甘草6克　大枣6枚　红花9克

2剂，水煎服，1日4服。

春节开学后，相见告曰，药尽而愈。

按：此尚未成热入血室，然已有月经先期，且小腹胀痛，寐不安，知少阳郁热乍入血室，为防其热与血结而成热入血室证，予小柴胡汤，可疏解少阳，又有逆流挽舟，提取下陷之热邪之功，仿陶氏法加红花活血以防血结。

例三十九　小柴胡汤加味（少阳咳）

陆某，男，26 岁。2006 年 9 月 17 日初诊：感冒发烧已愈，遗有咳嗽 9 日未痊，胸满。曾静点头孢等未效。脉弦。舌可，苔白。

证属：少阳郁结而咳。法宜：疏解少阳。方宗：小柴胡汤加味。

柴胡 12 克　黄芩 9 克　半夏 10 克　党参 10 克　炙甘草 6 克　干姜 6 克　五味子 6 克

2 剂，水煎服，药后已愈。

按：外感虽愈，以其脉弦、胸满，知少阳之邪未解。

少阳病而致咳，可见于四种原因：

1. 少阳气郁，肺气失于疏泄，则肺气逆而为咳；

2. 少阳郁结热化，木火刑金，则肺气逆而咳；

3. 少阳郁结，三焦不利，水液停蓄，上干于肺而咳；

4. 少阳寒化，肺气虚、肺阳虚，肺失宣降而为咳。

本条之咳，从所用药物分析，干姜温肺，五味子敛肺气之耗散，当为少阳寒化，肺之阳气虚而咳。

何以不去人参？少阳寒化，肺气虚寒而咳，法当培土生金。人参补益脾肺之气，故勿须去之。

少阳寒化，何以不去黄芩？少阳热结未除，故用黄芩。寒化是少阳证半阴、半虚的一面，权重加大，呈现太阴虚寒加重，当见呕吐、不食、心下痞满、肠鸣下利等，故加干姜。

黄芩、干姜同用，亦寒热并用，且有人参、半夏相伍，亦寓半夏泻心汤意。黄芩清少阳结热，干姜温太阴虚寒，人参培补中气，半夏交通阴阳，且降逆化痰止呕，与病机吻合。

例四十　小柴胡汤加减（少阳热结，热传阳明）

王某，女，31 岁。2002 年 8 月 30 日初诊：低热月余，体温波动在 37.2℃～37.3℃，曾输液，抗炎未愈，乏力、太息，他可。脉弦滑，右关偏旺。舌偏红苔白少。淋巴细胞 51%，异形淋巴 40%。查骨髓，排除白血病。

证属：少阳郁热，热传土位。法宜：清解少阳热结。方宗：小柴胡汤加减。

柴胡 12 克　黄芩 9 克　半夏 10 克　生姜 5 片　炙甘草 7 克　大枣 6 枚　青蒿 18 克

2002 年 9 月 10 日：上方连服 10 剂，已四日未热。尚太息、呵欠。正值经期，乳胀。脉弦细，舌可。上方：去青蒿。加党参 12 克，橘叶 9 克，当归 12 克。7 剂，水煎服，未再来诊。

按：脉弦滑，少阳郁结，热偏盛；右关偏旺者，右关土位，脾胃所居，弦而旺者，少阳之热入于阳明。低热月余未解者，乃邪羁少阳，故宗小柴胡汤疏解少阳热结，加青蒿者，升发少阳，且透热外达。虽有乏力、太息似气虚之象，然脉无虚象，且右关偏旺，乃热势较著，故去人参。

96 条小柴胡汤加减法云，"外有微热者，去人参，加桂枝三两，温覆微汗愈。"桂枝辛温，解肌发汗，当治太阳表热者。本案脉弦滑，且右关旺，热偏盛，虽有微热，不宜辛温，故以辛凉芳香之青蒿易之，与病机更符。

二诊脉转弦细者，热除而正气不足已显，郁结未舒，故仍予小柴胡汤，加党参、当归扶正，橘叶解郁消胀。

例四十一　小柴胡汤加减（热入血室）

孟某，女，11 岁。2006 年 8 月 29 日：发烧已 5 日，体温 39.5℃左右、往来寒热、头晕、胸闷、恶心、不欲食、嗜睡。恰月经初潮，小腹痛，血较多，夜则谵语。脉弦数，舌红苔灰黄。

证属：热入血室。法宜：清解少阳，佐以凉血活血。方宗：小柴胡汤加减。

柴胡 12 克　黄芩 9 克　半夏 9 克　党参 10 克　生姜 5 片　炙甘草 6 克　大枣 6 枚　青蒿 30 克　丹皮 10 克　紫草 18 克　水牛角 30 克　羚羊角 3 克

2 剂，水煎服。1 日 4 服。

2006 年 8 月 30 日：药后畅汗，寒热除，尚头昏、胸痞、恶心、不欲食、倦怠，经血已少，腹已不痛。脉弦数已缓，舌红，苔黄腻。

证属：少阳郁结，三焦不利，湿热内泛。法宜：疏达枢机，畅利三焦，清热化浊。方宗：小柴胡合甘露消毒饮加减。

柴胡 9 克　黄芩 9 克　半夏 9 克　茵陈 18 克　滑石 15 克　藿香 10 克　石菖蒲 8 克　连翘 12 克　紫草 15 克

3 剂，水煎服。1 日 3 服。

2006 年 9 月 1 日：已无不适，经净。脉弦缓，苔退。停药。

按：脉弦数，少阳热结。往来寒热、头晕、胸满、恶心、不欲食等，皆少阳郁结之症。恰经适至，且腹痛谵语，故诊为热入血室。热陷血室，迫血妄行而经量多，故予小柴胡加丹皮、紫草凉血活血；加水牛角、羚羊，清心肝之热且凉血，凉而不遏。

太阳腑证中的桃核承气汤证，与热入血室的小柴胡汤证，皆为热陷血分，与血搏结，二者何异？桃核承气乃热与血结，瘀热皆重，症见小腹急结，其人如狂，以桃核承气汤泻热活瘀；其重者，小腹硬满，其人发狂，以抵当汤破血逐瘀。而热入血室者，乃热乍入血分，可血热搏结而成瘀，亦可血热搏结而迫血妄行。纵使成瘀，亦血结未甚，不重在活血化瘀。仲景以小柴胡汤治之者，实有逆流挽舟之意，提取下陷之热邪，从少阳达表而解。若血结已甚，亦应加活血化瘀之品。正如叶天士《外感温热篇》所云："如经水适来适断，邪将陷血室……仲景之小柴胡汤，提出所陷热邪，参枣扶胃气，以冲脉隶属阳明也，此与虚者为合治。若热邪陷入，与血相结者，当从陶氏小柴胡汤去参枣，加生地、桃仁、楂肉、丹皮或犀角等。"

二诊何以改清热化湿？因少阳郁结，三焦气化不利，水液停蓄，易生湿浊，与热相合，而为湿热。小柴胡合甘露消毒者，一解足少阳热郁，一清利三焦湿热，相辅而成，皆治在少阳。

例四十二　小柴胡汤合葛根芩连汤（三阳合病）

王某，男，22 岁，学生 2005 年 8 月 26 日：恶寒发热，热后阵汗，汗后又寒，寒热往来，头身痛、胸胁满、恶心、口渴、腹痛、下利水泻，今日上午已泻七八次。已四日。曾输液消炎未愈。即刻体温 39.4℃。脉沉弦滑数。舌嫩绛，苔薄白。

证属：三阳合病下利。法宜：少阳阳明并治。方宗：小柴胡汤合葛根芩连汤

柴胡 15 克　黄芩 10 克　半夏 10 克　葛根 15 克　黄连 9 克　白芍 12 克　炙甘草 6 克

3 剂，水煎服，1 日 4 服，1 日半服尽。翌日热退利止

而愈。

按：寒热如疟，阵汗出，头身痛，太阳之邪未解；胸胁满、恶心、脉弦，少阳郁结；口渴、腹痛，下利，且脉滑数，阳明热盛，此三阳合病。三阳合病，以少阳为主者，主以小柴胡汤，如99条；以阳明为主者，则治从阳明，如219条。此少阳阳明并重，故少阳阳明兼治，方宗小柴胡合葛根芩连汤主之。因热已盛，故去人参、姜枣之温补。加白芍者，因腹痛，以其泻木和阴，缓急止痛，意取痛泻要方及芍药汤用芍药之意。

既为三阳合病，取少阳阳明合治，独舍太阳乎？三阳合病，本应主以小柴胡，既解少阳郁结，亦兼疏太阳之邪；何况葛根芩连汤，本治太阳阳明合病而下利，重用葛根半斤，意在提取下陷阳明之热从肌表而解；二方皆兼顾太阳，非舍而不论。

例四十三　柴胡桂枝汤（太少合病）

张某，女，22岁，学生。1995年6月25日初诊：前日夜发热，体温达40℃，热而汗出，汗后又恶寒，往来如疟。头痛、身痛、饮食即吐，胸闷、心悸、气短、口干。今月经乍行，少腹不痛胀，无幻觉谵语、胁不胀痛、小便自利。脉浮弦数疾而濡。舌微红，苔白中微黄。

证属：太少合病。法宜：太少双解。方宗：柴胡桂枝汤。

柴胡12克　黄芩9克　党参10克　半夏10克　生姜6片　炙甘草6克　大枣6枚　桂枝10克　白芍10克　青蒿18克

2剂，水煎服，4小时服1煎。

1995年6月27日：药后畅汗，寒热除，头身痛、恶心亦解，尚头昏、胸闷、心悸、短气。脉沉而濡缓。舌淡红，苔薄腻。查：心电图、心肌酶无异常。

证属：脾虚湿蕴。法宜：温化湿邪。方宗：苓桂术甘汤加味。

桂枝 12 克　茯苓 15 克　白术 12 克　炙甘草 8 克　泽泻 15 克　半夏 10 克

4 剂，水煎服。

按：头痛身痛寒热乃太阳病；胸闷呕吐等乃少阳病，故曰太少合病。心悸气短，乃少阳郁火扰心。方予柴胡桂枝汤，太少双解。

药后畅汗者，非发汗法，乃表解里和之正汗，正如 203 条所云："上焦得通，津液得下，胃气因和，身濈然汗出而解。"

二诊乃热退，转为阳虚湿胜，少阳本虚之象显露，予苓桂术甘汤温化之。外感见胸闷、心慌、气短，须防心肌炎，应提高警惕。

例四十四　柴胡桂枝汤（太少合病）

曹某，女，22 岁，学生。2004 年 9 月 27 日初：昨夜发热 38.2℃，微恶风寒，无汗，口干，咽痛，不欲食，便干，少腹胀，腰痛，经未行。脉沉弦数，舌可。

证属：太少合病。法宜：和解少阳，散表之邪。方宗：柴胡桂枝汤主之。

柴胡 12 克　黄芩 9 克　党参 10 克　半夏 10 克　生姜 6 片　炙甘草 6 克　大枣 6 枚　桂枝 10 克　白芍 10 克

2 剂，水煎服，6 小时服 1 煎，服后温覆取微汗。得汗，停后服。

翌日告，得汗症解。

按：寒热无汗腰痛，乃太阳表证；口干、咽痛、不欲食、少腹胀、便干，乃少阳郁结。脉沉弦数者，沉主气，弦主少阳郁结、数主热，诊为少阳热结，兼太阳表证，乃太少合病。

此案并无往来寒热、胸胁苦满、呕吐、口苦、目眩诸症，何以诊为少阳郁结？因脉沉弦数，此少阳热结之脉。咽痛口干者，少阳郁火上灼；不欲食者，木郁不能疏土；少腹胀者，乃经脉不利；便干者，非阳明燥屎，乃三焦不利，津液不布，大肠失濡所致。此虽非典型之少阳证，然少阳证之脉已备，且诸症皆可以少阳热结的病机解释，故少阳证的诊断可以成立。其实临床上典型少阳证少，而不典型少阳证多，当善辨识。

例四十五　柴胡加龙骨牡蛎汤（精神错乱）

王某，女，47岁。柏乡

2011年6月13日初诊：睡眠欠佳11年，近7天精神错乱，多疑多虑，语无伦次，行为异常，异常亢奋，间断发热伴抽搐，体温37.9℃。查脑电图、脑电地形图均正常，现服氯丙嗪、苯海索。

脉弦滑略数，舌嫩红略暗，苔黄。

证属：痰热内蕴少阳，神魂不宁。法宜：舒解少阳，清热化痰，安魂宁神。方宗：柴胡加龙骨牡蛎汤主之。

柴胡10克　黄芩12克　半夏12克　党参12克　茯苓15克　菖蒲9克　郁金9克　竹茹10克　常山7克　青蒿8克　生龙牡各25克　川军5克

2011年7月22日诊：上方共服35剂，未再发热抽搐，情绪可稳定，睡眠、精神、食欲均好转，生活如常人，晨起便急。

脉弦滑，舌可。

上方加白术 9 克，去川军。

14 剂，水煎服。

按：柴胡加龙骨牡蛎汤，主烦惊、谵语，皆神志不宁之症。脉弦主胆郁，滑数主痰热，故诊为痰热内蕴少阳。痰热扰心，则神志不宁。后世之黄连温胆汤，即清化痰热，治虚烦不眠、惊悸不宁、癫痫等症，本案亦治胆经痰热，二者方异义通。

例四十六 麻黄附子细辛汤（阳虚感寒）

韩某，女，23 岁，学生。

2008 年 3 月 14 日初诊：昨始恶寒发热，体温 37.8℃，面红热，头痛、咽痛、耳痛。月经先期 10 日，将净，无少腹不适。

脉弦细紧数减。舌淡红，苔薄白。

证属：阳虚感寒。方宗：麻黄附子细辛汤主之。

炮附子 9 克　细辛 5 克　麻黄 5 克　桂枝 9 克　白芍 10 克　大枣 5 枚　炙甘草 6 克　生芪 12 克　党参 12 克　白术 10 克　炮姜 5 克

3 剂，水煎服，1 日 3 服。

按：脉弦紧乃寒束，细而减乃阳虚，与少阴脉微细意同；其数者，乃因虚而数。故诊为阳虚感寒。

面红而热，热盛者有之，阳浮者有之，此案缘何面红而热？以脉定证，脉乃阴脉，则此面红热乃阳虚阴盛，阳浮使然。方中附子、干姜、参、芪、草，皆温阳益气之品，引火归原；麻、辛、桂通阳而解寒凝。因虑其辛散助其阳浮，故方中加白芍，酸敛之品以佐之，甘草以和之。

例四十七　麻黄附子细辛汤（太少两感）

付某，女，31 岁。2002 年 7 月 24 日初诊：发热已 20 余天，曾输液、消炎、抗病毒、服清热解毒之方，未效。伴恶寒，无汗，头身痛，乏力，纳呆。脉沉细弦涩，左脉无力。舌可，面晦。即刻体温 38.2℃。

证属：阳虚感寒。法宜：温阳散寒。方宗：麻黄附子细辛汤主之。

麻黄 6 克　炮附子 15 克　细辛 5 克

2 剂，水煎服。1 日 3 服，得汗停后服。

2002 年 7 月 27 日：服药一剂得汗，恶寒解，头身痛除。昨日午后体温 37.1℃，身有微热感，他无不适。脉舌如上，阳仍未复，予益气温阳。

生芪 12 克　党参 12 克　白术 9 克　茯苓 12 克　炙甘草 7 克　当归 12 克　柴胡 8 克　升麻 5 克　炮姜 5 克　炮附子 12 克

4 剂，水煎服。

药后热退，已无不适，脉尚弱，嘱服补中益气丸半月，以善其后。

按：阳虚之体，虽于暑天，因贪凉饮冷，亦可感寒。脉弦细涩无力，乃阴脉；寒热无汗，头身痛，仍寒邪闭郁，故予麻黄附子细辛汤，温阳散寒，太少同治。二诊尚有微热者，非外感余热未尽，因脉仍弱，故此微热乃阳虚易动而热，仍予温补。

例四十八　麻黄附子细辛汤（少阴表证）

徐某，男，22 岁，学生。2004 年 10 月 5 日初诊：昨夜恶寒发热，体温 39.4℃。头痛，身痛，呕吐，手足凉。夜间已发汗，恶风寒已解，仍发热，即刻体温 38.7℃。脉左沉细无力，右沉弦拘紧。舌可，苔白。

证属：少阴感寒。法宜：温阳散寒。方宗：麻黄附子细辛汤主之。

麻黄6克　炮附子12克　细辛5克　吴茱萸6克　生姜6片　炙甘草7克

2 剂，水煎服。6 小时服 1 煎。药后得微汗，病除。

按：脉沉细无力，乃少阴脉；且左肝右肺，左脉沉细无力，肝阳亦虚，故此证实为少阴厥阴两虚。右沉弦拘紧者，乃寒束之象。右脉主气、主肺，寒袭肌表，肺气不宣，故右脉拘紧。头痛，身痛、恶寒，手足凉，乃寒袭肌表，故此证诊为少阴表寒。方以麻黄附子细辛汤，温阳散寒；加吴茱萸、生姜以温肝散寒。

麻黄附子细辛汤，立方宗旨是温阳散寒，余常用于三种情况：

一是阳虚，寒束肌表者，此方温阳散寒。

二是阳虚，寒邪直中少阴，而不在表，见阴冷阴缩，小腹寒痛，四肢厥冷，头痛等。附子温阳；细辛启肾阳，散沉寒，且引麻黄直达于肾，散直入于肾经之寒达肌表而解。

三是纯为阳虚阴寒凝泣者，麻黄附子细辛汤仍然可用，此时用麻黄，已非散客寒，而是发越阳气解寒凝，伍细辛之启肾阳，相辅为用，鼓舞阳气之升发布散。所以，纯阳虚者，此方亦可用，此时麻黄、细辛量宜小。

例四十九　麻黄附子细辛汤（寒疝）

张某，男，31 岁，消防队员，1959 年 6 月 3 日诊。余大学实习时，随名医孙华士老师学习。一男体壮，中午合房，窗牖未闭，房事后风寒乘虚袭入少阴，尿道抽痛甚牵引小腹。来诊时两腿分开很宽，蹒跚而行，对阴器不敢稍碰。脉弦细拘紧。余予小建中汤，不效。孙华士老师改用麻黄附子细辛汤，竟一剂而愈。

按：房事后，肾气乍虚，精窍开，外邪乘虚而客。寒主收引，致尿道抽痛。初诊误以为房事后阴精亏，筋脉失柔而拘急，故予小建中汤，治其"虚劳里急，腹中痛"。孙华士老师以其脉拘紧有力，乃客寒所袭，故取麻黄附子细辛汤，温经散寒。辨证切当，竟一剂而瘳。此案给我印象至深，对我理解寒邪直中三阴颇多启迪。

例五十　麻黄附子细辛汤 ［阳虚寒凝（高血压）］

王某，男，35 岁。

2008 年 10 月 13 日初诊：头紧憷，腓酸，寐不安。患高血压两年，服降压药控制在 150/100mmHg，脉弦拘而迟。舌淡，苔白。

证属：阳虚寒凝。法宜：温阳散寒解痉。方宗：麻黄附子细辛汤主之。

麻黄 8 克　炮附子 18 克　细辛 7 克　干姜 8 克　半夏 15克　茯苓 15 克　全虫 10 克　蜈蚣 12 条

3 剂，水煎服。加辅汗三法，取汗。停服西药。

2008 年 10 月 16 日：药后得汗，降压药已停。头顶尚紧，寐已可，腓不酸。血压 140/115mmHg，脉弦迟无力。舌淡。

上方加吴茱萸 7 克。

2008 年 11 月 3 日：上方共服 14 剂，蜈蚣加至 15 条。头略沉，他症除。血压 120/80mmHg，脉弦缓减。上方继服

14 剂。

按：脉弦拘而迟，乃阳虚寒凝之象。温阳散寒，合以蜈蚣、全虫，搜剔解痉。血脉舒缓，血压自可下降。

例五十一 麻黄附子细辛汤合息风解痉

[寒邪凝痹（高血压）]

王某，女，44 岁，吴桥。

2006 年 11 月 24 日初诊：高血压已三年，高时血压 170/110mmHg，服卡托普利、尼群地平、倍他乐克、舒乐安定，血压控制在 140/90mmHg。平素头胀、心悸，臂酸麻、咽跳动、（轻度痉挛）失眠。ECG 大致正常，TCD 脑供血不足。

脉沉弦，拘紧而急。舌可。

证属：寒邪凝痹。法宜：温阳散寒解痉。方宗：麻黄附子细辛汤合息风解痉之品。

炮附子 15 克　麻黄 8 克　细辛 6 克　桂枝 12 克　干姜 6 克　防风 9 克　葛根 15 克　生姜 6 片　僵蚕 12 克　蝉蜕 9 克　全蝎 10 克　蜈蚣 15 条

3 剂，水煎服。2~3 小时服一煎，啜粥、温覆取汗。汗透停后服，未汗继服。

2006 年 11 月 27 日诊：服药三煎得汗。头晕、心悸除，臂麻减轻，睡眠如前，大便干。血压 130/85mmHg。脉弦拘，紧急之象已除。仍予上方加肉苁蓉 18 克，7 剂，水煎服，不再刻意求汗。

按：高血压乃西医病名，而中医分析此病的病机，则寒热虚实皆有，原因甚多，并非三法五法所能涵盖，更非镇肝息风汤一方所能包揽，要在辨证论治，谨守病机。

本案头胀、心悸、臂麻、失眠、咽跳感等，仅从症状看，说不清是什么病机，当然也就不能立法处方。究竟什么原因出现上症及血压高，当进而诊脉。脉见沉弦拘紧而急，此乃寒邪收引凝泣之脉。其急者，乃寒束阳郁之象，阳气被束而不肯宁静，则奔冲挣扎，脉见躁动之象，称之为急。《伤寒论》第4条："脉数急者，为传也"，即载有急脉。

诊脉可明其证，证属寒邪凝痹。寒邪凝痹何以见上症？寒痹经脉不通，则头胀、臂麻；寒扰心神而心悸失眠；寒痹二阳则喉痹，阳被束而动。

寒凝何以血压高？因寒凝而脉缩踡、绌急，外周阻力增高，故可血压升高。

依脉可定其证，为寒邪凝痹。治疗的关键在于解除寒凝状态。寒邪去，则脉缩踡、绌急自然解除，则脉舒缓，气血畅达，诸症得除，血压亦降了下来。

方取麻黄附子细辛汤，加桂枝、葛根等，温阳发汗散寒。因脉处于痉挛状态，故于散寒发汗的基础上，更增全蝎、蜈蚣、僵蚕、蝉蜕以解痉，故取方名曰寒痉汤。汗后症减且血压亦降，证明发汗散寒解痉法是符合病机的，是经得起实践检验的。

汗后之变，可观其脉证，知犯何逆，随证治之。若脉仍紧涩者，乃汗出未彻，可二汗、三汗。若脉已变，则脉变证变，再随证治之可也。

例五十二　再造散（阳虚感寒）

付某，女，21岁，学生。2003年12月29日初诊：素体虚弱，外感后，恶寒无汗，发热，体温37.9℃，周身痛，腰痛，足冷，胃中嘈杂胀满。脉沉无力，寸独大，按之虚。舌淡灰。

证属：阳虚外感。法宜：温阳散寒。方宗：再造散主之

生芪 12 克　党参 12 克　炙甘草 6 克　桂枝 9 克　炮附子 15 克　干姜 6 克　羌活 6 克　荆芥 5 克　麻黄 3 克　川芎 7 克　白芍 12 克　细辛 4 克　大枣 6 枚　肉桂 5 克

2 剂，水煎服。1 日 3 服。

2003 年 12 月 30 日：药后热已退。尚恶风，身酸楚，腰痛，足冷。服药后咽痛。脉舌同上，继予引火归原。

生芪 12 克　党参 12 克　白术 9 克　炙甘草 6 克　炮附子 12 克　肉桂 5 克　干姜 5 克　半夏 10 克　山茱萸 15 克

2 剂，水煎服。

2006 年 5 月 22 日：相隔三年多。外感 4 天，因才工作，不敢请假，自己吃了点成药，拖延至今。现已但热不寒，且有微汗，尚头晕恶心，咽痛、身痛，懈怠无力、膝下冷。体温 37.6℃。脉沉弦细拘滞。舌淡胖，苔白润。

证属：阳虚寒凝。法宜：温阳散寒。方宗：桂枝加附子汤主之。

桂枝 10 克　白芍 10 克　炙甘草 7 克　生姜 5 片　大枣 6 枚　炮附子 12 克　党参 12 克

2 剂，水煎服。1 日 3 服。数日后双休日来告已愈。嘱，早服人参归脾丸，晚服金匮要略肾气丸，坚持服 1~2 月。

按： 发热、恶寒、无汗、身痛、腰痛，当属太阳表实，予麻黄汤。然脉沉无力，寸独大按之虚，知为阳虚阴盛，虚阳升浮，又兼感外寒，故予再造散，益气温阳散寒。

脉沉无力乃阳气虚；寸脉虚大，乃阴寒内盛，虚阳浮越于上，法当温暖下元，引火归原，故方中加肉桂，与附子、干姜相伍，以使浮游之火下归宅窟。白芍之酸收，升散之中有收，防其阳越。

二诊服再造散后，热虽退，然增咽痛。此咽痛，非为热盛，乃虚阳所致。引火归原，虽可温暖下元，使浮游之火下归宅窟，但毕竟所用之药性皆辛热，温下之时，亦可格拒，反使阳浮，故尔咽痛。仲景白通汤加人尿、猪胆汁反佐之，以防格拒。余遵仲景法，加山茱萸合白芍，酸收以敛浮阳，防其格拒。

阳旺阴弱之脉，可见于五种情况：

1. 阳浮大而虚，尺无力者，此为下焦阴寒，虚阳浮越于上，当引火归原，法如白通汤加人尿猪胆汁。

2. 阳浮大而虚，尺细数者，此为阴虚不能制阳，阳浮于上，法宜滋阴潜阳，仿三甲复脉汤主之。

3. 阳脉数实，尺细数者，此心火旺而肾水亏，法当泻南补北，方宗黄连阿胶汤。

4. 阳脉洪大，尺细数者，此上焦气分热盛，下焦肾水不足，法宜滋下清上焦气分之热，方宗玉女煎主之。

5. 阳脉盛而尺弱无力者，此上热下寒，法当清上温下，方宗附子泻心汤法。

脉若难以遽断，当进而查舌，阳虚者，舌当淡胖；阴虚者，舌当红绛；再结合神色、症，不难分辨。

例五十三　吴茱萸汤（厥阴头痛）

张某，女，47岁，会计。1977年7月23日诊。巅顶痛已十三年，时好时犯，屡治不效。夏夜于室外乘凉，感受风寒，头剧痛，巅顶尤甚，痛欲撞墙，面色青，手足冷，恶心，吐清水，无嗅味。脉沉弦紧，舌质略紫暗，苔白润。诊为厥阴头痛，予吴茱萸汤：

吴茱萸 12 克　党参 12 克　生姜 15 克　炙甘草 6 克　大

枣4枚

配合针刺上星透百会、合谷、太冲。二剂而痛缓，六剂痛止。后予逍遥散加吴茱萸，至今未发。

按：吴茱萸汤暖肝散寒，温胃降逆，治厥阴头痛，余屡用屡效。概肝阳虚衰，阴寒内盛，或肝阳虚，外寒直中厥阴者，吴茱萸汤皆可用之。厥阴寒逆，干于巅顶则头痛，乘于胃则下利吐涎沫，逆于胸胁则胸满胁痛，淫于下则阴缩少腹痛。肝属厥阴风木，其政舒启，其德敷和，主春生升发之气，春生之气得以升发，周身之气机才能生机勃发。肝阳一衰，五脏六腑之气机升降出入皆可乖戾，由兹引发广泛病变，如筋挛瘛疭、痹痛、胸痹、脘腹痛、吐利、肢厥、躁烦等。

余运用吴茱萸汤治疗头痛的指征有四：

1. 疼痛部位主要在巅顶，旁及他处。这种头痛或剧或缓，时轻时重。重者可面色发青，有的可绵延十余年，每次生气或受风寒时易发。

2. 呕吐涎沫。其呕，多呈干呕或恶心，或呕吐，其吐涎沫，多为吐清水，无酸腐食嗅味，有的噼噼多唾，有的是舌下及两颊时时涌出清水。

3. 手足凉。其程度有轻有重。

4. 脉常是弦、弦紧、弦迟。

凡具此四条，均可诊为厥阴头痛，以吴茱萸汤治之，常可取得突兀之疗效。

例五十四　吴茱萸汤（妊娠呕吐）

赵某，女，27岁，家属（我院针灸科张大夫之妻）。1972年3月12日诊：禀赋素弱，妊娠三月，呕吐不止，吐出皆为清水，饮食难进，肢冷无力。脉沉弦细无力，舌淡苔白，予吴茱萸汤散厥阴寒逆，温中下气。

吴茱萸7克　生姜10克　党参9克　白术8克　半夏8克

2剂吐止，饮食得进，足月分娩。

按：妊娠呕吐，胎热固多，然亦有因于寒者。《金匮要略》即以干姜人参半夏丸治妊娠呕吐不止，为中虚而有寒饮者设。此肢冷而吐，且脉呈弦象，中阳不足，肝亦寒逆，故予吴茱萸暖肝散寒，温中下气。东垣云，浊阴不降，厥气上逆，膈塞痞胀满，非吴萸不可治也。

例五十五　参附汤 ［亡阳（中毒性消化不良）］

靳某，男，6岁，1964年2月18日诊，吐泻五日，身冷如冰，呼之不应，呼吸微弱，肛门如洞，断续有暗红色粪水渗出，面色如土。全家围于床前，嚎啕大哭，呼天抢地。诊之寸口脉无，趺阳脉微，知一丝胃气尚存。急予参附汤救之。

红参15克　炮附子10克　干姜5克

浓煎，不断地一滴一滴抿入口中，经半日两煎服尽，阳气竟回，身温睁目，肢体亦可移动，寸口脉虽微弱，然已可触知。继予上方加赤石脂10克，回阳救逆，固涩下元。1剂后洞泄亦止。三诊上方又加山萸肉15克，2剂，阴阳两兼，药尽而愈。

按：急症亡阳者，尚易治，久病亡阳者难治，参附、四逆辈可回阳救逆，起死回生，已屡用不爽。

亡阳证，俗皆称大汗淋漓，其实非必皆然。固可阳亡不固而汗泄，然亦可因阳亡津液不得气化敷布而无汗。此例即亡阳无汗可为佐证。

例五十六　参附汤 ［真寒假热（肺癌）］

刘某，男，79 岁，铁路退休工人。1982 年 1 月 3 日诊。两个月前，因高热 39℃以上，持续不退而住院。初以为外感，治疗未效；继之胸片发现肺部阴影，以肺炎治疗未效；又经 9 次查痰，7 次发现癌细胞，并经气管镜检查确诊为肺癌。因治疗无望而转回家中。诊时仍高热 39.3℃～39.8℃，身热而畏寒肢冷，蜷卧，口中干热如开水烫，渴喜冷饮，且一次食冰糕二支，觉得心中舒服，咳嗽痰多，呕吐，胸闷气短，大便干结，神识尚清，面色黧黑而两颧浮红，舌淡暗无苔且润，脉数大持之虚。此阴盛格阳，真寒假热证。予参附汤：

红参 10 克　炮附子 12 克　干姜 5 克　白术 10 克　山茱萸 15 克

另用吴茱萸面，醋调敷足心。

1 月 5 日二诊：服上方 2 剂，身热竟退，尚肢冷畏寒蜷卧，口已不热，且畏食冰糕；仍咳嗽多痰，便干。两颧红色已消，脉尚数已不大，按之无力。此浮阳已敛，虚寒本象显露。仍予温阳救逆，引火归原。

红参 10 克　炮附子 12 克　肉桂 6 克　干姜 6 克　山茱萸 15 克　肉苁蓉 15 克　炙甘草 6 克

此方进退连服 15 剂，春节后已可背上马扎，自行到大街上晒太阳。

按：真寒假热，乃阴阳行将离决，缘于阳气虚衰，阴寒内盛，虚阳不能固于其位而浮越。浮于外者谓之格阳，浮于上者谓之戴阳。其临床特点为外呈一派热象，内显一派寒象。景岳曾细致描述其临床特征，谓"假热亦发热，其证则亦为面赤躁烦，亦为大便不通小便赤涩，或为气促咽喉肿痛，或为发热脉见紧数等征。""其内证则口虽干渴必不喜冷，即喜冷者饮亦不多……或气短懒言，或色黯神倦，或起倒如狂而禁之则止，自与登高骂詈者不同，此虚狂也。""凡假热之脉，必沉细迟弱，或虽浮大紧数而无力无神。"此热，自觉燥热殊甚，欲卧泥地，欲入井中。经此案，始知假热体温亦可高。

寒热真假，务在辨清孰真孰假。辨别关键在于脉，正如景岳所云："察此之法，当专以脉之虚实强弱为主"。脉之强弱，以沉候为准，虽身热如火，脉洪大数疾，若沉取无力，即为假热。虽身冷肢厥，昏愦息微，脉沉小细迟紧，若沉取有力而见躁者，即为假寒。若脉症尚难判明，则当进而察舌。舌淡胖嫩滑，必是阳虚阴盛，真寒假热；舌红绛苍老坚敛、干燥少津，必是热结于内，真热假寒。然亦有阴寒盛而舌红者，此阳虚寒凝，气血运行不畅，致血凝泣而舌红，此红多兼嫩暗，必不干敛、苍老。此乃吃紧之处，医者望留意于此。

本案以参附汤益气回阳。阳越于外，施之辛热，防其阳未复而浮越之阳更形脱越，故加山茱萸敛其耗散之真气，且固其本元。吴茱萸敷足心者，引热下行之意。

例五十七 参附汤 [真寒假热（肝癌）]

孙某，男，57 岁，工程师，1985 年 5 月 13 日诊：肝癌术后，胁部留一引流管，终日流黄绿色液体，云绿脓杆菌感染，高热 39℃～40℃，持续一月不退，已用多种进口抗生素，高热不见稍减。人已瘦弱不堪，备受折磨，痛不欲生，遂请中医诊治。阳脉大按之虚，尺脉沉细拘紧而涩。此阴盛格阳，予桂附八味丸治之。

炮附子 12 克　肉桂 6 克　熟地 12 克　山茱萸 12 克　山药 12 克　泽泻 10 克　丹皮 10 克　茯苓 12 克

上方共服 6 剂，热退身凉，阳脉敛而阴脉复。

按：阴盛格阳者，赵献可《医贯》称龙雷火动，此火得湿则炳，遇水则燔。每当浓云骤雨之时，火焰愈炽。不可水灭，不可直折，当引火归原，惟八味丸，桂附与相火同气，直入肾水，据其宅窟而招之，同气相求，相火安得不引之而归原。

龙雷火动之真寒假热证，其脉之特点为阳脉大而尺脉沉细。此种阳强阴弱之脉，可见于三种情况：

一是心火旺而肾水亏，水亏不能上济心火，心火独亢而不下交，呈现水火不济、心肾不交。其阳脉之大也，必按之有力；其尺脉之细也，按之必细数。治之当泻南补北，代表方为黄连阿胶鸡子黄汤。

一是阴虚不能制阳，阳浮而大按之虚，其阴脉当细数躁急。治当滋阴潜阳，方如三甲复脉之类。

一是阴盛格阳，由于阳气虚衰，阴寒内盛，虚阳浮越于外，成为格阳、戴阳。尺脉当沉细无力，或沉细拘紧无力；阳脉浮大按之虚。治当引火归原，使浮游于外之阳得以下归宅窟。方如白通汤、白通加猪胆汁汤，桂附八味之类。

此三者脉象，皆阳旺而阴弱，然病机、治则迥异，差之毫厘，谬之千里。若脉象难以遽断，当进而察舌。水亏火旺者，舌红而坚敛苍老；阴虚阳浮者，舌当嫩而光绛无苔；阴盛格阳者，舌当淡嫩而润，或淡嫩而黯。

例五十八　参附汤加味 ［真寒假热（麻疹）］

赵某，男，17 个月。1965 年 2 月 4 日诊。发热三日，体温高达 41.7℃，体胖面白，舌淡苔滑，脉疾无力，喘促肢冷，烦躁哭闹不得稍安，疹淡稀隐隐。此阳虚不能托疹，予参附汤加味，以回阳益气托疹。方予：

炮附子6克　人参6克　鹿茸4.5克　当归6克

浓煎频服。二剂服尽，面色由青白转红，肢冷亦除，麻疹一日即布满全身，热亦降。

按：余1963年至1971年，8年多任大庆油田总院儿科专职中医师，负责儿科全科会诊。8年里，全部看的是急症、危症。当时大庆油田几十万人会战，地处北大荒，自然条件恶劣，生活条件也非常艰苦，儿科发病率甚高。当时尚无麻疹疫苗，每至冬春麻疹流行，儿科180张病床爆满，常走廊、大厅都加满了床，患儿每年病死者达500余名。有一类白胖的患儿，都是高热41℃以上，面色㿠白，舌淡肢冷，麻疹出不来，喘憋呼吸困难，脉搏可达200次/分以上，但按之无力。余初不识此证，套用通常的表疹方法，7例皆亡。后读《中医杂志》的一篇报道，始知此为阳虚之体，当予温补回阳以托疹，余仿效之，之后11例皆活。此案乃其中1例耳。

高热41℃以上，因儿科大夫都知道不能用物理降温及退烧药，否则麻疹立刻收敛，造成疹毒内攻，故都仰仗中医表疹。此类患儿诊为阳虚，以其面色㿠白，舌淡，脉疾无力，故予回阳托疹。由此可见，阳虚发热，照样可高达40℃以上，不可见体温升高辄云热盛，妄用寒凉。属阳虚寒胜者有之，莫重蹈余之覆辙。前车之鉴，当谨记。

例五十九　参附汤合葶苈大枣泻肺汤

[阳虚水泛（风心病，心衰，心包积液）]

王某，男，57岁，正定人。

2009年1月5日初诊：风心病8年，目前心功能不全，心包积液，肺水肿。每日服螺内酯（安体舒通）、地戈辛、布美他尼等药，仍喘憋、气短、不能平卧，尿少，下肢明显凹陷性水肿，觉心下热。

脉弦迟无力。舌暗红，苔少。

证属：阳虚水泛。法宜：温阳泻水。方宗：参附汤合葶苈大枣泻肺汤主之。

炮附子30克　红参15克　葶苈子15克　山萸18克

4剂，水煎服。

2009年1月9日二诊：患者症状减轻，已可平卧，未再憋醒，腹中有气，上攻亦轻，心下已不热，尿量增多，下肢肿消，腿冷已除。脉尚未起，上方改炮附子50克，加桂枝12克，茯苓18克。

2009年5月15日诊：上方加减，共服药四个月。之间曾因感冒，病情有所反复，继续治疗，又转趋稳定。现已无何不适，体征已消，可上五楼。

按：风心病心衰，服多种药，心衰难以纠正。以其脉弦迟无力，乃阳衰阴盛之脉。阳虚水泛，则尿少水肿，上迫于肺而喘憋气短，不能平卧。其心下热者，乃积阴之下，必有伏阳。阳虽馁弱，但已弱之余阳，仍可积于一处而为热，故心下热。舌暗红者，乃阳虚血运不畅，血泣而红，此红不可误为热盛。

此证关键在于扶阳，离照当空，阴霾自散，故以参附汤主之。加葶苈大枣泻肺汤者，以其水势盛，上逼于肺而喘不卧，故取葶苈泻肺水，且葶苈亦有强心之功。何以去大枣，因已用人参护其正，可不必再加大枣之滋腻。何以加山萸？因山萸善能收敛元气，振作精神，固涩滑脱。此案虽为阳虚，当用附子，又虑其虚阳易浮，防其水病脉暴出者死，故尔加山萸以监之，此法取自张锡纯之来复汤。历经四个月，共服120余剂，阳复而症消。对风心病，中医确可缓解症状，尚难彻底治愈，当慎养。

例六十 附子理中汤 ［亡阳（中毒性消化不良）］

李某，男，2.5岁。1964年3月12日诊。麻疹已退，下利十余日，日趋加重，水泻无度，渐肛门不收，视之如洞，粪水外淫，难分便次，味腥色青，手足厥逆，周身欠温，闭目不睁，呼之不应。寸口脉已无，跌阳脉时隐时现，症已极危，阖家抱头痛哭。急予附子理中汤，回其垂绝之阳。

炮姜3克　炮附子4.5克　人参6克　肉蔻4.5克　炙甘草6克

浓煎频喂。

半日许，跌阳脉已出，手足转温，但有粉红色血水从肛门流出。此阳虚不能摄血，仍当回阳。宗前法加阿胶6克。次日精神好转，已能睁眼，再依前法加茯苓6克，生黄芪6克，3剂而愈。

按：疹后本宜养阴清余热，然不利无度，导致亡阳，故不拘常法，急以附子理中汤挽其垂绝之阳。下粉红色血水者，乃阳不摄阴，脾不统血，仍当回阳摄阴。检讨原方，若加赤石脂，不仅能止泻固脱，尚能止血，更为妥帖。

凡重症当诊跌阳脉。跌阳主胃气，虽寸口脉已绝，只要跌阳未绝，说明胃气尚存，尚有生机，有挽救之希望。若跌阳已绝，难以复生。

例六十一 四逆汤加味（阳虚发热）

魏某，女，66岁。2006年8月5日初诊：10天前发热，体温40℃左右，遍身红疹，痒，不恶寒，输液后，烧未退，增脘腹膨胀不能食，已一周未进食。便本干，服泻药后，便稀如垢油，昨晚 39.5℃，服退烧药汗出始退。身软无力，挽扶来诊，即刻体温 39.2℃。

脉沉细数无力。舌绛，中无苔，两边有苔。面泛青黄。

证属：阳虚发热。法当：温阳，引火归原。方宗：四逆汤加味。

炮附子 15 克　干姜 6 克　炙甘草 7 克　红参 12 克　生芪 15 克　山萸肉 15 克

水煎服，3 剂。1 日 3 服。

2006 年 8 月 7 日：昨晚体温 38℃，自己无发热恶寒之感，脘腹胀满已轻，饮稀粥一碗。大便昨二次，仍稀色褐，小便清如水。脉弦数，按之减，继予上方加干地黄 15 克，五味子 6 克，4 剂，水煎服。1 日 3 服。

2006 年 8 月 10 日：药后未热，甚觉疲倦，手足冷，脘腹略满，食增。一日可进粥、面片三四碗，大便溏，已不稀。日一二次。脉弦缓滑，力稍逊。舌嫩红苔薄白。

炮附子 12 克　干姜 5 克　红参 12 克　白术 10 克　炙黄芪 12 克　茯苓 12 克　山药 15 克　益智仁 6 克　山萸肉 12 克　五味子 5 克

7 剂，水煎服，1 日 1 剂。

按：高热，然脉无力，故诊为阳虚发热。脉虽数，因数无力，故不以热看，仍诊为阳虚。《濒湖脉学》论数脉，"实宜凉泻虚温补。"数而有力者为实，宜寒凉之药泻火；数而无力者为虚，宜温热之药扶阳益气；同为数脉，一虚一实，天壤之别，冰火迥异。指下微妙之变化，诊治截然不同。

本为阳虚之体，输液寒入，又复泻下通便，致重伤脾阳，脘腹膨满不食，下利色褐。

阴寒内盛，阳浮于外故热，亦真寒假热。阳越者，本当脉浮虚而大，面色如妆，然此脉沉细无力，面青黄，或因阳虽虚未至脱。

舌赤绛无苔者，本为肝肾阴亏的典型舌象，然不以肝肾亏来看待。何故，吾以脉解舌。阳虚阴寒内盛者，寒则收引凝泣，血亦瘀滞不行，故尔舌绛；无苔者，阳虚不能蒸腐，胃气不布，故尔无苔，这就是以脉解舌。若脉数实者乃热盛，热邪煎烁阴面而血泣舌绛，此绛当以热入营血来看。若脉细数，肝肾阴亏而舌绛，当嫩绛或干敛，此阴液亏耗而血凝致舌绛。今脉沉细无力，乃阳虚之脉，舌绛亦以阳虚看，阳气复，血行畅，舌绛自转红活。

加山茱萸者，阳虚而浮，药皆辛热，恐虚阳暴脱，故加山萸肉以收之、亦反佐法也。二诊更加干地黄、五味子者，虑其热久阴伤，且下利亦伤阴，故以二药佐之。

例六十二　四逆汤加减［阳虚阴盛（胰腺炎）］

刘某，男，30岁。秦皇岛

2011年1月7日初诊：患胰腺炎3个月，尚带引流管。腹胀，间断呕吐，不能进食，全身无力，站立困难，两人挽扶而来。低热37.6℃。查CT"胰腺大"（自述），血红蛋白80g/L。脉沉细微数疾。舌淡红，苔白厚。

证属：阳微，阴霾敝塞。法宜：温阳。方宗：四逆汤加减。

炮附子15克　干姜8克　红参12克　吴茱萸6克　炙甘草7克

2011年1月17日二诊：上方共进9剂。精神好转，腹胀减轻，未再呕吐。仍低热，不欲食，体温37.5℃～37.8℃，引流管仍保留。乏力，大便不成形，日三四次。

脉沉弦细疾无力，右脉较前有力。

上方加白术9克，薏苡18克。

2011年2月18日三诊：上方共服24剂，引流管已拔出近半月，腹部胀痛缓解，偶有呕吐，约三五日吐一次。便溏，日六七次，仍乏力，血红蛋白82g/L。脉沉细微疾。舌可苔白。

炮附子12克　干姜8克　红参12克　吴茱萸6克　白术10克　肉蔻10克

2011年3月7日四诊：乏力明显减轻，自行来诊。无呕吐、腹泻。脉弦细数无力，舌可。

上方加黄连7克，14剂，水煎服。

按：脉沉细微，乃少阴之脉，何以数疾？此数非热，乃虚甚也，愈虚愈数，愈数愈虚。阳虚阴霾蔽空，致腹胀、呕吐、全身无力。故取四逆汤回阳，"离照当空，阴霾自散。"

胰腺炎惯以大柴胡汤主之，其实虚者寒者皆有，不可把活泼的辨证，变成僵死的套路。

例六十三　乌梅丸（寒热错杂）

冀某，女，54岁，工人。1993年9月17日初诊：寒热往来五年余，昼则如冰水浸，自心中冷，寒栗不能禁；夜则周身如焚，虽隆冬亦必裸卧，盗汗如洗。情志稍有不遂，则心下起包块如球，痞塞不通，胸中憋闷，头痛，左胁下及背痛。能食，便可。年初经绝。脉沉弦寸滑。曾住院11次，或诊为绝经期综合征，或诊为内分泌失调，或诊为植物神经功能紊乱、神经官能症等。曾服中药数百付，罔效。此寒热错杂，厥气上冲，乃乌梅丸证。方予乌梅丸主之。

乌梅6克　细辛4克　干姜5克　川椒5克　桂枝10克黄连10克　黄柏6克　党参12克　当归12克　炮附子15

克（先煎）

2剂寒热除，汗顿止，心下痞结大减，4剂而愈。五年后得知生活正常，未再发作。

按：厥阴篇，是由于肝虚而形成的寒热错杂证，以厥热胜复判断阴阳进退、寒热之多寡。此案昼夜寒热往复，同于厥阴病之手足寒热胜复。心下痞结者，乃厥气上逆；汗泄者，以阳弱不能固护其外，致津泄为汗。脉弦者，以弦则为减，乃阳弱不能温煦，经脉失柔而脉弦。寸滑者，伏阳化热上逆，致上热下寒，寒热错杂。张锡纯曾论肝虚证见寒热往来。乌梅丸用桂、辛、附、椒、姜温煦肝阳，当归补肝体，人参益肝气，连柏折其伏热。乌梅敛肺益肝，敛肝虚耗散之真气。方与病机相合，疗效显著。

例六十四　乌梅丸（奔豚气）

杨某，女，52岁。山西省太原市古交镇。

2008年10月31日初诊：半年前惊吓后出现气逆，自觉有气自小腹向上冲逆，嗳气，当地医院诊断为胃肠功能紊乱。来诊时诉气逆，自觉有气自小腹向上冲逆，嗳气、嘈杂，纳食少，胃脘胀硬，仅能食半个馒头和一小碗粥，心烦寐少，常年胃脘怕冷，胃胀硬，脉弦虚，舌暗红少苔。患者素体阳气不足，阴寒停聚中焦，阳气不达故胃脘怕冷，胃胀硬，又逢惊恐，气机逆乱，阴寒随逆乱之气上冲，则气逆、嗳气、脾胃阳虚，运化无力则纳少、心烦、胃中嘈杂，"胃不和则卧不安"，故寐少，诊断为奔豚气，证属肝阳不足、虚寒上逆，治宜温肝散寒降逆，方宗乌梅丸。

乌梅8克　细辛6克　吴茱萸7克　炮附子15克　桂枝12克　干姜6克　川椒6克　生晒参12克　当归12克　黄连

9克 蒲公英30克 生黄芪20克

7付，水煎服，1日1剂。

2008年11月7日二诊：胃冷减轻大半，胃脘胀满，已不硬，气自小腹向上冲逆感觉明显减轻，寐可，仍有嗳气，时呃逆，纳食增，能食一个馒头和一碗粥，脉弦细无力，证仍属肝阳不足、虚寒上逆，上方改桂枝18克，加云苓15克，白术10克，21付。

2008年12月8日，其丈夫来石办事，诉上药自行服用1个月已无明显不适。

按：奔豚是指病人自觉有气从少腹上冲胸咽的一种病证。由于气冲如豚之奔突，故名奔豚气。通常认为奔豚气主要是由于七情内伤，寒水上逆所致，其病理是由下逆上，而有气、寒、水之别。仲景论及奔豚有心阳虚而逆者桂枝加桂汤、肝郁化热、气逆上奔豚汤、肾阳虚寒水上逆之茯苓桂枝甘草大枣汤，未曾提及乌梅丸治疗奔豚证。实则肝寒不能制冲，冲气上逆，亦可发为奔豚。

《内经》："升降出入，无器不有，升降息，则气立孤绝；出入废，则神机化灭。"肝应春，肝之阳气犹自然界，只有春之阳气升发，才有夏长、秋收、冬藏。无此阳，则生机萧索，生命过程必将停止、终结。人的生长壮老已整个生命过程，皆赖肝之春生少阳之气的升发疏泄；周身气机之调畅，人身血的运行、津液的输布代谢、冲任的调达、精血的排泄，月经来潮，浊物排泄等，皆赖肝之升发疏泄。肝之阳气不足，则阴寒孳生，停聚于内，而生"百病"；阳气不得升发，气机郁滞逆乱，清阳不升，浊阴不降，阴寒上冲则生奔豚。

乌梅丸为《金匮要略》厥阴病篇的主方，方中乌梅味酸，收敛肝逆乱之气，以固本元，故以为君；附子、干姜、蜀椒、桂枝、细辛皆辛热或辛温，加入肝经圣品吴茱萸，功能扶阳温肝；当归补肝之体，党参、黄芪，益肝之气，补肝之用。正所谓"离照当空，阴霾自散"，肝阳得复，则阴寒可降可散，而肝之生发疏泄正常。然"积阴之下必有伏阳"，气机逆乱、阴寒停聚，容易瘀滞化火，黄连苦寒，泻郁伏所化之热。

一诊时，弦虚无力，弦主肝，虚软无力为阳虚，辨证为肝阳馁弱，故以乌梅丸温补肝阳，其人胃中嘈杂，为胃中郁火偏盛，故加入蒲公英合黄连消化中焦伏火；二诊时，证状减轻，脉弦细无力，证仍属肝不足、虚寒上逆，其中桂枝加量，又加云苓化寒饮，取桂枝加桂汤和茯苓桂枝甘草大枣汤之意，以温顾中阳，阴寒得降，前后服用一个月得效。正所谓"邪之所凑，其气必虚"，阳气不足则阴乘阳位而上逆，阳气得复，则阴寒自散。

例六十五　乌梅丸（下利）

王某，女，23 岁，学生。2002 年 12 月 17 日初诊：腹痛下利，时作时止，已四年。脉沉紧无力，舌淡苔白。

证属：厥阴下利。法宜：温肝阳，调寒热。方宗；乌梅丸主之。

乌梅 8 克　炮附子 12 克　干姜 6 克　川椒 6 克　桂枝 10 克　细辛 5 克　当归 10 克　党参 12 克　黄连 9 克　苍术 10 克　云苓 12 克

2003 年 1 月 17 日：上方共服 31 剂，症除，脉已起。上方继服 7 剂

2003 年 2 月 28 日：因放寒假停药，复又腹痛下利，脉弦细无力，舌淡苔白，上方加肉蔻 9 克。

2003 年 3 月 28 日：上方共服 21 剂，已无何不适，停药。

此乃本校学生，半年后相遇，云下利未作，已愈。

按： 肝热下迫而作热利，称厥阴下利，主以白头翁汤；而肝寒疏泄不及，升降失司而下利，亦为厥阴下利。斡旋失司，升降悖逆，阴不升而积为寒，阳不降而蕴为热，致寒热错杂，腹痛下利。必复肝阳，调寒热，复其升降之职，则下利乃愈，故方选乌梅丸，从厥阴而治。

例六十六　乌梅丸［嗜睡（脑出血后遗症）］

尹某，男，44 岁，北京。2005 年 4 月 12 日诊：六个月前车祸，颈椎受伤，出现嗜睡，终日睡不醒，每日睡 16 小时尚觉困，疲惫不堪，主持开会，讲一会就睡着了。项痛且响。脉弦濡，阳脉稍差。舌嫩红。

证属：肝阳馁弱，清阳不升。法宜：温肝升清。方宗：乌梅丸主之。

乌梅 7 克　炮附子 12 克　桂枝 10 克　干姜 5 克　细辛 5 克　川椒 5 克　当归 15 克　党参 12 克　黄连 9 克　黄柏 4 克　生芪 12 克　川芎 8 克　葛根 18 克　水红花子 18 克

14 剂，水煎服。

2005 年 5 月 6 日诊：嗜睡已轻，每日约睡 10 小时，乏力亦减，饮食增。颈尚不适，转动时响。脉弦，阳脉按之减，舌可。上方加巴戟天 12 克。14 剂，水煎服。

另：自然铜 10 克　血竭 10 克　土元 10 克　乳没各 10 克　樟脑 2 克　冰片 1 克，共轧细面，酒调敷颈。

2005 年 8 月 5 日：上方共服 28 剂，日睡 8 小时，精力如昔，颈亦不痛，尚响。原方继服 15 剂，以固疗效。

按： 为什么会产生嗜睡？缘于阳气不精。经云，"阳气者，精则养神。"阳气旺则神昌。神之昌，表现在三个方面，一是思维敏捷，二是形体矫健；三是脏腑器官的功能旺盛，此即神昌。

神不昌，皆阳不精，或表现为神情呆顿，或倦怠嗜卧但欲寐，或脏腑器官功能低下，一派萧索之状。

阳不精，无非两大类原因，一是阳气衰，不能温煦激发人体的功能，致神萧索委顿；一是邪气阻遏，阳气不得升降出入而敷布周身，致阳不精，亦产生神不昌之诸症。二者虽皆表现为阳不精而神不昌，但有虚实之别。实者，脉沉取有力；虚者，脉沉取无力，以此别之。本案脉沉弦迟减，乃阳虚之阴脉，沉主气，阳虚无力鼓荡而脉沉；弦为减，为寒，弦而无力为阴寒之脉；迟而减，乃阳虚之象，故此嗜睡，断为阳虚阴盛使然。

本案脉弦减寸弱，乃肝虚清阳不升，头失清阳之奉养，故神靡而嗜睡，阳气不运而懈怠。乌梅丸加葛根以升清，且舒颈腧；加生黄芪益气升清；加川芎、水红花子以活血通经。外敷之面药，活血化瘀止痛，疗颈外伤。一阳升，生机勃发，故精力恢复。

例六十七　乌梅丸加味（眩晕）

徐某，男，37 岁，石家庄市居民。

2009 年 11 月 6 日初诊：6 个月前劳累后出现头晕，复视，省级医院查血流变：血黏稠度高；MRI：右侧中脑脑梗死，右侧胚胎型大脑后动脉，诊断为脑供血不足，高脂血症，给予活血化瘀等药物静点治疗复视好转，仍头晕不解来诊。目前头晕、中午头昏沉，精力不济，后头部、颈项后麻木，眼酸胀，口甜，纳可，寐佳，更调。脉弦无力、尺旺，舌偏红晦。

证属：肝阳馁弱，清阳不升。宗：乌梅丸佐升清之品。

方药：乌梅9克　当归10克　葛根12克　细辛3克　党参12克　炮附子9克（先煎）　桂枝10克　黄芪12克　炙甘草6克　黄连10克　柴胡6克　黄柏6克　川芎9克

7剂，水煎服。

2009年11月16日二诊：脉弦滑稍减，诉服第三付时则症状明显减轻，目前上证均消失。上方5剂继续服用，如仍无症状可停药。

按：一诊：脉弦无力，尺旺，弦主肝，无力主阳虚，尺旺为君火不明、相火不位之象。依头、颈、眼症状可进一步确定，病在肝经循行部位，予乌梅丸温补肝阳加升清气之品。其中乌梅酸，敛其散越之气，以固本元，故以为君；附子、干姜、蜀椒、桂枝、细辛皆辛热或辛温，功能扶阳温肝，令肝舒启、敷布；当归补肝之体，黄芪、党参益肝之气，皆助肝之生发疏泄；黄连苦寒，泻相火郁伏所化之热。又本案尺脉滑，肾阳妄动之象，以黄柏潜降肾阳，苦以坚阴。柴胡此处6克，取其升发之性，加入葛根，益气升清，引药上达头面，川芎为头痛之圣药，可行走经络，通络止痛。二诊症状完全消失，但脉仍弦滑数减，弦主肝，滑为阳气复，减为阳气尚虚之象，故以原方继续服用以固正气。

总之，应用乌梅丸所掌握的主要指征有二：其一是脉弦按之无力。弦为肝之脉，弦为减，乃阳中之阴脉。春令，阴寒未尽，阳气始萌而未盛，脉欠冲和舒启之象而为弦。肝虚者，温煦不及，致脉拘急而弦。其弦，可兼缓、兼滑、兼数等，然必按之减，甚或弦而无力，无力为虚。其二是肝经循行部位或肝所连脏腑出现疾病的症状，或胁脘胀痛，或呕吐、嗳气，或胸痛、心悸，或头晕昏厥，或痉挛转筋，或阴痛囊缩，或懈怠无力，或寒热交作等等。数症可并见，或仅见一症，又具上述之脉象，即可用乌梅丸治之。此案尺脉旺者为相火妄动之象，治当加黄柏潜降肾阳，必要时可加入知母，苦以坚阴。

例六十八　乌梅丸加味（冠心病心绞痛）

张某，女，54岁，平山。

2008年10月24日初诊：胸痛、心悸3个月。3个月前因劳累出现胸痛、心悸症状，持续10~20分钟可缓解，曾就诊于当地医院，冠状动脉造影提示：右冠状动脉50%狭窄，心电图：窦性心律，Ⅰ、Ⅲ、aVL、aVF、V_4、V_5T波低平。来诊时胸痛、心悸，闻声则惊怵，活动则心痛加剧伴有汗出，头晕痛，耳鸣，低头时后头紧，多汗，脉弦涩无力，右脉因血管造影损伤，已不足凭。舌绛，舌中无苔。诊断为胸痹，证属厥阴虚馁，治以温补厥阴。方选乌梅丸加味。

乌梅7克　炮附子15克（先煎）　桂枝10克　干姜5克　川椒5克　细辛5克　当归12克　党参12克　生黄芪12克　黄连9克　生龙骨18克　生牡蛎18克

14付，水煎服，日1剂，日2服。

2008年11月6日二诊：仍胸痛、心悸，活动则心痛加剧，闻声则惊怵，汗出、头晕痛、耳鸣减轻，无后头紧，舌仍绛，苔少，脉弦涩无力。

上方加桃仁12克，红花12克，生蒲黄12克（包煎）。

14付，服法同前。

2008年12月4日三诊：胸痛、心悸症状明显减轻，无惊怵、头晕、耳鸣，舌转嫩红，脉转缓滑，尺不足，上方加巴戟天12克，肉苁蓉12克。

2009年1月9日四诊：上方服用35付，症状完全消失，能操持家务，一般活动后无胸痛心悸症状，舌淡红，脉缓滑，心电图：窦性心律，大致正常，停药。

按： 乌梅丸乃厥篇之主方，惜多囿于驱蛔、下利，乃小视其用耳。厥阴经包括手足厥阴经，然足经长手经短，足经涵盖手经，故厥阴篇主要讨论肝的问题。"肝为罢极之本"，本案过劳肝气虚馁，肝虚则魂不安，闻声则惊，如人将捕；厥寒上逆则头晕痛，耳鸣；心包为心之宫城，心之外护，代心传令，代心受邪。厥阴虚馁，主要指足厥阴肝经，而手厥阴心包经含于其中，手足厥阴皆寒，脉绌急而心痛，神不宁则心悸。脉弦主肝，无力乃虚寒，涩乃阴盛血行凝泣，舌绛，亦血行凝泣之征。乌梅丸乃寒热并用之偶方。附子、干姜、蜀椒、桂枝、细辛皆辛热或辛温，功能扶阳温肝，令肝舒启、敷和。当归补肝之体，人参益肝之气，皆助肝之生发疏泄。黄连、黄柏苦寒，泻相火郁伏所化之热。乌梅味酸，敛其散越之气，以固本元，故以为君。乌梅丸温补肝阳，增龙骨牡蛎，安神魂且止汗。虽有血泣未加活血之品，以阳虚而血凝，血得温则行，故首诊未加活血之品。二诊、三诊服温阳之剂后舌仍绛，仍胸痛，心悸，则加活血之药。四诊时，经温阳活血，瘀血渐行，胸痛心悸减轻，舌色由绛转红润，脉转缓滑，知寒凝渐退，阳气渐复，然尺脉仍按之不足，乃肾气亏虚之象，加入巴戟天、肉苁蓉，填补肾元，终获痊愈。

运用本方，基本遵守原方药味与分量，亦有灵活动加减。若无真气脱越之象，乌梅常减量。热重者加大寒药用量，或少加龙胆草；寒重时加大附子用量，或加吴茱萸；气虚重时加黄芪；阴血虚重者则加白芍；肾气虚者加巴戟天，淫羊藿；清阳不升加柴胡；兼有瘀滞加桃仁、红花。

另外本案舌绛，实为阳虚，不得上达温煦，气机为阴寒凝塞，而血行郁滞所致，不可见舌绛红少苔就以为阴虚阳热，而一味滋阴清热，必至滋腻碍胃、阳气更损。此即平脉辨证，平脉解症，平脉解舌。

例六十九　乌梅丸化裁（"百病缠身"）

李某，男，37 岁，广东人

2009 年 11 月 28 日初诊：自觉冷气在体内走窜 2 年，遇寒冷诱发，每发作寒气起于右下肢，经睾丸、腰部向胃脘、头部走窜，遗精数年，右侧重睾丸凉、抽痛 3 年，胃脘痛 4 年，腹泻便溏每日 3～4 次 10 余年，腰酸腰冷 3 年，头晕头凉 3 年，耳朵不自主抽动 3 年，身体倦怠，睡眠质量差，经常失眠，西医曾诊断为：慢性胃炎、慢性结肠炎、慢性睾丸炎、慢性精索炎、颈椎病、腰椎间盘突出、脑供血不足、植物神经功能紊乱。脉弦缓而减，舌淡红苔白。

证属：肝虚，一阳不举、阴寒内盛。方用：乌梅丸化裁

乌梅 9 克　桂枝 10 克　当归 12 克　橘核 10 克　炮附子 12 克（先煎）　川椒 6 克　党参 12 克　吴茱萸 4 克　干姜 6 克　细辛 6 克　黄连 9 克　生黄芪 12 克

14 付，水煎服。

2009 年 12 月 12 日二诊：内窜冷气、胃脘痛、腹泻、腰冷痛、头晕、遗精、睾丸痛、耳朵动、乏力、睡眠均明显改善过半，仍会阴胀痛，自觉冷气从会阴向上冲逆，脉弦缓减，上方桂枝加量 15 克。

2009 年 12 月 26 日三诊：诸症状又明显减轻，目前精神可，头不晕，偶有冷气感，遗精止、腹泻止、胃脘不痛稍凉，腰冷已不痛，耳朵不动，睾丸不痛，寐可，脉弦稍减，上方继服调养，嘱咐勿过劳，慎房事。

按：肝的疏泄功能，主要体现在下列几个方面：

1. 人的生长壮老已整个生命过程，皆赖肝之春生少阳之气的升发疏泄。犹自然界，只有春之阳气升发，才有夏长、秋收、冬藏。无此阳，则生机萧索，生命过程必将停止、终结。

2. 调畅全身之气机。升降出入，无器不有，升降息，则气立孤绝；出入废，则神机化灭。周身气机之调畅，皆赖肝之升发疏泄。百病皆生于郁，实由肝郁而发。肝阳虚，肝亦郁，木郁而导致五郁。当然，五郁有虚实之分。

3. 人身血的运行、津液的输布代谢、精的排泄，月经来潮，浊物排泄等，皆赖肝的升发疏泄。

4. 木能疏土，促进脾胃的运化功能、促进胆汁的生成与排泄。

5. 调畅情志。肝藏魂，肝主谋虑，胆主决断，肝与人之情志紧密相关。

6. 肝藏血，调节周身之血量及血的循行。

7. 肝与胆相表里，肝主筋、爪，开窍于目，在液为泪。

8. 肝经所循行及络属各部位的病变。

9. 奇经八脉皆附隶肝肾，故奇经病多与肝相关。

10. 肝为罢极之本。因此肝经病变可引起广泛的病症。

乌梅丸为《伤寒论》厥阴篇的主方，厥阴病的实质是肝阳馁弱，相火郁而化热，形成寒热错杂之证，肝阳馁弱，则肝用不及，失其升发、疏泄、调达之性，因而产生广泛的症症。凡肝阳馁弱，寒热错杂而产生的上述各项功能失常，皆可用乌梅丸为主治之，扩展了乌梅丸的应用范围。

本例患者从头到脚均有病症，可谓"百病缠身"，医者往往不知从何下手，平脉弦缓而减，兼病人症状为循肝经而发之症，断定此案证属肝阳馁弱，西医诊断 8 种疾病，"悉百病一宗"，以乌梅丸温补肝阳坚持服用，终获疗效。方中乌梅为酸，敛其散越之气，以固本元，故以为君；附子、干姜、蜀椒、桂枝、细辛皆辛热或辛温，功能扶阳温肝；当归补肝之体，黄芪、党参益肝之气，皆助肝之生发疏泄；黄连苦寒，泻相火郁伏所化之热；加入橘核、吴茱萸，亦入肝经，理气止痛，祛除虚寒阴结睾丸之疝痛。二诊，患者阴气上冲、脉仍弦减，为阳气不足，阴寒上逆之奔豚气，重用桂枝，温阳降逆，取桂枝加桂汤意。三诊，症状大减，脉仍弦减，为阳气未得完全恢复，故守方继续调养。

例七十　乌梅丸化裁（胃脘痛）

白某，女，45 岁，石家庄市肉联厂职工。

2008 年 11 月 21 日初诊：一年前劳累后出现胃脘隐痛，纳凉加重，小腹胀痛且凉，无腹泻，无恶心呕吐，时便秘，西医诊断为胃炎，给予奥美拉唑服用，停用则疼痛发作，晨醒后面肿胀，纳可，月经持续时间长。脉弦减，舌胖大苔腻。诊其为胃脘痛，证属：肝阳馁弱。治宜：温补厥阴。方以乌梅丸化裁。

乌梅 8 克　黄连 9 克　生黄芪 12 克　炮附子 12 克（先煎）　党参 12 克　细辛 6 克　当归 12 克　干姜 5 克　桂枝 9 克　柴胡 8 克　川椒 5 克

7 剂，日二服，日 1 剂。

2009 年 12 月 20 日二诊：脉弦数有力，舌淡红，苔薄白，因咳嗽来诊，诉上方应用 14 付，目前停药 2 周，未服西药，上述症状消失，未复发。

按：乌梅丸乃厥篇之主方，惜因囿于驱蛔、下利，小视其用。肝乃阴尽阳生之脏，阴寒乍退，阳气始萌而未盛，阴阳交争最易因阳气馁弱，阴寒尚盛而形成虚寒之证。肝应春，必待阳气升，始能生发疏泄，犹天地间，必春之阳气升，始有万物生机之勃发。肝阳虚，阳不生发敷布，则见脘腹冷痛等症。然肝中又内寄相火，当肝阳虚而不得生发疏泄之时，已馁之相火亦不得敷布，郁而为热，此即尤在经所云："积阴之下必有伏阳。"一方面是阳虚阴寒内盛，一方面是相火内郁而化热，这就是造成厥阴病寒热错杂的病机。

一诊：脉弦减。弦为肝之脉，弦为减，乃阳中之阴脉。春令，阴寒未尽，阳气始萌而未盛，脉欠和舒启之象而为弦。肝虚者，温煦不及，致脉不及，致脉拘急而弦。其弦，可兼缓、兼滑、兼数等，然必按之减，甚或弦而无力，无力为虚，加之肝经症状，辨证为肝阳馁弱，方用乌梅丸化裁。其中附子、干姜、蜀椒、桂枝、细辛皆辛热或辛温，功能扶阳温肝，令肝舒启、敷和；当归补肝之体，加入生黄芪、党参益肝之气，皆助肝之生发疏泄，加入柴胡更助肝气升发达调达；黄连苦寒，泻郁伏之热之火；乌梅为酸，敛其散越之气，以固本无，故以为君。诸药相合温肝调肝，肝阳复而诸症消。二诊脉已有力，为肝之阳气恢复，故肝阳馁弱所致胃脘及肝经不适症状消失。

例七十一　乌梅丸合吴茱萸汤（寒热错杂）

李某，女，35 岁，农民。1995 年 7 月 26 日初诊：周身皆麻，阴部亦麻且抽痛，阵阵寒战，时虽盛夏犹须着棉，继之又燥热汗出，须臾缓解，每日数作，巅顶及两侧头痛，牵及目系痛，已半年余，月经尚正常。脉沉细涩。舌淡苔白。予乌梅丸合吴茱萸汤治之：

乌梅 6 克　桂枝 9 克　当归 10 克　炮附子 10 克　干姜 6 克　川椒 5 克　细辛 4 克　吴茱萸 6 克　黄连 9 克　黄柏 5 克

据引荐的同村学生述，服 2 剂即大减，4 剂服完基本正常，因路远未再复诊。

按：厥阴证，厥热胜复，亦即寒热交作。夫寒热往来，原因甚多，少阳证、邪伏募原、伤寒小汗法等，皆可寒热往来，其他如大气下陷、肝阳虚馁、肾阳衰惫等亦可寒热往来。

少阳证之寒热往来，皆云邪正交争，诚然。少阳证之半表半里，本非部位概念，而是半阴半阳证。出则三阳，入则三阴，少阳居阴阳这交界处。表为阳，里为阴，故称半表半里。君不见伤寒少阳篇，位居阳明之后，太阴之前乎。阳为邪盛，阴乃正虚。半阴半阳者，邪气尚存，正气已虚。正无力驱邪，故邪留不去；正虽虚尚可蓄而与邪一搏，故邪虽存亦不得深入，致邪正交争。正气奋与邪争则热，正虚而馁却则寒，邪正进退，胜复往来，故有寒热交作。所以，小柴胡汤的组成，一方面要扶正，一方面要祛邪。人参、甘草、生姜、大枣益气健中，扶正以祛邪；柴胡、黄芩清透邪热；半夏非为燥湿化痰而设，乃交通阴阳之品，《灵枢经·邪客》之半夏秫米汤，即意在交通阴阳，使阴阳相交而安泰。从方义角度亦不难理解少阳证的半阴半阳之属性。再者，少阳证解之以"蒸蒸而振"，此战汗之轻者。战汗形成，无非两类，一是邪气阻隔，正气郁伏而不得与邪争；一种是正虚无力驱邪，必待扶胃气，正蓄而强，方奋与邪争而战。小柴胡汤证之战汗，即属后者。以汗解之方式，亦不难理解少阳证半阴半阳之属性。

厥阴证何以寒热往复？乃肝之阳气虚惫使然。肝属木主春，其政舒启，其德敷和，喜升发、条达、疏泄；肝又为风木之脏，内寄相火。春乃阳升之时，阳气始萌而未盛，易为阳升不及。肝气通于春，乃阴尽阳生之时，其阳亦始萌而未盛，最易为阳气不足而春气不升，致生机萧索。厥阴阳气虚馁而为寒，故乌梅丸以众多辛热之品，共扶肝阳，以使肝得以升发舒启。

肝寒何以又热？肝者内寄相火。肝阳虚馁，不得升发疏泄，肝中之阳气亦不得舒达敷布，则虽弱之阳，郁而为热，此即尤在泾所云："积阴之下必有伏阳"之理。郁伏之火热上冲，则消渴、气上撞心、心中痛热、善饥、时烦；郁火外泛则肢热；肝阳虚馁而不疏土，则饥而不欲食，得食而呕，食则吐蛔，下之利不止；阳虚不敷而肢厥、肤冷、躁无暂安时。阳虚阴寒内盛之际，同时可存在虚阳不布而郁伏化热之机，致成寒热错杂，阴阳交争，出现厥热胜复的表现。此厥热胜复，可表现为四肢之厥热，亦可表现为周身之寒热交作，或上下之寒热交作。表现尽可不同，其理一辙，悟明此理，则对乌梅丸法的理解，大有豁然开朗，别有一番天地之感。

乌梅丸乃厥阴篇之主方，若仅以其驱蛔、治利，乃小视其用耳。厥阴病之表现，纷纭繁杂。阳弱不升，郁火上冲，可头脑晕、头痛、目痛、耳鸣、口渴、心中热疼；经络不通而胁肋胀痛、胸痛、腹痛、肢痛；木不疏土而脘痞不食、呕吐、嗳气、下利；肝为罢极之本，肝虚则懈怠、困倦、委靡不振、阴缩、抽痛、拘挛转筋；寒热错杂，则厥热胜复或往来寒热，诸般表现，不一而足。

在纷纭繁杂诸症中，如何辨识为肝之阳气虚呢？应掌握的辨证要点为脉弦按之无力。弦为阳中之阴脉，为血脉拘急，欠冲和舒达之象，故弦为阳中伏阴之脉。经脉之柔和条达，赖阳气之温煦、阴血之濡养。当阳虚不足时，血脉失于温养而拘急，致成弦象。故仲景称："弦则为减"，减乃不足也，阴也。《诊家枢要》曰："弦为血气收敛，为阳中伏阴，或经络间为寒所入。"脉弦按之夫力乃里虚之象，弦主肝，故辨为肝之阳气虚惫。若弦而按之无力兼有数滑之象，乃阳虚阴盛之中兼有伏阳化热，此即乌梅丸寒热错杂之典型脉象。厥阴亦有阴阳之进退转化，寒化则阴霾充塞，肢厥、畏寒、躁无暂安，吐利，汗出、内拘急，四肢痛，脉则转微，弦中更显细微无力之象；若热化，则口渴咽干、口伤烂赤、心中热痛、便脓血等，脉则弦数。阴阳之进退，亦依脉象之变化为重要依据。

临床见弦而无力之脉，又有厥阴证中一二症状，即可辨为厥阴证，主以乌梅丸。乌梅丸中桂、辛、椒、姜、附等温煦肝阳，以助升发；连柏清其阳郁之热，寒热并用，燮理阴阳；人参补肝之气，当归补肝之体，乌梅敛肝之真气，此方恰合厥阴证之病机。此方寓意深邃，若能悟透机制，应用极广，仅以其驱蛔、治利，过于褊狭。《方解别录》序云："元明以来，清逐淆乱，而用药者专尚偏寒、偏热、偏攻、偏补之剂，不知寒热并进，攻补兼投，正是无上神妙之处。后世医家未解其所以然，反谓繁杂而不足取法。"偶方的应用，恰似天上神妙的交响乐，阳春白雪，较之奇方，别有一番境地。

本案寒战燥热交作，即厥阴病之厥热胜复。身麻者，乃血不通，犹人之蹲久而脚麻。血何以不通？缘肝失疏泄，致血不通而麻。阴何以抽痛？肝经环绕阴器，肝寒，经脉缩踡、绌急，故抽痛。肝开窍于目，目系急而痛。

脉沉细涩，乃精血虚之脉，肝藏血，肝体阴，精血亏，肝用不及，致肝馁弱而失舒启疏达之性，虽脉非弦减，亦属肝虚之脉，故仍予乌梅丸治之而效。

例七十二　半夏泻心汤 ［脘痞（胃火）］

梁某，女，34 岁。

2009 年 3 月 16 日诊：食后胃胀十几日，自诉夙有胃火，脉关尺沉减，寸旺，舌淡。证属：寒热错杂，宗半夏泻心汤主之。

处方：

半夏 12 克　党参 15 克　黄连 9 克　炙甘草 8 克　大枣 7 枚　干姜 6 克　肉桂 5 克　白术 9 克　云苓 15 克

7 剂，水煎服。

2009 年 3 月 27 日二诊：胃已安，经前小腹不舒，舌淡，脉弦细无力。上方加吴茱萸 5 克，10 剂。

2009 年 4 月 6 日三诊：食甜食时胃酸，他可，舌稍淡红少苔，脉弦滑欠实。上方加乌贼骨 20 克，7 剂。

按：患者脉象为寸旺于阳而关尺沉减，寸旺于阳知有上热，关尺沉减知为脾胃虚而下寒。概脾胃斡旋一身之气机，使阴升阳降，水火既济。脾胃虚弱，斡旋失司，阳不降，积于上而为热；阴不升，积于下而为寒，于是阴阳不交，寒热错杂，中焦痞塞而出现胃胀。故此患者当属寒热错杂之证。方取半夏泻心汤加减以寒热平调，消痞散结。以半夏为君，即取其交通阴阳以消痞。亦以参草枣扶正培中，白术、茯苓健脾去湿，干姜、肉桂温阳，黄连清热。用药 7 剂胃胀症状缓解。

例七十三　半夏泻心汤加减 ［呕血（十二指肠球部溃疡）］

方某，男，26 岁，教员，1987 年 6 月 23 日诊。连日来胃脘不适，复因工作劳累强忍，突然胃脘痛剧呕血。入院后予止血、输血等法治疗。呕血未止，已下病危。西医议用冰水灌胃，腹部冷敷，令血管收缩以止血。刻诊：面色苍白，胃脘痞塞，气短微喘，精神委靡，便褐而溏，脉濡数，舌苔黄腻。予半夏泻心汤加减：

半夏 10 克　党参 12 克　炮姜 6 克　黄连 6 克　黄芩 8 克　生川军 5 克

2 剂血止，后继宗原法调理而愈。

按：半夏泻心汤之主症为心下痞。《伤寒论》治心下痞，《金匮要略》治"呕而肠鸣，心下痞者"，痞，即否塞不通也。阴阳相交谓之泰，阴阳不交谓之否。

阴阳为何不交？缘于脾虚也。上为阳，下为阴。脾居中焦，界于阴阳之间，为阴阳交通之要道。脾主斡旋一身之气机，使阴升阳降，水火既济。若脾虚不得斡旋，则阴阳不得相交，痞则由兹而生。阳积于上而为热，阴积于下而为寒，致成上热下寒之证。升降失司，则痞塞、吐利、肠鸣等症随之而起。脾主运化，主湿，运化失职，湿浊中生。

余临床掌握半夏泻心汤的使用指征为：脉濡滑数或濡滑、濡数，舌苔黄腻，症见心下痞塞，或伴吐利、肠鸣、嗳呃、不食等。即予半夏泻心治之。

半夏泻心汤关键在于脾虚不能斡旋，故以参草枣，健脾益气，复其斡旋之机。中焦痞塞，上热下寒，以芩连苦降清热，以干姜辛热祛寒。辛开苦降，调其寒热。半夏交通阴阳，且化浊降逆。其出血者，因脾不统血所致。更加大黄者，合芩连，成大黄黄连泻心汤意，苦以坚阴。

例七十四　泻心汤合身痛逐瘀汤加减

[上热下瘀（下肢深静脉血栓）]

高某，女，46 岁。

2004 年 4 月 23 日初诊：去年 10 月左髋骨骨折，已愈合。今年 3 月 7 日起，左腿痛肿且暗紫，连及腰背，头痛胃胀。经查，为左下肢深静脉血栓。

脉沉涩两寸旺，舌可，苔黄糙。

证属：瘀血阻塞，化热上扰。法宜：活血通络，清泻上热。方宗：泻心汤合身痛逐瘀汤加减。

黄芩 10 克　黄连 12 克　酒军 5 克　川牛膝 15 克　桃红各 12 克　赤芍 12 克　䗪虫 12 克　水蛭 10 克　丹皮 12 克　炮山甲 15 克　穿山龙 18 克　地龙 15 克

7 剂，水煎服。

另：血竭 30 克、乳没各 20 克、自然铜 20 克、三七 20 克，共为细面，装胶囊，每服 3 粒，日 2 次。

2004 年 5 月 21 日：上方共服 28 剂，左腿痛止。肿消，暗紫已退，头痛胃胀未作，左腿尚感无力。脉转沉涩略数，舌可。瘀滞未消，仍宗上方，去泻心汤，加蜈蚣 6 条、知母 6 克、防己 9 克，继服 14 剂，面药同上。

按： 骨折虽愈，然脉沉涩，知瘀血未去，经脉未通，故仍痛；血瘀而暗紫，水液运行受阻而肿，故以活瘀通经为法。两寸旺者，乃血瘀于下，阳不下交，阳积于上，蓄而化热，致寸旺头痛。血瘀当逐，热盛当清，故清上逐下，活血通经。血瘀舌本当暗，然此舌不暗，乃瘀血未及于上，固脉涩。舌虽不暗，亦诊瘀血。

二诊，痛、肿、紫暗已除，然脉尚沉滞，知症虽轻，然瘀血未尽，仍予活血通经。腿无力者，本当补肾壮骨，然脉沉滞，此案无力不以肾虚看，乃瘀血阻滞，气血不通使然，故未补肾，仍予活血通经。

例七十五　旋覆代赭汤（嗳气）

袁某，女，27 岁。

2010 年 1 月 11 日首诊：患者食凉则嗳气七八年，口秽，乏力，他可。

舌嫩红，苔白，脉弦数减。

证属：肝阴不足，土虚木乘。法宜：养阴柔肝，平肝降逆。方宗：旋覆代赭汤

白芍18克　炙甘草7克　桂枝9克　代赭石15克（先煎）

旋覆花12克（包煎）　竹茹9克　党参12克

2010年1月18日，患者药后嗳气、乏力症状明显减轻，未诉其他不适。舌稍红暗，脉弦细数。上方7剂调理。另佩兰15克，煎水漱口。

按：仲景旋覆代赭汤出于《伤寒论》，原治"伤寒发汗，若吐、若下、解后，心下痞硬、噫气不除者。"此患者脉弦细数为肝阴不足之象，减为虚、为不足之征；阴不足，肝失柔，肝气上逆，胃失和降则嗳、呕；肝乃罢极之本，肝虚则疲乏无力。用旋覆代赭汤加减作为胃虚木乘主方。旋覆、代赭降肺气，平肝逆；党参、甘草扶中气；并桂枝、白芍建中，冀肝阴渐充，升降复常；竹茹除烦止呕，7剂症状明显减轻。佩兰辟秽化浊，含漱缓解口秽症状。

例七十六　大黄黄连泻心汤（热痞）

范某，男，21岁。

2011年2月21日诊：心下痞满，食后难下，纳呆，寐差，排便不畅。

脉弦滑数，舌红苔白。

证属：热壅于胃。法宜：清泻胃热，以除痞。方宗：大黄黄连泻心汤主之。

黄芩9克　黄连12克　大黄6克

3剂，以开水浸泡10分钟，去滓分3次服，日3服。

2011年2月25日诊：症着减尚未已，脉弦滑略数，上方加公英30克，4剂，服如上法。

按：心下痞满原因甚多，热痞仅其一也。何以知为热痞？因脉弦滑数，滑数乃阳热之脉，弦乃气滞，故尔成痞。仲景此方之脉，曰"其脉关上浮者"，关主中焦，胃热盛而脉浮，示其病机为热壅于胃；滑数亦热，故仍予大黄黄连泻心主之，竟获著效。

例七十七　木防己汤 ［水热互结（冠心病心衰）］

周某，男，65岁。

2004年5月7日初诊：喘促端坐，心中慌乱，面唇及手臂色如紫茄，下肢肿（＋＋＋），整日吸氧。西医诊为冠心病心衰，每日服呋塞米（速尿）。脉沉滑数实大。舌暗红。

证属：水热互结。法宜：清热逐水。方宗：木防己汤主之。

木防己12克　生石膏30克　葶苈子18克　椒目10克
桂枝12克　红参12克　泽兰15克　生蒲黄12克

2004年9月17日诊：上方加减，共服76剂，已无不适，吸氧及西药早已停，可上三楼，料理家务，伺候老伴。脉大见和缓，面手肤色已正常。停药调养。

按：《金匮要略·痰饮篇》："膈间支饮，其人喘满，心下痞坚，面色黧黑，其脉沉紧，得之数十日，医吐下之不愈，木防己汤主之。"心下痞坚、喘满、面黑，皆与心衰之状相符。此例除上症具备外，尚有严重水肿，不得卧，脉沉滑数实大，乃水热互结之实证，故予木防己汤合己椒苈黄丸治之，清热泻水，诸症渐平。重者，亦可予大陷胸汤逐其水饮，以缓其急。因病笃且年高，恐峻泻正脱，故未予大陷胸，改予木防己汤合己椒苈黄丸加减。

心衰一证，虚实寒热均有，热盛而心衰者并不罕见，并非皆用参附回阳。中医重在辨证，治则治法是在辨证之后，因证而立法处方，岂能未经辨证就得出亡阳的结论，而妄予温热回阳？这种通病，俯拾皆是，如冠心病、高血压、痴呆等，许多老年病都称其为正虚邪实，或本虚标实，因老年正气已衰，故云本虚。实则老年病属邪实者屡见不鲜，岂可把灵活的辨证当成僵死的教条，贻误后人。

例七十八　桂甘姜枣麻辛附汤合血府逐瘀汤加减

［阳虚寒凝（冠心病）］

靳某，男，66 岁，行唐县。

2003 年 9 月 8 日诊：两年前急性心梗，入院抢救缓解，现心绞痛频发，穿衣脱衣皆可诱发，行走十几步即胸痛、喘憋，天突处噎塞，半夜一点后，可连续嗳气三个小时，下肢冰冷，服异山梨酯（消心痛）可缓解。

ECG：T 波广泛低平，$V_4 - V_5$ 倒置。

Q 波低平，Ⅱ、Ⅲ、aVF 均不正常。

脉沉而涩滞，舌暗，面色黧黑。

阳虚寒凝，血行瘀滞。

予桂甘姜枣麻辛附汤合血府逐瘀汤加减

麻黄 5 克　桂枝 12 克　细辛 9 克　炮附子 30 克　制川乌 10 克　干姜 5 克　川椒 5 克　赤芍 12 克　桃红各 12 克　生蒲黄 10 克　水蛭 10 克　川芎 8 克　当归 12 克　桔梗 10 克　元胡 12 克　红参 12 克

依此方前后加减，炮附子渐加至 90 克，川乌 15 克。共服药约 250 剂。

2004 年 4 月 27 日。查 ECG：T 波：Ⅰ、Ⅱ、Ⅲ、aVL、F、$V_4 - V_5$ 尚低，除遗留之 Q 波外，心电图已大致正常。

天突处尚有噎塞、嗳气。每天扫院扫街，可骑车一二十里，面部渐露红色，舌暗除。

因症未全消，且脉仍沉涩未起，乃寒凝血泣未除，嘱其仍须服药。又服约220余剂，至2005年10月25日，脉转缓滑，面色转红，症除，精力佳，又依前面配面药，以资巩固。已近年余情况良好。

按： 此例经二年多的治疗，服药近500剂，总算有了显著疗效，可见有些沉寒痼冷者，贵在坚持。

此例顽固噫气，该症持续半年余，而且临床常有些冠心病患者伴有此症。

《素问·宣明五气篇》："五气所病，心为噫"，"五脏气，心主噫。"

《灵枢·口问》："人之噫者，何气使然？岐伯曰，寒气客于胃，厥逆从下上散，复出于胃，故为噫。"

《素问·脉解篇》："所谓上气走心为噫者，阴盛而上走于阳明，阳明络于心，故曰上走心为噫也。"

《素问·五脏生成篇》："心之合脉也，其荣色也，其主肾也。"

肾为心之主。肾寒，厥气上逆，上干于胃，阳明络于心，致心气病而为噫，故冠心病者屡现此证。可见内经早已认识到心与噫的关系。温阳下气、是治噫的一大法则。

例七十九　乌头赤石脂丸 ［寒痹胸阳（冠心病）］

韩某，男，64岁。

2002年2月26日初诊：心梗已8年。心电图：Ⅰ、V_4－V_6、ST—T改变。胸闷胸痛牵背，心慌气短，疲劳困倦，腰痛，口干。服异山梨酯（消心痛）、活心丹、丹参滴丸等。脉弦紧而结。

证属：寒痹胸阳。法宜：温阳散寒。方宗：乌头赤石脂丸加减。

炙川乌 15 克　炮附子 15 克　桂枝 12 克　干姜 6 克　川椒 6 克　细辛 6 克　茯苓 15 克　白术 10 克　半夏 12g　元胡 12g　五味子 4 克

2002 年 3 月 19 日，上方加减，共服 21 剂，附子加至 30 克，胸痛、憋气、心悸、气短已著减。脉转弦缓，舌苔白厚。上方加菖蒲 10 克，苍术 12 克，川朴 9 克，红参 12 克。

2002 年 3 月 16 日：上方加减，共服 28 剂，症已除，心电图大致正常，脉转弦缓，舌可。继予苓桂术甘汤加味善后。

按：脉弦紧属阴脉，乃寒凝收引之象，故此胸背痛闷，断为寒痹所致。其结者，乃阴寒干格血脉，致气血阻遏而结。方取乌头赤石脂丸，振阳气而逐阴寒，增细辛、桂枝通阳，加苓术半夏以降厥寒之逆，增五味反佐，防大队辛热耗散真气。

再诊脉已转弦缓，知寒凝之象已缓，然舌苔白厚，乃湿浊内生，加菖蒲、苍术、厚朴以化浊，加红参以扶正。

累计服药 50 剂，寒解湿化而症除，继予苓桂术甘汤健脾化饮通阳以善后，终获显效。

原方为丸，一丸日三服，不知再服。本案改丸为汤剂，其力更雄，直破阴凝，尤宜于寒凝重者。

例八十　乌头桂枝汤加减

[阳虚寒凝，血脉瘀泣（雷诺病）]

高某，男，73 岁，大城。

2004 年 6 月 14 日初诊：素畏寒，胸以上皆憋闷，常气聚成球，呼吸窒塞不通，胸脘憋痛。十指苍白疼痛，着凉尤甚，恙已五载，久治未愈。心电图大致正常。诊为雷诺病。

脉沉弦迟涩。舌淡暗，苔白。

证属：阳虚寒凝，血脉痹泣。法宜：温阳散寒，活血通经。方宗：乌头桂枝汤加减。

炮附子18克　炙川乌12克　干姜6克　细辛6克　桂枝12克　白芍12克　当归15克　川芎8克　桃红各12克　红参12克　炙甘草7克

2004年9月3日：上方加减，共72剂。胸憋闷除，手痛未作，肤色已正常。胃脘不舒，臂起痦瘟，他可。

上方加生芪15克，白术10克，防风8克，蝉蜕7克，继服15剂。

按：脉沉弦迟涩，乃阳虚阴凝，血行瘀泣，阴浊上窍阳位而胸闷窒塞，寒饮聚而成球。寒凝血位，血脉不通、致指苍而痛，着凉尤甚。乌头桂枝汤，温阳散寒，活血通经止痛，连服七十余剂，终得阳复脉通。草乌毒性大，故吾后来单用川乌，其毒较草乌稍缓。

例八十一　真武汤合桂枝甘草汤

[阳虚饮泣（更年期综合征）]

李某，女，48岁。

2011年7月30日初诊：心烦、腿重、胸部闷塞近5年，双下肢无力，喜踡卧，睡眠欠佳。查CT、心电图、下肢血流图均正常。西医诊为"更年期综合征"，用诸多药物，疗效不佳。

脉阳弦阴弱。舌稍红，苔白。

证属：阳虚饮邪上干。方宗：真武汤合桂枝甘草汤主之。

炮附子12克　茯苓15克　白芍12克　干姜7克　白术

12 克　桂枝 9 克　炙甘草 9 克

7 剂，水煎服。

2011 年 8 月 5 日诊：胸闷、心烦，下肢无力、腿烦、寐差明显缓解。脉阳弦阴弱。

上方加红参 12 克，7 剂，水煎服。

2011 年 8 月 20 日诊：患者每日下午手足憋胀，无其他不适。脉沉弦略数，舌可。

上方加当归 12 克，鸡血藤 15 克。

2011 年 9 月 25 日诊：上方共服 14 剂，诸症缓解，外出旅游 10 天，跋山涉水，未见不适。

按：首诊脉阳弦阴弱，阴弱乃肾阳虚也；弦主水饮上干。阳虚水饮上泛，痹阻胸阳，则胸闷心烦；肾阳不足，筋骨失于温养而腿重、无力、蹾卧。真武汤有扶阳祛寒镇水之功，桂枝甘草汤振奋心阳，二方相合，使心肾阳充饮化，故诸症得安。

例八十二　苓桂术甘合真武汤加减

［寒凝脉痉（高血压、冠心病）］

张某，女，57 岁，河南人。

2009 年 10 月 20 日初诊，患者症见头痛，胃部不适，双下肢沉重略浮肿。察其舌淡苔腻，诊其脉缓滑减。既往有高血压病及冠心病病史。即刻测血压 190/120mmHg，目前口服硝苯地平、卡托普利、异山梨酯（消心痛）等。

证属：阳虚寒饮阻遏所致。法当：温化寒饮。方宗：苓桂术甘合真武汤加减。

炮附子 15 克　干姜 8 克　桂枝 12 克　茯苓 15 克　白术 12 克　半夏 12 克　泽泻 30 克

7 剂，水煎服。

2009 年 10 月 27 日二诊：药后未效，仍见晕痛，食差，腿沉重肿，胸部憋闷，察其舌淡苔白，诊其脉沉弦细涩拘减。测其血压 185/100mmHg。

证属：阳虚寒邪凝滞。法当：温阳散寒解痉。方宗：麻黄附子细辛汤加减。

麻黄 10 克　桂枝 10 克　细辛 6 克　葛根 15 克　炮附子 15 克　生姜 15 克　蝉蜕 10 克　全蝎 10 克　蜈蚣 10 条

3 剂，3 小时服 1 煎，取汗。

2009 年 10 月 30 日三诊：药后汗已出，未透，头懵，胸闷，心里揪，不寐。舌淡苔白，脉沉弦细拘，尺差。血压 200/100mmHg。上方加僵蚕 15 克，地龙 15 克，服如前法。

2009 年 11 月 2 日四诊：汗已透，头痛、头懵等症状缓解，自觉心下闷，整夜不寐，它症不著。舌淡苔白，脉沉弦缓减。查血压 130/80mmHg，曾口服降压 0 号，每晚一粒。

桂枝 12 克　炮附子 15g（先煎）　干姜 7 克　茯苓 15 克白术 12 克　半夏 30 克　泽泻 30 克　炙甘草 10 克

4 剂，水煎服。后未再诊。

按：此为高血压病患者，为何用汗法？治疗高血压的报道甚多，多从肝热、肝阳、痰热、阴虚、阳虚、阴阳两虚等立论，以汗法温阳散寒解痉治之者鲜见。汗法，俗皆谓治表证，表证当汗。其实表证非皆当汗，里证亦非皆禁汗。此案并非新感。亦无恶寒、无汗、脉浮等表证，纯属里证，何以汗之？因寒痹于里，故汗之以祛邪。高血压可因外周血管痉挛，阻力增高而引发，此与寒凝血脉收引凝泣，出现脉弦紧拘滞的痉脉，机理是相通的。温阳散寒发汗，解除寒邪之凝泣，可由痉脉而转为舒缓，推想可降低外周血管阻力，从而降低血压。

此案何以知寒客于里？据脉而断。脉沉弦拘紧，呈阴寒痹郁凝泣之象。寒主收引，寒主凝泣，寒客则气机凝滞，血脉不畅，故脉沉弦拘紧泣滞，此种脉象笔者称之谓痉脉。见此脉，可断为寒邪凝痹，若见表证者，为寒闭肌表；若见里证者，为寒凝于里，皆当汗而解之。

此案主以麻黄附子细辛汤加减，温阳散寒，解痉。更辅以辅汗三法令其汗。虽属辛温宣散之法，且麻黄升压，但服药后血压不仅未升高，反渐降。后未再诊。虽无追踪观察，难言远期疗效，但起码临床有效是肯定的。

方中蜈蚣、全虫二药，息风解痉，此痉非抽搐之痉证，乃指寒凝血脉痉挛之痉，二者病机相通。解痉，则血脉舒缓，血压自可降低。伍以僵蚕、地龙亦有息风解痉之功。此方，散寒解痉，吾名之曰寒痉汤，用之常可见突兀之疗效。

例八十三　五积散（寒邪凝滞）

张某，女，51 岁，河南人。2004 年 11 月 5 日初诊：高血压已 10 余年，服卡托普利、五福心脑康、地奥心血康、异山梨酯、硝苯地平等药。血压 220/120mmHg（昨乘夜车来石就诊）。心电图 ST－T 改变。头痛晕，胸背痛，胸闷憋气，心悸如蹦，颈如绳扎，难受时出汗，他尚可。脉沉弦紧滞，舌淡苔白。

证属：寒邪凝滞。法宜：散寒解痉。方宗：五积散。

麻黄 6 克　苍术 12 克　赤芍 12 克　当归 12 克　川芎 8克　桂枝 10 克　干姜 5 克　茯苓 15 克　川厚朴 9 克　陈皮 9克　半夏 10 克　生姜 10 片　葱白 2 茎　僵蚕 12 克　蝉蜕 9 克

2 剂，水煎服。2 小时服 1 煎，啜粥，温覆，令汗，汗后停后服。西药继续服。

2004 年 1 月 8 日：药后汗少未彻，症如前。血压 170/95mmHg。脉尚沉弦紧滞，舌淡苔白。寒邪未解，仍予上方，改麻黄 8 克，2 剂，服如上法。

2004 年 11 月 12 日：药后已汗，头晕痛、胸闷痛、憋气著减，尚心悸、背痛，夜尿 2~4 次。脉弦劲尺沉，紧滞之象已除。舌仍淡。血压 180/100mmHg。

证属：肾阳虚，肝风张。法宜：温肾化饮，平肝息风。

炮附子 12 克　桂枝 10 克　细辛 5 克　麻黄 5 克　茯苓 15 克　白术 10 克　泽泻 18 克　怀牛膝 18 克　紫石英 18 克　生龙牡各 30 克　代赭石 30 克　地龙 15 克　蜈蚣 15 条　全蝎 10 克　僵蚕 15 克　生石决明 30 克

2004 年 11 月 22 日：上方服 10 剂，症已不著。脉滑，舌可。血压 140/80mmHg，停用他药。因脉滑主痰，故予上方加半夏 12 克，瓜蒌 18 克，薤白 15 克，胆星 18 克，枳实 10 克。去附子、麻黄、细辛、桂枝、紫石英。

2004 年 12 月 6 日：上方共服 14 剂，时有烘热，汗欲出，他症已不著。脉滑兼数，舌可。血压 140/80 mmHg。上方加黄连 10 克，20 剂，带药回原籍。

按：此案先后四变。初因脉沉弦紧涩且舌淡，属寒邪凝滞之痉脉，故予五积散发汗。一诊汗不彻，脉痉未解，二诊继汗。三诊汗透寒解，脉弦而劲，此肝风内旋，故平肝息风；尺沉乃肾阳虚，合以温肾化饮。医者皆知肾阴不足，木失水涵，肝阳化风；而肾阳虚，寒饮上泛者亦可引动肝风。何也？厥气上逆，血脉失去阳之温煦，拘挛而脉弦劲，方用麻黄附子细辛汤，温阳散寒；合五苓散，通阳气化饮泻浊，此治本也。脉已弦劲，故加虫药以解痉，加金石介属以潜降，此治标，标本两顾。一二三诊皆云寒，然又有不同。一二诊脉沉弦紧滞有力，乃寒实凝痹，故发汗散寒；三诊是尺沉肾阳不足，此寒为阳虚而寒，属虚寒，因客寒去而本虚显，故二者不同。

四诊转脉滑，知寒去风平而痰蕴，故改化痰息风。痰从何来？因原为寒胜、阳虚，津液不化而聚痰，故寒去复又痰显。

五诊脉滑兼数，且感烘热汗出，乃痰蕴欲化热，故加黄连以清热，防其热起。

初因血压太高，未敢停用西药。四诊时症已缓，故停西药，停后血压尚可，故带药回家继服，以固疗效。

以上皆为汗法治高血压者。用汗法，笔者掌握的主要指征就是脉沉弦拘紧。因寒主凝泣收引，若血脉凝泣收引，即形成沉弦拘紧之脉，笔者称此脉为痉脉，这与西药的外周血管阻力增高而血压升高的机制有相通之处。故见此脉，笔者即以散寒解痉法治之。

寒邪在表者，当汗；寒邪在里者，亦当汗。吾用汗法，恒加辅汗三法，即频服，啜粥、温复。否则，虽用麻桂等辛温发汗剂，亦未必汗出。

汗出的标准是正汗，即"遍身絷絷微似有汗者益佳，不可令如水流漓。"若虽见汗，然汗出不彻，且脉仍痉者，则再汗之。本例即一诊汗不彻，二诊再汗。《伤寒论》48条曰："何以知汗出不彻，以脉涩故知之。"此涩，亦类于脉痉。若汗已彻，但脉仍痉者，仍用辛温发散之品，但不用辅汗三法，则不出汗，恐一汗再汗而伤阳或伤阴，但仍可起到散寒的功效。

若寒在里，兼阳虚、阴虚者，则扶正散寒，寒去而正不伤。脉沉弦拘紧，必辨其沉取有力无力。有力寒实，无力正虚。寒实散寒，正虚扶正，不可虚虚实实。

例八十四　清瘟败毒饮 ［血热妄行（过敏性紫癜）］

王某，女，10 岁。

1982 年 4 月 27 日初诊：四肢满布紫癜，躯干散在，不痒，已 3 个月。血小板 $18 \times 10^9/L$，诊为过敏性紫癜，曾服激素，停后又犯。

脉滑数且大，舌红苔微黄。

证属：血热迫血妄行。法宜：凉血散血。方宗：清瘟败毒饮主之。

水牛角 30 克　黄芩 9 克　黄连 9 克　栀子 9 克　生石膏 18 克　知母 5 克　连翘 12 克　赤芍 10 克　丹皮 10 克　紫草 18 克　槐花 30 克　生地 12 克　元参 18 克　竹叶 5 克

1982 年 6 月 7 日，上方共服 27 剂，10 天瘀斑消，20 日后不再起。脉已和缓。

2002 年 6 月 30 日停药后下肢又有几个红点搔痒，疑紫癜又起。但瘀点凸起且痒，中心有叮咬之痕迹，似蚊叮咬所致，未予开药，嘱回家观察，未再来诊。因相互已熟，尚有往来，知已结婚生子，一直健康。

按：紫癜本属火热迫血妄行所致，但火有虚实之分，不可概以实火论之。此案脉滑数且大，属实火无疑。火热迫血妄行而发斑，此与温病热入血分者同，法宜凉血散血，方宗清瘟败毒饮主之。热清斑消，直至结婚生子，一直健康。

例八十五　新加升降散（火郁心悸）

李某，男，28 岁。

2009 年 11 月 23 日首诊：患者证见心悸，心率达每分钟 120 次，脐周按之热痛，寐差，多梦。察其舌略暗红，脉沉弦滑数。证属：火热内郁。方宗：新加升降散。

僵蚕 12 克　蝉蜕 7 克　姜黄 9 克　川军 4 克　连翘 15 克
栀子 12 克　豆豉 12 克　寸冬 15 克

7 剂，水煎服。

2009 年 11 月 30 日二诊：患者上述症状明显减轻，现仍觉胸闷，脉舌同前。上方加枳实 9 克，丹参 15 克，双花 15 克，7 剂。

按：用升降散，主要掌握郁热这一关键，凡有郁热者，不论外感内伤，内外儿妇各科皆用之，不局限于治温的狭窄范围。升降散善能升清降浊，行气活血，透发郁热，不仅为治温之总方，亦为治郁热之总方。方以僵蚕为君，辛咸性平，气味俱薄，轻浮而升，善能升清散火，祛风胜湿，清热解郁，升布不霸，为阳中之阳。蝉蜕为臣，甘咸性寒，升清宣透，可清热解表，宣毒透达，为阳中之阳。姜黄为佐，气辛味苦，行气活血解郁。大黄为使，苦寒泻火，通腑逐瘀，推陈致新，擅降浊阴。连翘重用，乃取张锡纯用药之意，以其升浮宣散，透表解肌，散热结，治十二经血凝气聚，且能发汗。栀子豉汤合升降散并重用，则增强了开达郁结、清透郁热的功能。本案一诊因脉沉滑数，沉主气滞，滑数为热，故诊为郁热伏郁于里。热邪郁伏于内，不能外达，扰于心神则心悸、不寐、多梦；热郁于腹则脐周热痛；应用新加升降散 7 剂，症状明显减轻。

例八十六　新加升降散加减（发颐神昏）

刘某，男，11 岁。1993 年 5 月 12 日诊：五日前患腮腺炎，右颊部肿大，高热不退，已住院三日，体温仍 40.5℃。昨晚出现惊搐、谵语、神识昏昧。其父母与余相识，异常焦急，恳请往院诊视。碍于情急，姑以探视身份赴院诊治。脉沉数躁急，舌暗红苔薄黄而干。大便二日未解，睾丸无肿大。此少阳郁热内传心包，予新加升降散加减。

僵蚕 9 克　蝉蜕 3 克　姜黄 5 克　大黄 4 克　淡豆豉 10 克　焦栀子 7 克　黄芩 8 克　连翘 12 克　薄荷 5 克　马勃 1.5 克　板蓝根 10 克　青蒿 12 克

2 剂，汗透神清热退，颐肿渐消。

按：此为热郁少阳，少阳郁火循经上行而发颐。少阳枢机不利，郁热不得透达，逼热内陷心营而见谵语、悸搐、神识昏昧。经云"火郁发之"，王冰以汗训发，过于褊狭。发者，使郁火得以透发而解之意。景岳喻为开窗揭被，赵绍琴老师喻为吃热面，须抖搂开热才可散。火郁的治则，赵绍琴老师总括为"祛其壅塞，展布气机"，气机畅达，热自易透达于外而解。

如何"祛其壅塞，展布气机?"视其阻遏气机之邪不同，部位之异，程度之别而祛之。寒邪者当辛温散之，湿邪者当化之，气滞者当疏之，热结者当下之，瘀血者当活血祛瘀。邪去气机畅达，郁火自易透于外而解。

透邪固为其要，然既有火热内郁，亦当清之，故余治郁火，概括为"清透"二字。透者，即祛其壅塞展布气机，清者即清泄郁伏之火热。郁火之清，不同火热燔灼者，不能过于寒凉，以防冰伏气机，使郁热更加遏伏，必以透为先，佐以清之。

此案是少阳郁火、内逼入心，故以透散少阳郁火为主，热得透达，神自清。王孟英曰："凡视温证，必察胸脘，如拒按者，必先开泄。"虽舌绛神昏，但胸下拒按，即不可率投凉润，必参以辛开之品，始有效也。柳宝诒亦云："凡遇此等重症，第一为热邪寻出路。邪虽入营，以其郁热未解，不可率用凉开，亦必求其透转，疏瀹气机，透发郁火。"

例八十七　新加升降散合涤痰之品（郁火躁狂）

王某，女，31 岁，教师。1998 年 4 月 12 日诊：因长期夫妻不和，忿而成疾已 4 个月。烦躁不寐，骂詈毁物，新生幼儿亦弃之不顾。尤恶与夫见，见则恶语相向，厮打毁物。其夫避之犹恐不及，长期躲藏在外，唯靠其母苦予周旋。曾多处求医，服用大量镇静药，效不著，请余诊治。脉沉滑数，舌红苔白。

证属：郁火夹痰，扰乱心神。法宜：化痰清心，透达郁火。方宗：新加升降散合涤痰之品治之。

僵蚕 12 克　蝉蜕 4 克　姜黄 9 克　大黄 5 克　栀子 12 克　淡豆豉 12 克　连翘 15 克　瓜蒌 30 克　枳实 9 克　石菖蒲 8 克　天竺黄 12 克

上方加减共服 30 余剂，狂躁已平，夜能入寐，暑假后已恢复工作

按：重阳则狂，火热重，神失守，则狂躁不羁，夜难成寐。以脉沉滑数，乃郁火夹痰扰心，故予新加升降散中佐以清化痰热之品。

例八十八　升降散合清解汤（高热不退）

李某，男，19 岁，学生。

2010 年 5 月 5 日初诊：发热一月余，体温在 39℃ ~40℃ 之间，头痛，发热时微恶寒，无汗，乏力，食少，无恶心，无多饮，曾神昏 2 小时。昨日身起红疹，按之退色，不痒，以面部为多。曾住省某院查脑电图、心电图、心肌酶、肝肾功能均正常。白细胞 45×10^9/L，中性 91.9%，无明确诊断。

脉浮弦数。舌嫩红，苔薄。

证属：郁热。法宜：清透郁热。方宗：升降散合清解汤主之。

僵蚕 15 克　蝉蜕 9 克　姜黄 9 克　川军 4 克　生石膏 18 克　知母 6 克　连翘 18 克　薄荷 5 克

3 剂，水煎服，3 小时服 1 煎，多饮暖水取汗。

2010 年 5 月 7 日二诊：患者汗透热退，疹消，他症除。

脉弦数软。舌可。

证转少阳。方宗：小柴胡汤加减

柴胡 8 克　黄芩 8 克　半夏 9 克　青蒿 15 克　党参 12 克　炙甘草 6 克　大枣 6 枚

3 剂，水煎服。

按：高热月余，以其脉浮弦数，数则热盛，弦则气郁，浮则热淫于外。发疹者，乃热邪外达，淫于血络而为疹。方取升降散，透解郁热，合以清解汤，清热透达。此方善能汗解而不强汗，清热而不凉遏，透达而不耗散，王而不霸，诚为良方。

何以发热经月不褪？盖因郁热，法当以透为先，过于寒凉，致气机冰伏，热反不得透达而解。

二诊汗透热退疹消，然脉尚弦数而软，少阳枢机未和，故予小柴胡汤调理善后。

例八十九　连苏饮（火郁呕吐）

赵某，男，5 岁。1999 年 6 月 12 日晚 8 时诊：患儿呕吐不止，腹胀痛，不能饮食，便艰。西医诊为不全性肠梗阻，因不愿手术，采用保守治疗未效。登门求诊时，其父携一铁罐，防止吐于屋地。脉沉而滑数，舌红，苔薄黄。

证属：胃中郁热。法宜：宣透胃中郁热。方宗：连苏饮。

黄连 2 克　苏叶 2 克　大黄 3 克

2 剂，捣碎，开水冲泡，代茶频饮。

次日电告，回家即服此药，1 剂尚未服完，夜半即便通呕止，今晨已基本正常。嘱将所剩之药服完，豁然痊愈。

按：此为胃中郁火兼腑气不通，故胃气逆而呕吐甚。连苏饮辛开苦降，更加大黄泻火通腑。透热通下，皆给邪以出路，邪去而安。

例九十　连苏饮（火郁呕吐）

张某，女，28 岁。

2009 年 3 月 16 日首诊：患者 7 天前无明显诱因出现恶心、呕吐、腹泻，曾按急性胃肠炎经西药治疗后，目前仍有恶心欲吐，间断腹泻。脉沉数疾，舌红少苔。证属：火郁。方宗：连苏饮。

苏叶 2 克　黄连 1.5 克

2 剂，捣碎，开水冲服，频呷。两剂呕泄止。

按：患者 7 天前患急性胃肠炎治疗后余邪未尽，入胃化热，火邪上攻则吐，下迫则利，其脉沉数而疾，知为火郁阳明，故予连苏饮治之。连苏饮，乃辛开苦降之方，辛以开郁，苦以降上逆之火。王孟英曰："川连不但治湿热，乃苦以降胃火之上冲；苏叶味甘辛而气芳香，通降顺气独善其长。"

例九十一　补中益气汤（气虚发热）

李某，女，44 岁。

2008 年 9 月 22 日诊：倦怠乏力，劳累则热；身如烙，体温不高，已三四年。口干有痰，胸闷。

脉弦缓而减。舌淡齿痕，苔灰白。

证属：气虚发热。法宜：益气升阳。方宗：补中益气汤主之。

生晒参 12 克　白术 10 克　生黄芪 12 克　茯苓 15 克　柴胡 8 克　升麻 6 克　桂枝 9 克　炙甘草 9 克　半夏 10 克

2009 年 1 月 9 日诊：相隔两月余再诊。上方共服 21 剂，后未再热。近因失眠，每日仅睡 3 小时，且腰痛、经量多。

脉沉无力，舌淡齿痕。

证属：心脾两虚。方宗：归脾汤主之。

党参 12 克　茯苓 15 克　生黄芪 12 克　白术 10 克　炙甘草 8 克　当归 12 克　远志 9 克　炒枣仁 30 克　桂圆肉 15 克　炒杜仲 15 克　川断 18 克

10 剂，水煎服。

按：经云："阳气者，烦劳则张。"气虚不固而易浮动，烦劳扰其虚阳，则阳张而热，此即土虚不能制阴火，土厚则阴火自伏。补中益气，健脾升阳，脾运健，阳气充，阴火自息。此即甘温除大热之旨，乃东垣的一大发明。

例九十二　补中益气汤加减（气虚发热）

牛某，女，12 岁。

2009 年 9 月 22 日首诊：患者反复发热史两年余，体温最高时可达 39℃，常于劳累时发生。7 天前患者因"感冒"再次出现恶寒发热，体温 38.4℃，当天热退。一天前患者又出现恶寒发热，体温 38.2℃，伴鼻塞，轻微咽痛，微有汗。面少华，舌可，苔白，脉弦缓无力。证属：气虚外感。方宗：补中益气汤加减。

生芪 12 克　党参 12 克　白术 10 克　茯苓 12 克　当归 12 克　柴胡 8 克　升麻 6 克　炙甘草 7 克　苏叶 5 克　生姜 6 片　大枣 7 枚

14 剂，水煎服。

2009 年 10 月 20 日：患者服上方后曾热退，去学校上学后再次出现发热，体温 38.5℃左右，恶寒不明显，汗少，舌可，面晦，脉弦无力。上方 7 剂，苏叶、生姜另包，感冒时加入。

2009 年 10 月 27 日：患者仍发热，体温 38.5℃，不恶寒，微汗出，活动后汗多，食尚可，二便调，经未行，舌可苔白，面少华，脉弦数无力。上方加炮附子 12 克（先煎），青蒿 15 克（后下），1 日 3 服。

2009 年 10 月 31 日：患者体温持续 38.2℃左右，头晕，无恶寒，无恶心，诉活动后微汗，食可，大便正常。

处方：生芪 12 克　生晒参 12 克　白术 10 克　茯苓 15 克　当归 10 克　柴胡 10 克　升麻 6 克　炙甘草 7 克　青蒿 15 克　滑石 12 克　黄芩 9 克　熟地 12 克

10 剂，水煎服，1 日 3 服。

2009 年 11 月 7 日：患者昼夜体温在 38℃左右，不恶寒，微汗，不恶心，稍头晕，面㿠白，脉弦稍数，尺弦细。上方改柴胡 12 克，加苏叶 6 克，双花 18 克，连翘 15 克，10 剂，1 日 3 服。

2009 年 11 月 21 日：患者体温 37.7℃左右，无其他不适，于省三院做多项检查均未发现异常。面色㿠白，脉沉弦数减。

柴胡 12 克　生芪 12 克　党参 12 克　白术 10 克　茯苓 15 克　当归 10 克　炙甘草 7 克　升麻 5 克　生姜 5 片　炮姜 5 克　炮附子 9 克　熟地 15 克

10 剂，水煎服。

2010 年 1 月 2 日：患者低热，体温在 37℃左右，无不适，脉弦濡滑略数，沉取阳无力，尺弦细，舌微红。上方改柴胡 9

克，加龟板 18 克，7 剂。

2010 年 1 月 9 日：近日未再出现发热，无不适，脉弦滑数减。左尺沉取弦细数急。上方 7 剂。

2010 年 1 月 16 日：患者无不适，体温正常，舌根苔稍多，脉弦滑略数稍减，沉取尺略弦细，上方 7 剂。

2010 年 1 月 23 日：患者体温正常，未再出现发热，无何不适，经已行，量少，脉舌同上，依 11 月 21 日方，去附子、生姜，加山萸肉 15 克，肉桂 5 克，龟板 18 克，7 剂，水煎服。

按：此患者首诊时已反复发热两年余，面色少华，脉弦缓无力为阳气不足之象。经云："阳气者，烦劳则张。"阳气本当卫外而为固，阳气虚而不能固于其位，烦劳扰动虚阳，虚阳升腾而为热，这也就是本案每遇烦劳则发热的道理。另外患者有恶寒、发热、鼻塞、流涕等表证，故考虑为气虚外感，给予补中益气汤加减，甘温益气，驱邪外出。三诊时加附子补火以生土。青蒿清透郁热。四诊时增尺旺，此相火旺之脉，故用补中益气汤合理阴煎加减，甘温除热同时加熟地等补阴以制相火。尺脉何以旺？因脾肺气虚，上虚不能制下，因而相火妄动，故用补中益气汤加减甘温益气，补土制火。另外，脾胃为后天之本，脾胃气虚，生化乏源，肾失滋养，亦可致肾阴亏虚，相火妄动，故用熟地等滋阴平相火。此方加减治疗一月余，体温正常，并得以保持。

例九十三　补中益气合升降散加减

[气分热郁，肝气虚馁（系膜增生性肾小球肾炎）]

付某，女，52 岁。

2009 年 7 月 30 日初诊：自 2009 年 3 月始，每日午后低热 37.5℃左右，无力，削瘦，体重已减 20 斤。服抗结核药后食差，足软无力，手足酸痛麻，二便可。于北大一院查：血沉68mm/h，24 小时尿蛋白 1.23g/24h，类风湿（－）。肾穿诊为轻度系膜增生性肾小球肾炎。

脉右弦数，左脉无力。

证属：肝虚，气分郁热。法宜：补肝，清透气分郁热。方宗：补中益气合升降散加减。

柴胡 9 克　生芪 12 克　党参 12 克　当归 12 克　白芍 12 克　乌梅 8 克　炮附子 12 克　僵蚕 12 克　蝉蜕 7 克　姜黄 9 克　川军 4 克　生石膏 18 克　黄芩 9 克　青蒿 18 克

5 剂，水煎服，1 日 3 服。

2009 年 8 月 10 日诊：上方加减，共服 14 剂，只有一天体温 37℃，其他皆低于 37℃，食欲好转，体重增加 2 斤，手足恶触物，艰于行走，疑为末梢神经炎。

脉弦缓而减。舌嫩，苔驳。

证属：阳虚血弱，经脉不通。方宗：当归四逆汤主之。

当归 12 克　桂枝 10 克　白芍 12 克　细辛 5 克　炙甘草 8 克　通草 6 克　生芪 12 克

2009 年 10 月 24 日：上方曾加蜈蚣 5 条，共服 40 剂，一直未热，足麻着减。口周痤痹，便干色暗。

脉弦缓滑数。予阳和汤主之。

麻黄 4 克　熟地 12 克　鹿角胶 15 克　肉桂 4 克　炮姜 4 克　白芥子 9 克　肉苁蓉 18 克　巴戟天 12 克

7 剂，水煎服。

按：脉分左血右气，左肝右肺。本案长期低热，右脉弦数，弦主郁，数主热，乃热郁气分；左脉无力，乃肝虚，故诊为肝虚，气分郁热。气分郁热，以升降散加味清透之；肝虚以参芪、附子补肝之阳气，以归芍、乌梅补肝之体，以柴胡升发肝之清阳，亦益肝之用。寒热并用，补泻兼施，皆随机而用之。此即以脉定证，法由证出，方依法立，灵活变通。

例九十四　补中益气汤合理阴煎加减

（阳气虚，肾水亏）

刘某，男，51岁。

2009年11月30日就诊：患者发热10天，体温37.9℃~39℃，不觉恶寒，咳嗽，后半夜较重，痰鸣，不欲食，恶心，无汗，便可。舌稍暗晦苔白，脉浮弦数，沉取阳无力，尺弦细数。

证属：阳气虚，肾水亏。方宗：补中益气汤合理阴煎加减。

熟地40克　知母6克　当归12克　生芪12克　炮姜7克　生晒参12克　白术12克　升麻6克　柴胡9克

5剂，1日3服。

2009年12月4日二诊：患者白天发热，体温39℃左右，夜间不热，恶寒不著，无汗，仍咳嗽痰多，头晕，近两日加重，恶心，无食欲，每日约能睡三四个小时，脉舌同上。证同上，仍宗前法。方宗：补中益气合理阴煎加减。

熟地40克　山萸肉30克　当归12克　干姜7克　肉桂5克　炙甘草9克　生芪12克　红参10克　白术10克　升麻7克　葶苈子12克　泽泻15克

5剂，水煎服，1日3服。

2009年12月8日三诊：患者发热减轻，体温37.4℃，咳嗽加重，咳剧时出汗，痰多，头晕，咳不成寐，便稀日两次。脉浮取弦数，沉取阳无力，促数急，舌晦。上方加茯苓15克，半夏12克，前胡12克，7剂。

2009 年 12 月 14 日四诊：患者目前体温 36.8℃，无力，须搀扶而行，不欲食，咳嗽，痰多，有汗，舌嫩红少苔，润。脉弱无力，左尺弦细数无力，右尺已平。

证属：阳气虚馁，肾水未复。法宜：益气温阳，佐以益阴。

熟地 28 克　山萸肉 12 克　当归 12 克　干姜 8 克　红参 15 克　炮附子 15 克（先煎）　炙甘草 9 克

7 剂，水煎服。

2009 年 12 月 21 日五诊：患者未再出现发热，咳嗽减轻，食增，大小便正常，舌同上，脉阳弱，尺尚细数。

证属：阳气虚馁，阴水未复。上方加五味子 7 克，龟板 25 克（先煎），7 剂。

2009 年 12 月 28 日六诊：患者未热，咳轻，痰少，食增，精力增，头晕紧，他尚可。舌嫩绛，苔白少驳，脉阳弦细无力，尺弦细。依 12 月 14 日方加炙芪 12 克，茯苓 15 克，五味子 7 克，14 剂，水煎服，进一步调理而愈。

按：该患者曾因发热两个月而长期大量应用激素，致骨质疏松，鼻梁塌陷而停用。素体质虚弱，有慢性咳嗽咳痰史数年。此次无明显诱因出现高热、咳嗽等不适，诊其脉，阳无力，阴弦细数。无力为虚，阳脉无力，为阳虚中气不足之象；尺以候肾，弦细数为肾阴不足之征，故考虑患者气虚发热兼肾阴不足。气少阴亏而生内热，故发热；正虚邪陷，故发热久久不愈；肺气不足，宣降失常则咳嗽咳痰；脾气亏虚，运化失常用则不欲食，胃失和降则恶心；阴亏无以作汗则无汗。故用补中益气汤合理阴煎加减。甘温补益中气以退虚热，滋肾水以平相火。服药 28 剂而愈。

例九十五　补中益气汤合理阴煎加减（长期发热）

殷某，男，12 岁。

2011 年 4 月 29 日初诊：反复发热一个月余，伴腹胀、腹痛，体温高时达 40.3℃。脐周疼痛，恶心，呕吐，四肢酸痛，恶寒。曾于省二院、省人民医院等住院。查抗链 O＜200，伤寒 H、O（－），副伤寒甲（－），副伤寒乙 1：80，斑疹伤寒（－），血常规、血沉、胸片（－），彩超示腹部淋巴结大，肺支原体抗体（－），SAT（－），巨细胞病毒 DNA＜200，一直无明确诊断。曾静点头孢类、阿奇霉素等，已花数万元未愈，仍有反复高热、腹痛、腹胀、呕吐、便秘。

脉弦数，沉取阳弱尺旺，舌可。

证属：气虚于上，相火妄动于下。法宜：益气升阳，滋阴降火。方宗：补中益气汤合理阴煎加减。

生黄芪 10 克　党参 10 克　白术 8 克　当归 15 克　柴胡 8 克　升麻 5 克　熟地 30 克　干姜 5 克　肉桂 4 克　山茱萸 15 克　肉苁蓉 15 克

2011 年 5 月 14 日二诊：上方加减，共服 14 剂，体温恢复正常，腹痛、腹胀、呕吐、便秘等症均除，脉亦和缓。再服上方七剂，以固疗效。随访一个月，未再出现发热等症。

按：补中益气汤乃东垣名方，治饮食劳倦，内伤元气，虚热内生，状类伤寒者设。遵《内经》"劳者温之"、"损者益之"之旨，以甘温之补中益气汤，健脾益气以制阴火。

理阴煎出自《景岳全书》，曰"此方通治真阴虚弱，胀满呕哕，痰饮恶心，吐泻腹痛，妇人经迟血滞等证。又凡真阴不足，或素多劳倦之辈，因而忽感寒邪，不能解散，或发热，或头身疼痛，或面赤舌焦，或虽温而不喜冷饮，或背心肢体畏寒，但脉见无力者，悉属假热之证。若用寒凉攻之必死，宜速用此汤，照后加减以温补阴分，托散表邪，速进数服，使阴气渐充，则汗从阴达，而寒邪不攻自散，此最切于时用者也，神效不可尽述。"

本案阳脉弱，乃脾肺气虚，故以补中益气汤补之；尺脉旺，乃相火动，故予理阴煎温补真阴。药后寒热、腹胀痛、恶心、呕吐均除。

初用理阴煎时，虽知阴虚外感当滋阴解毒，惯用加减葳蕤汤等方，而理阴煎重用熟地三五七钱或一二两，恐恋邪且窒碍气机，多年来，从不敢用。后因见外感寒热而尺脉旺者，此为水亏相火旺，试用此方，果然见效。使用渐多，心里有点底了，也就敢用了。我使用此方所把握的指征，主要是尺脉旺。若尺脉动数有力者，取大补阴丸，不用干姜肉桂，而用知柏、龟板；若尺旺按之偏虚者，用此方；若尺旺而阳脉弦劲化风者，与三甲复脉合用；若尺细数或动数而寸大者，取玉女煎，皆以脉为凭，灵活化裁。

例九十六　理阴煎加黄芪（阴虚外感）

刘某，男，38 岁。

2011 年 1 月 28 日初诊：发热微恶寒二日，体温在 39℃±，服退热药后缓。周身酸痛，纳呆，偶咳痰少。

脉浮弦数，沉取寸弱尺躁动。舌红苔白。

证属：肺气虚，水亏相火动。法宜：温补真阴，益肺气。方宗：理阴煎加黄芪主之。

熟地 50 克　山萸 30 克　当归 12 克　肉桂 4 克　炮姜 4克　生芪 12 克

2 剂，1 日 3 服。

2011 年 1 月 29 日诊：药后汗出，今晨体温 37.2℃，未服退热药。未见腹胀。

脉浮弦数按之无力，尺躁动已轻。舌偏暗，苔灰厚。

熟地 30 克　山茱萸 20 克　当归 12 克　肉桂 4 克　炮姜 4克　生芪 12 克　党参 12 克　白术 10 克　茯苓 15 克

2 剂，水煎服，1 日 3 服。

2011 年 2 月 19 日诊：春节假后来诊，上药服后汗出热退。

按：患者年方 38 岁，并非年老久病之人；且寒热仅两日，原非重症，仅寻常感冒发烧而已，何以初诊即取理阴煎，大剂温补真阴，熟地竟用至 50 克，不虑其恋邪滋腻乎？虽非重症，然脉见寸弱而尺躁动。寸弱乃上焦气虚；尺躁动乃肾水亏，相火妄动之象。水既亏，重用熟地、山萸，补真阴且敛浮火；加炮姜、肉桂者，取阳生阴长之意；寸弱乃脾肺气虚，佐黄芪益脾肺之气。此温补真阴以托散表邪之法，补仲景之未逮。

例九十七　地黄饮子加味 [肝肾虚而虚风动（帕金森病）]

刘某，女，66 岁。

2008 年 7 月 14 日首诊：患者诉右手及双下肢震颤近 10 年，下颌震颤半个月，震颤在肢体处于静止状态显著，头晕，多于体位变动时发生。脉弦细，尺减。舌嫩红，苔白驳。既往有高血压、冠心病、糖尿病病史。

辨证：肝肾虚而虚风动。宗：地黄饮子加味。

熟地 15 克　山萸肉 15 克　寸冬 12 克　五味子 6 克　远志 9 克　茯苓 15 克　肉苁蓉 12 克　巴戟天 12 克　肉桂 5 克炮附子 7 克（先煎）　天麻 15 克　全蝎 9 克　蜈蚣 6 条　龟板 18 克（先煎）

7 剂，水煎服。

2008 年 7 月 24 日二诊：症状同上，舌同上，脉弦细无力，阳稍旺，尺弱。上方加生芪 30 克，僵蚕 15 克，改蜈蚣 12 条，7 剂，水煎服。

2008 年 8 月 1 日，上方共服 14 剂，患者症状无明显减轻，舌嫩红，苔白少，脉弦尺无力。

证属：脾肾虚，虚风内动。拟补肾、益气、平肝息风。

熟地 15 克　山萸肉 18 克　寸冬 12 克　五味子 6 克　茯苓 15 克　肉苁蓉 12 克　巴戟天 12 克　肉桂 6 克　炮附子 9 克（先煎）生芪 60 克　当归 12 克　白芍 15 克　全蝎 10 克　蜈蚣 20 条　天麻 15 克　僵蚕 15 克

7 剂，水煎服，1 日 3 服。

2008 年 12 月 5 日：上方渐加生芪 120 克，炮附子 15 克，共服药四个月，颤止，他症除。脉弦细无力，舌偏淡，上方继服 10 剂，以固疗效。

按： 患者主因肢体震颤，头晕而就诊，此患者老年女性，肾气渐衰，诉肢体震颤，头晕，初诊脉弦细而尺减，此脉为无力之脉，为肝肾不足之象。肝在体为筋，筋脉需阴血的濡养，阳气的温煦方能功能正常。肝肾阴阳两虚，筋脉失养，虚风内动而出现肢体震颤；肝肾不足，脑失所养而头晕。给予地黄饮子加减。方中熟地滋养肝肾之阴，山茱萸补益肝肾，既能益精，又可助阳，肉苁蓉、巴戟天温壮肾阳，配伍附子、肉桂等温养下元，摄纳浮阳，引火归原；麦冬、五味子滋养肺肾，金水相生，壮水济火；龟板填补精髓，滋阴养血；天麻息风止痉，祛风通络，平抑肝阳；蜈蚣、全蝎等息风。远志、茯苓开窍、化痰，诸药合用共凑补益肝肾而息风的作用。患者三诊、四诊、五诊等出现脉弦尺无力或兼弦细之象，考虑脾肾不足，虚风内动，在原方基础上加用黄芪、党参等药，黄芪用量曾达120克取得良效，概黄芪补气之功最优，且能助血上行以养脑髓，并托蜈蚣等直达巅顶而息风。此患者前后就诊十五次，肢体震颤、下颌颤，头晕等症状基本缓解。另外患者在就诊期间，曾出现泻痢，服用拜糖平后全身皮疹、口腔糜烂等病情变化，均经辨证论治，给予治愈。

例九十八　地黄饮子加味（肝肾不足，虚风内动）

旺某，男，57岁，井径人。

2008年11月17日首诊：患者诉头晕沉，心慌，手颤，寐差，每日睡眠3小时左右，已半年，左腿重烦。面晦暗，舌淡苔白，脉弦徐减尺差。

证属：肾虚风动。方宗：地黄饮子加味。

熟地15克　山萸15克　五味子6克　菖蒲9克　远志10克　茯苓15克　肉苁蓉15克　巴戟天15克　肉桂7克　炮附子15克　蜈蚣10条　全蝎10克　天麻15克

7剂，水煎服。

2008年11月28日二诊：上述症状减轻，舌淡胖苔腻，脉弦缓，上方加白术12克，泽泻18克，桂枝12克，干姜6克，改蜈蚣15条，7剂。

2008年12月5日三诊：症状减轻，面晦暗，舌淡灰，脉弦缓，上方加当归12克，10剂。

2008年12月12日四诊：患者头晕，心慌，手颤等症状减轻，睡眠好转，每日6小时左右，但觉头懵。舌淡苔白，脉弦缓滑。上方加防风10克，羌活9克，蔓荆子12克，川芎8克，10剂。

2009年3月16日诊：上方加减，共服62剂。患者已无头晕、手颤等不适，舌同上，脉弦缓滑，上方加砂仁 5 克，14 剂，水煎服，日 1 剂。

按：肝在体合筋；肾在体为骨，内寄元阴、元阳，为脏腑阴阳之根本；阳虚不能温运气血上荣头面清窍则头晕沉，面晦暗；肝肾阴阳两亏，筋脉失养，虚风内动则手颤；心失所养，心神不宁则心慌、失眠。舌淡苔白，脉弦徐减尺差皆为肝肾不足之象，而以肾阳不足为主。故此证辨为肝肾不足，虚风内动，而以阳虚为主。给予地黄饮子加减，补益肝肾息风。二诊时患者症状减轻，但舌淡胖苔腻，脉弦缓为脾虚湿困之象，故加白术、泽泻、桂枝、干姜等温阳健脾利湿。四诊时患者诉头懵，脉见缓滑象考虑为脾虚湿困，清阳不开，故加防风、羌活、蔓荆子、川芎升发清阳，祛风除湿，至九诊时共服药 62 剂，诸证缓解。

例九十九　三甲复脉汤（阴虚阳动，走窜心经）

范某，女，81 岁。

2006 年 2 月 27 日初诊：两手心痛，沿手少阴心经及手阳明大肠经，上窜至肩，已两月余。夜痛甚彻夜不能眠，手肿，旋屈皆痛，心悸动，胃欠和，口干。

脉浮大而涌。舌嫩红，苔白腐

证属：阴虚阳亢而化风，风阳走窜经络。法宜：滋阴潜阳息风。方宗：三甲复脉汤主之。

炙鳖甲 18 克　败龟板 30 克　生龙牡各 18 克　白芍 18 克　山茱萸 30 克　干地黄 15 克　五味子 6 克　炒枣仁 30 克　阿胶 15 克　首乌藤 18 克　丹皮 10 克　炙百合 30 克　地龙 15 克

2006 年 3 月 11 日：上方共服 14 剂，脉敛，痛止，安眠、心稳。上方继服 10 剂。

按：浮大涌动，乃阳盛之脉。阳何以盛？从阳求阴，乃阴虚不制，阳失依恋而升动，致脉大而涌，此类阴虚阳搏之动脉。浮大类洪，洪如波涌，此则如喷涌，振幅大。其弦者，乃阳亢化风。风阳走窜于心则心经痛，心乱不稳，神不宁而彻夜不寐。法宜滋阴潜阳息风，方宗三甲复脉汤。方中息风之品无多，以阴复阳潜风自息，滋阴潜阳，即以息风。

例一百 三甲复脉汤加味

[肝肾阴虚，肝风走窜（冠心病、高血压、痛风）]

贾某，男，49 岁，衡水。

2007 年 1 月 13 日初诊：患有高血压、冠心病、心速、痛风史，本次痛风是第三次发作。现足痛，行走困难，汗多，头晕，心悸，胸闷痛，烦躁寐差。

心电图：T 波广泛低平、倒置。心率 120/分。血压 150/100mmHg。尿酸 471umol/L。

脉沉弦细数。舌嫩绛红，少苔。

证：肝肾阴虚，肝风走窜。法宜：滋肝肾，平肝息风。方宗：三甲复脉汤加味。

生龙牡各 30 克　炙鳖甲 30 克　败龟板 30 克　生白芍 18 克　干地黄 15 克　山茱萸 15 克　五味子 5 克　怀牛膝 10 克　桂枝 10 克　炙甘草 8 克　丹参 18 克　浮小麦 30 克　蜈蚣 10 条　全蝎 10 克　天麻 10 克

2007 年 8 月 6 日诊：上方加减共服 120 剂，西药全停。痛风止，他症除。心率 72 次/分，血压 115/80mmHg。心电图 4 次均正常。

脉弦缓略细。舌淡红。停药观察。

按：本案以痛风为主，伴有头晕、心悸、胸闷痛、烦躁寐差等症，因何所致？脉细数，乃阴虚之脉，且舌亦绛红无苔，符合阴虚之判断；弦主风，乃阴虚阳亢而化风，所以此证乃肝肾阴虚肝风走窜。肝风窜于经脉则足痛，行走困难；肝风上窜于头则头晕，肝风走窜于心则心悸、胸痛、烦躁寐差。治当滋阴潜阳，平肝息风，方宗三甲复脉汤主之。三甲复脉虽有滋阴潜阳之功，但息风之功尚逊，故加全蝎、蜈蚣、天麻，搜风剔络，其力更雄，不仅痛风止，且血压、心电图皆恢复正常。